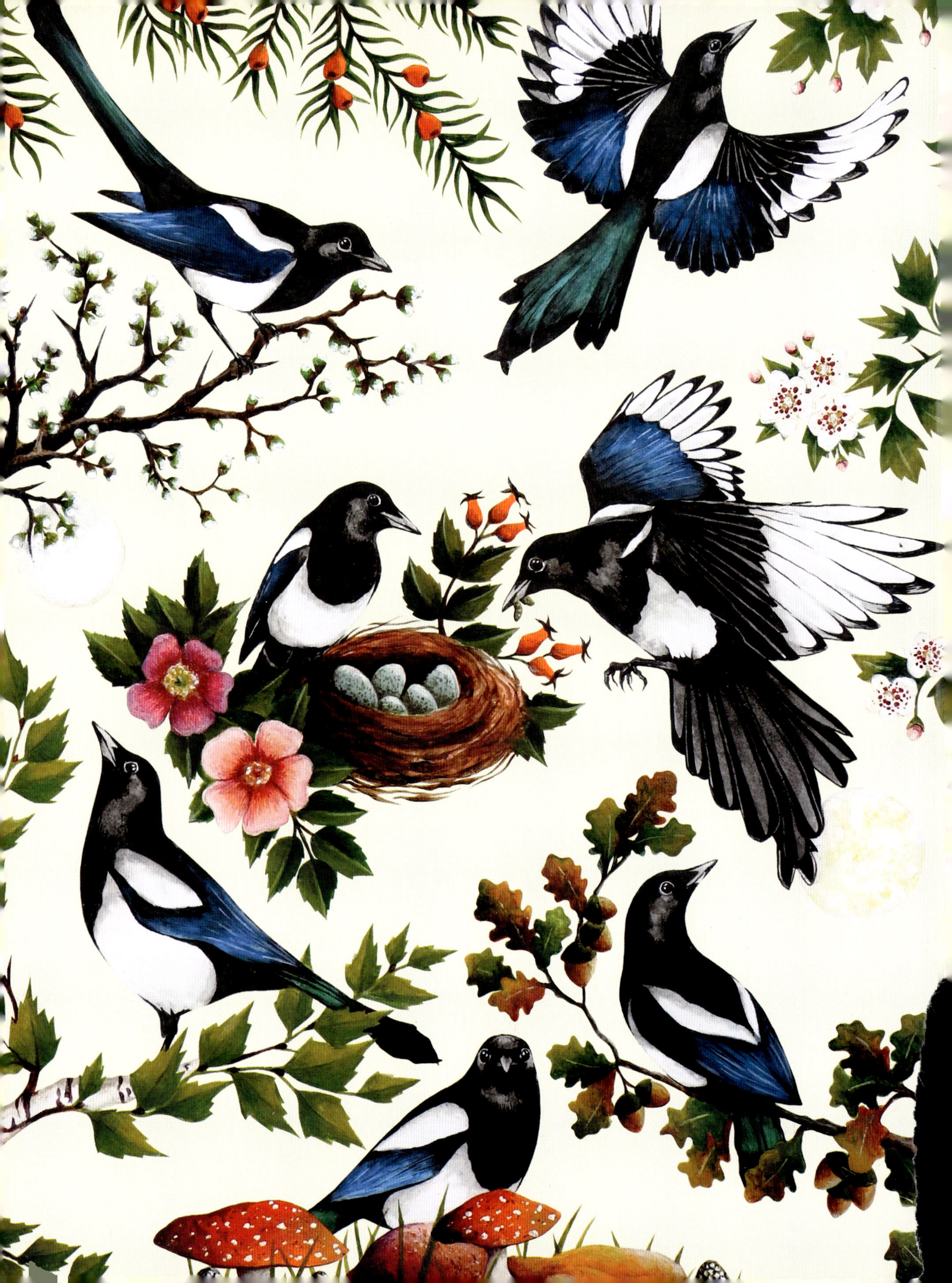

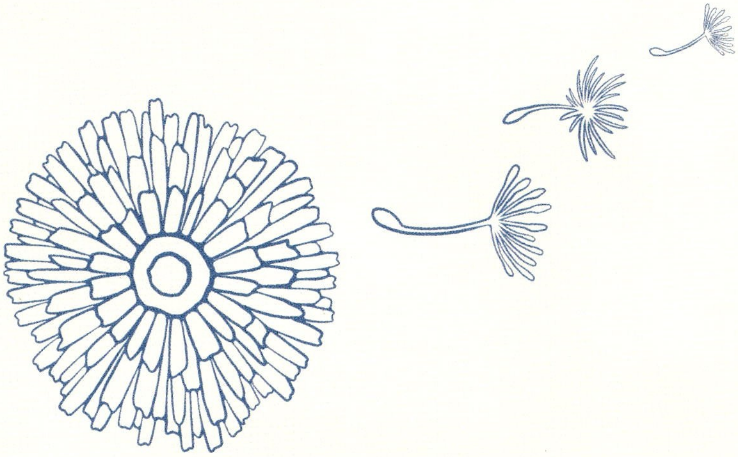

# Im Flow mit den Jahreszeiten

## achtsam, neugierig und kreativ

Tiffany Francis-Baker

Aus dem Englischen von
Kathrin Köller

KNESEBECK

IMPRESSUM

Titel der Originalausgabe: Ebb and Flow

Erschienen bei Bloomsbury Publishing Plc



Diese Übersetzung von Ebb and Flow erscheint im Knesebeck Verlag nach Vereinbarung mit Bloomsbury Publishing Plc.

Deutsche Erstausgabe



Ein Unternehmen der Média-Participations

Projektleitung: Anja Sommerfeld, Knesebeck Verlag

Übersetzung: Kathrin Köller, Berlin

Lektorat: Susann Harring, München

Umschlagadaption: Leonore Höfer, Knesebeck Verlag

Satz: Bernadett Linseisen (schere.style.papier), München

Printed in China

ISBN 978-3-95728-928-5



www.knesebeck-verlag.de

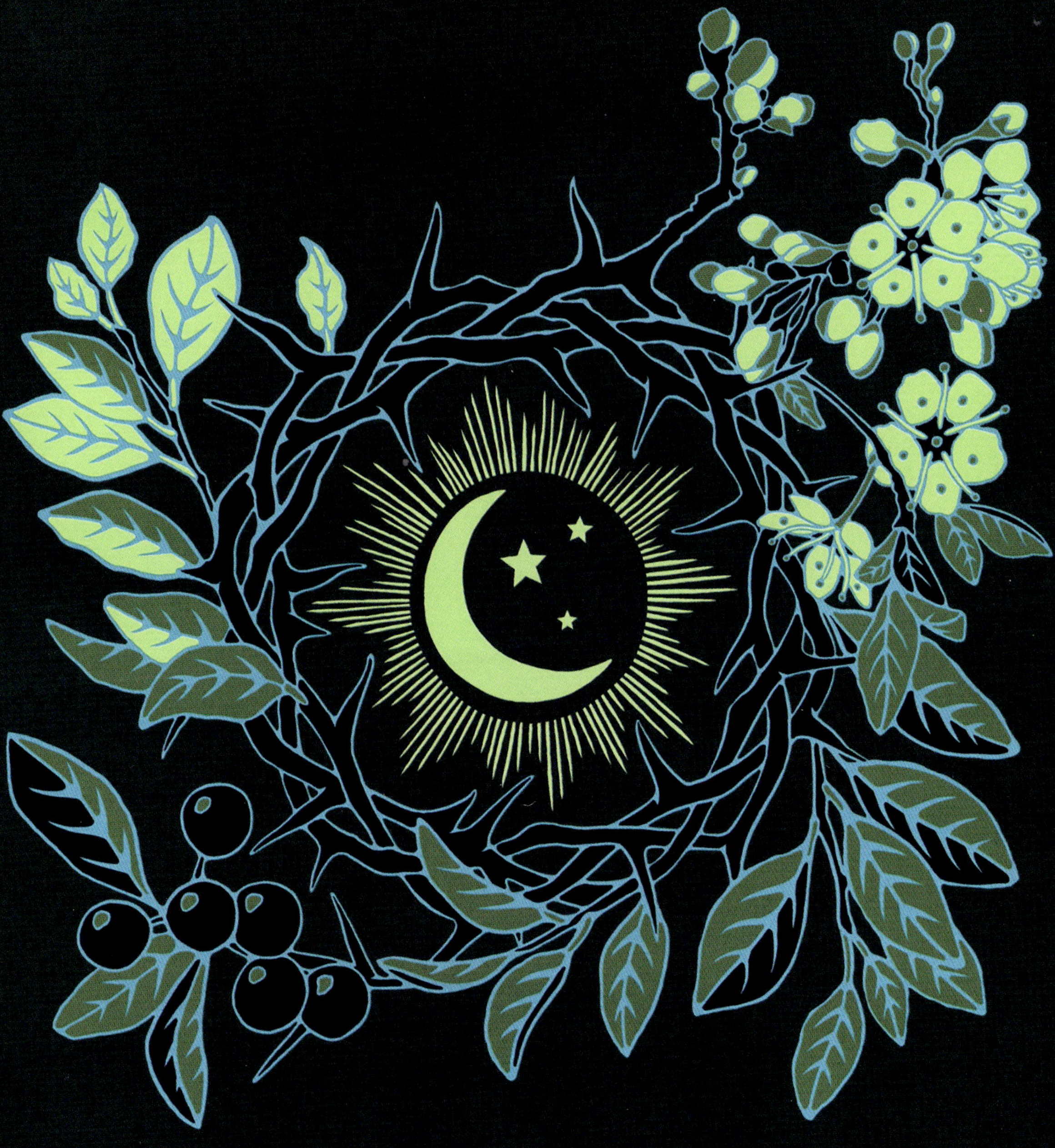

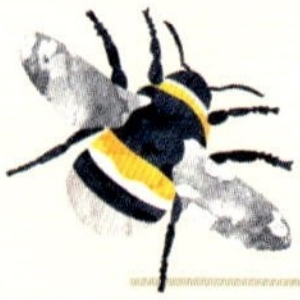

# Inhalt



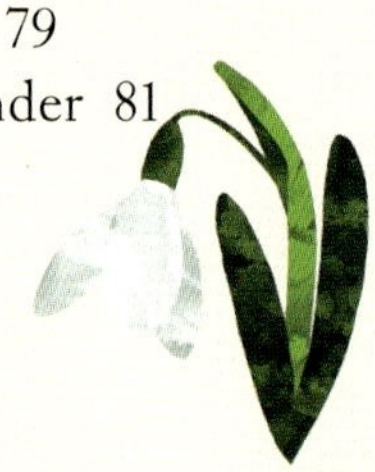

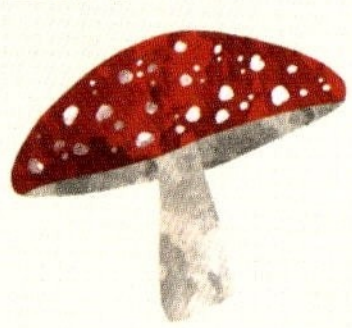

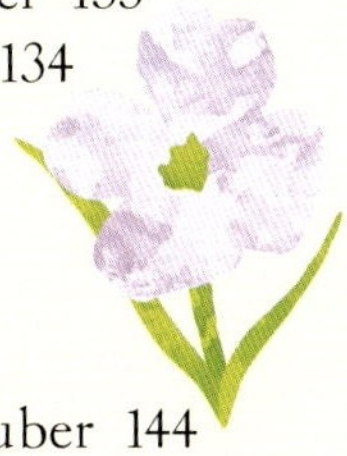



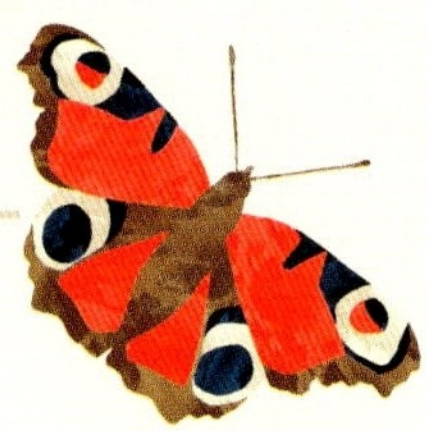

# EINLEITUNG

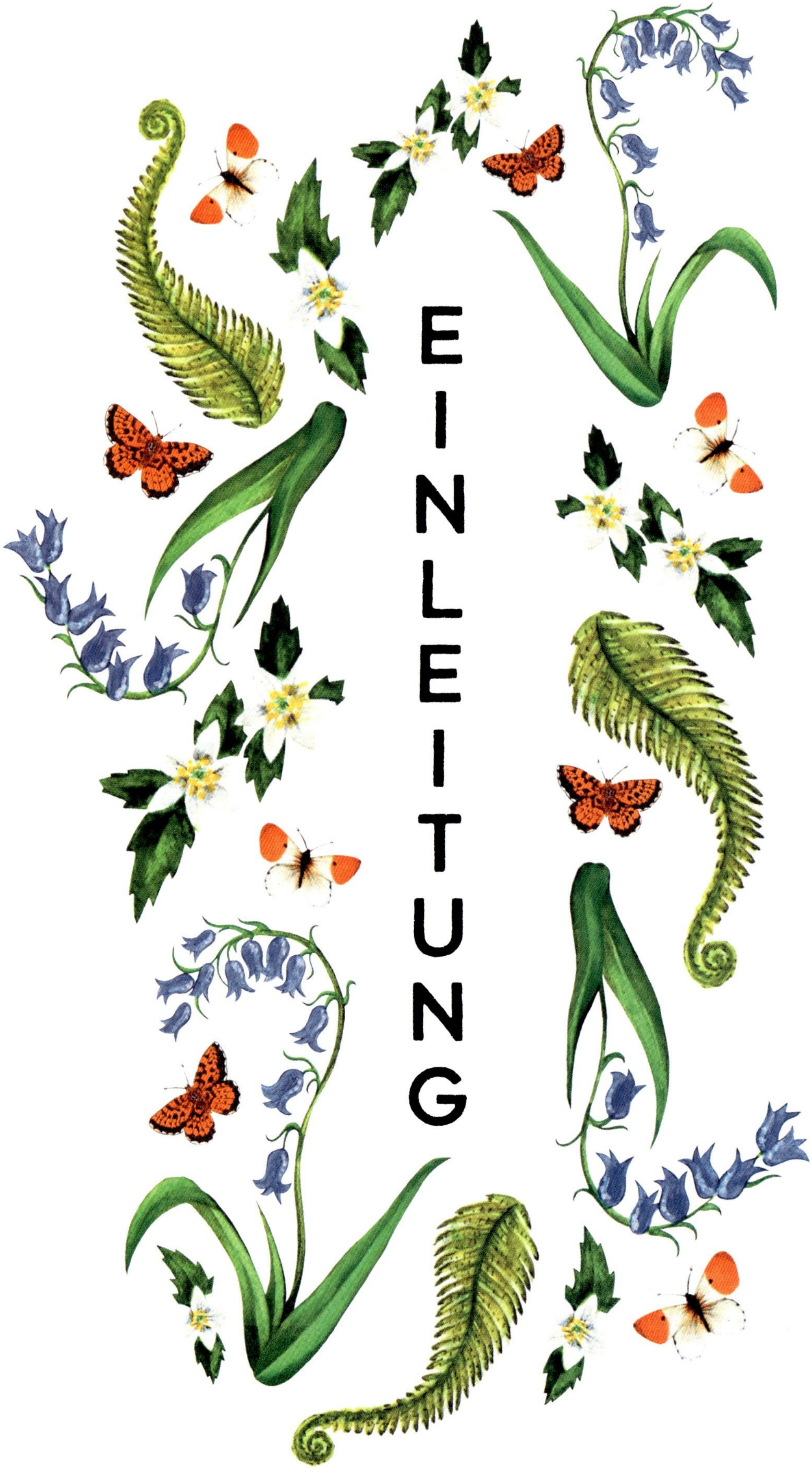

# Im Flow mit den Jahreszeiten

Der Titel dieses Buches ist bewusst gewählt. Er soll die Magie eines Lebens im Einklang mit der Natur ausdrücken, und da erschien der Begriff »Flow« sehr passend. Im Englischen bedeutet »Flow« auch Flut im Sinne der Gezeiten. Ebbe und Flut stehen sinnbildlich für das Kommen und Gehen, für hoch und runter, Verfall und Neubeginn. Auch der Rhythmus der Jahreszeiten ähnelt Ebbe und Flut, den Wellen und der Strömung. Sie kommen und gehen und bringen zu verschiedenen Zeiten unterschiedliche Kraft mit sich, aber sie kommen und gehen immer im gleichen Zyklus – sie sind im Flow. Im Jahreszeitenjahr gibt es keinen Anfang und kein Ende, nur ein Rad, das sich immer weiter in die Zukunft dreht, niemals zurück.

Deswegen steckt das Leben im Rhythmus der Jahreszeiten so voller Kraft. Die Gattung Mensch hat vergessen, dass sie zu den Tieren gehört und dass Tiere stark mit dem Rhythmus der Natur verbunden sind. Über Millionen von Jahren hinweg haben wir uns entwickelt und uns an dieselben Rhythmen gehalten, aber der Glanz und Schein des modernen Lebens hat unser Gefühl für Ordnung gestört. Andere Tiere, besonders Säugetiere wie wir, ziehen sich zwischendurch zurück und ruhen sich ein halbes Jahr lang aus. Selbst die Tiere, die keinen Winterschlaf halten, schonen ihre Kräfte in den kalten, dunklen Monaten. Je nach Tag, Tageslicht, Temperatur und Wetterverhältnissen ernähren, bewegen und verhalten sie sich unterschiedlich. Aber wir Menschen behandeln jede Jahreszeit mehr oder weniger gleich und wundern uns dann, dass wir ausgebrannt, erschöpft, gestresst, depressiv und ängstlich sind. Wir essen das falsche Essen zur falschen Jahreszeit, ersetzen Tageslicht durch künstliches, arbeiten im Stundentakt, statt uns daran zu orientieren, wie viel Energie wir gerade haben. Dann nehmen wir Weihnachten ein paar Tage frei und glauben, uns erholt zu haben. Wir können dem modernen Gesellschaftsleben nicht so einfach entkommen, trotzdem gibt es Wege, uns zu entschleunigen, auf uns selbst und unsere unmittelbare Umgebung zu schauen. Wir können uns am Rhythmus der Natur ausrichten statt am Lärm des Kapitalismus.

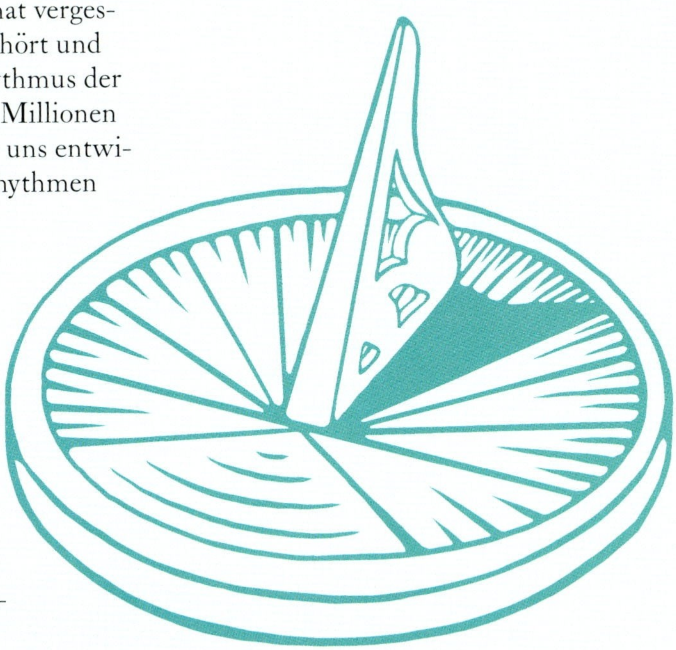

Wir können uns den Veränderungen verweigern, aber schon der alte chinesische Philosoph Lao Tsu wusste: »Das Leben besteht aus einer Reihe natürlicher und spontaner Veränderungen. Leiste ihnen keinen Widerstand. Das führt nur zu Schmerz.

Lass die Dinge auf natürliche Weise ihren Lauf nehmen, wie auch immer sie wollen.« Es ist ein natürlicher Teil des Lebens, dass sich unsere Umgebung und unsere Perspektiven wandeln. Uns selbst damit zu konfrontieren, dass sich die Dinge weiterentwickeln, hilft uns, die ständig fließende Energie des Lebens und die damit verbundenen positiven und negativen Dinge anzunehmen. Es hilft uns auch, unsere Zeit wertzuschätzen – nicht nur zu erkennen, wie kostbar sie ist, sondern auch das Ganzheitliche unseres Lebenszyklus und unseres Platzes im Universum.

Die Jahreszeiten zu feiern, ist wohl die einfachste Art, die Veränderungen um uns herum wahrzunehmen. Die ersten kalten Herbstmorgen nach den langen, milden Sommertagen sind ein Schock, aber in den dunklen Nächten schauen wir in den Sternenhimmel und stellen uns das Leben jenseits unseres Planeten vor, bis im Frühling wieder die ersten Knospen sprießen. Die Landschaft zu beobachten, hilft uns, die Veränderungen in uns zu spüren. Wir sind schließlich ein Teil der Natur und haben unsere eigenen Rhythmen und Jahreszeiten, die uns durch Tage, Wochen und Monate führen – wenn wir auf sie hören.

Aber was bedeutet es eigentlich, im Rhythmus der Jahreszeiten zu leben? Es geht darum, sich dem natürlichen Kreislauf anzupassen. Es ist eine Einladung, die Welt bewusster wahrzunehmen, alles langsamer anzugehen, unseren Platz im Ökosystem zu verstehen und unsere Existenz mit der Umwelt in Einklang zu bringen. Das bedeutet nicht, seinen Lebensstil komplett über den Haufen zu werfen, denn wer hat schon die Freiheit, sein ganzes Leben anders auszurichten? Nach den Jahreszeiten zu leben, können die fünf Minuten an einem Sommerabend sein, an denen man die Fledermäuse beobachtet, wie sie in der Dämmerung umherflattern. Der erste Schwefel, der aus dem Erdboden kriecht, oder der Wald, der nach Bärlauch duftet. Es kann der erste Biss in einen Herbstapfel sein, der Anblick eines Farns, der sich im Frühling entfaltet, oder das Bellen eines Fuchshundes mitten im Winter. All das hilft uns, in einer schnelllebigen Welt abzuschalten und uns mit unserer Umgebung und unserem inneren Tier zu verbinden. Auf die Rhythmen der Erde zu hören und sie näher an uns heranzulassen, kann uns dabei helfen, unseren Platz in der Welt wiederzufinden.

Die Natur zu betrachten, hilft uns, über unsere eigenen inneren Veränderungen nachzudenken. Schließlich sind wir ein Teil von ihr, und wir haben unsere eigenen körperlichen Rhythmen, die uns durch die Tage, Wochen und Monate leiten – wenn wir nur innehalten und zuhören.

# Fünf Wege zum Wohlbefinden

Zeit in der Natur und im Einklang mit den Jahreszeiten zu verbringen, wirkt sich positiv auf Körper und Psyche aus. Das ist nicht überraschend. Wir sind schließlich Tiere, und je naturverbundener wir leben, desto mehr nähren wir unser wildes Selbst und desto besser fühlen wir uns. Zeit in der Natur hilft nachweislich dabei, die Stimmung zu verbessern, Stress zu reduzieren, Entspannung zu fördern und unsere körperliche Gesundheit und unser Selbstbewusstsein zu stärken. Wir können die Fünf Wege zu mehr Wohlbefinden befolgen, ein bewährtes Modell zur Verbesserung der psychischen Gesundheit, das von der New Economics Foundation entwickelt wurde. Die Fünf Wege sind einfache und wissenschaftlich fundierte Maßnahmen, die uns dabei unterstützen, unser Gleichgewicht zu finden, Resilienz aufzubauen und unsere psychische Gesundheit zu verbessern. Sie lauten: Verbinden, Wahrnehmen, Weiterlernen, Aktiv sein und Geben. Sie können alle im Einklang mit der Natur und den Jahreszeiten erreicht werden.

## Verbinden

Sich mit anderen Menschen zu verbinden, ist ein menschliches Grundbedürfnis. Intakte soziale Beziehungen fördern unser Wohlbefinden und fungieren als Schutz vor seelischen Belastungen. Durch gemeinsame Zeit in der Natur können diese Beziehungen weiter gestärkt werden. Lade deine Lieben zu einem Spaziergang ein, entdeckt gemeinsam Blätter, die sich verfärben, einen tauenden Fluss oder Wildblumen in allen Regenbogenfarben. Noch besser: Feiere jede Jahreszeit, egal ob bei einer öffentlichen Veranstaltung oder mit einem eigenen Fest bei dir zu Hause. Von Apfeltagen im Herbst bis zu Ostereiersuchen im Frühling gibt es das ganze Jahr über zahlreiche Veranstaltungen.

## Wahrnehmen

Das Leben kann stressig und chaotisch sein, aber sich die Zeit zu nehmen, herunterzukommen, zu atmen und den Moment zu genießen, fördert erwiesenermaßen unser Wohlbefinden und rückt unsere Prioritäten zurecht. Es fördert auch unser Selbstverständnis und erlaubt uns, positive Entscheidungen auf der Grundlage unserer echten Gefühle zu treffen. Wenn wir das Jetzt bewusster wahrnehmen, beginnen wir das, was wir als selbstverständlich angesehen haben, neu zu betrachten. Anzuhalten und in die Natur zu schauen, ist hilfreich, um im Moment zu leben. Wann hast du das letzte Mal den Vollmond betrachtet oder den Vögeln am frühen Morgen zugehört?

## Weiterlernen

Die Forschung zeigt, dass lebenslanges, kontinuierliches Lernen das Selbstbewusstsein verbessert, die sozialen Beziehungen verstärkt und einen aktiveren Lebensstil fördert. Zeit in der Natur ist eine großartige Möglichkeit, deine kognitiven Superkräfte zu erschließen. Du könntest versuchen, die Vögel in deinem Garten zu bestimmen, Brombeermarmelade kochen, dich über Wolkengebilde belesen, einen jahreszeitlichen Kranz basteln, ein Sonett über Herbstpilze schreiben oder an einem Imkerkurs teilnehmen.

## Aktiv sein

Die meisten von uns wissen, dass regelmäßige Bewegung zu einer geringeren Anfälligkeit für Depressionen und Angstzuständen führt, aber wusstest du, dass schon ein einfacher Spaziergang ausreicht, deine Laune aufzuhellen? Es braucht gar keinen Marathon. Ein Spaziergang in der Natur, egal bei welchem Wetter, ist eine gute Möglichkeit, sich zu entspannen, nachzudenken und die Batterien wieder aufzuladen.

## Geben

Menschen mit einem echten Interesse daran, anderen zu helfen, bezeichnen sich selbst eher als glücklich. Eine Studie ergab, dass das Wohlbefinden der Teilnehmer:innen zunahm, wenn sie über einen Zeitraum von sechs Wochen jede Woche eine gute Tat vollbrachten. Es gibt jede Menge Möglichkeiten, der Natur etwas zurückzugeben. Man kann sich ehrenamtlich in einem Naturschutzgebiet engagieren, man kann an einem Citizen-Science-Projekt teilnehmen (siehe Seite 17) oder seinen Garten artenfreundlich anlegen.

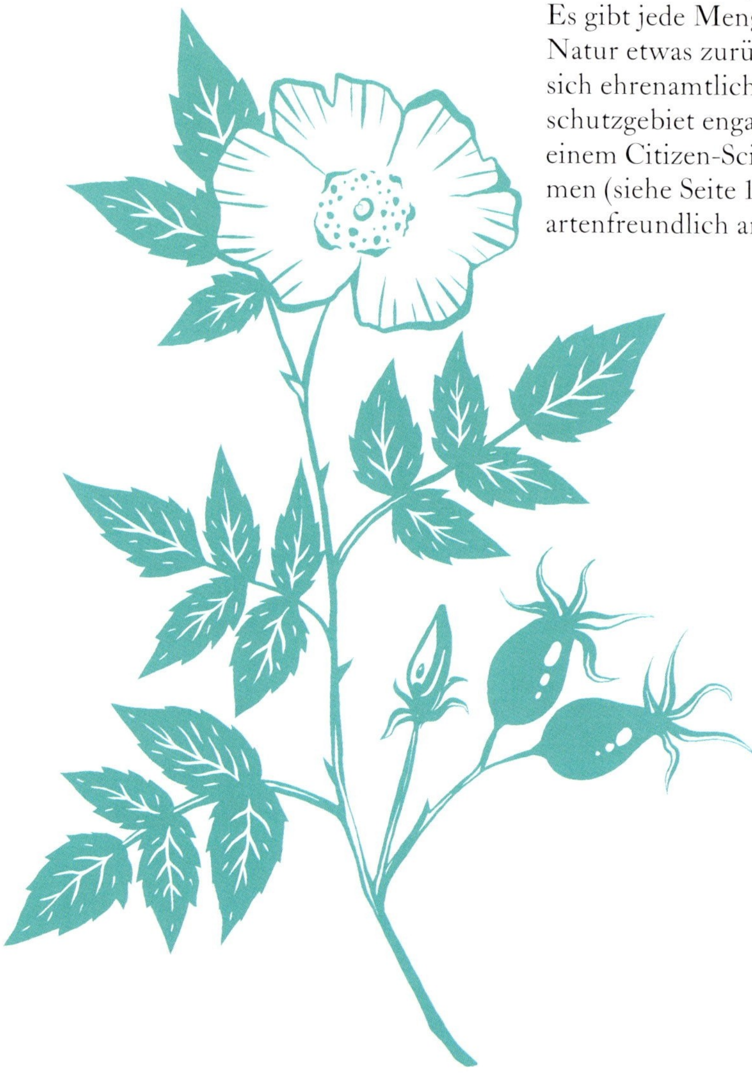

# Die Jahreszeiten bestimmen

Was genau ist eigentlich eine Jahreszeit? Die Frage ist nicht so abwegig, wie sie klingen mag, denn es gibt drei Möglichkeiten, eine Jahreszeit zu bestimmen:

## Astronomisch

Laut Astronomie drehen sich die vier Jahreszeiten um die Tagundnachtgleichen und Sonnenwenden. In einem Kalenderjahr gibt es vier davon. Die Sonnenwenden markieren den längsten und den kürzesten Tag des Jahres, und die Tagundnachtgleichen treten auf, wenn Tag und Nacht gleich lang sind. Es gibt allerdings unterschiedliche Meinungen darüber, ob diese Markierungen den Beginn oder die Mitte der Saison darstellen. Die Wintersonnenwende beispielsweise könnte als der Mittelpunkt der Wintersaison (»Mittwinter«) betrachtet werden oder als Beginn der drei Monate, die wir Winter nennen (Mitte Dezember bis Mitte März).

## Meteorologisch

Meteorologisch werden die Jahreszeiten in der Regel in Blöcke von je drei Monaten gegliedert, basierend auf den durchschnittlichen Monatstemperaturen, mit dem Sommer als der wärmsten und dem Winter als der kältesten Phase. Diese Aufteilung wurde vorgenommen, damit die Jahreszeiten mit dem gregorianischen Kalender übereinstimmen, was meteorologische Vorhersagen erleichtert und den Vergleich von saisonalen und monatlichen Statistiken ermöglicht. Auf dieser Grundlage betrachten die Menschen in der nördlichen Hemisphäre die Monate September, Oktober und November als Herbst, Dezember, Januar und Februar als Winter, März, April und Mai als Frühling und Juni, Juli und August als Sommer.

## Phänologisch

Die dritte Möglichkeit, Jahreszeiten zu bestimmen, sind phänologische Indikatoren, also ökologische und biologische Merkmale wie das Fallen der Blätter im Herbst, das Eintreffen der Kuckucke im Frühjahr oder die blühenden Fingerhüte im Sommer. Diese Ereignisse werden von Wetter und Klima beeinflusst. Daher sind sie fließender und schwerer zu bestimmen, bilden aber die sich ändernden saisonalen Muster genauer ab, angepasst an die Auswirkungen des Klimawandels.

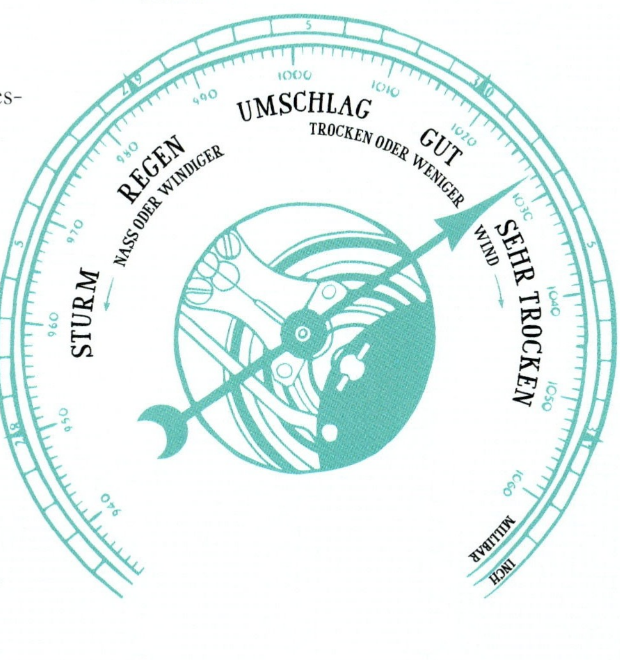

# Das Jahresrad

Das Jahresrad kam Mitte des 20. Jahrhunderts auf, ist aber inspiriert von alten Traditionen, die sich an der Natur orientieren. Es besteht aus acht saisonalen Festen zu den Sonnenwenden, Tagundnachtgleichen und den dazwischenliegenden Zeitpunkten. Alle sechs Wochen laden sie uns zu einem Tag der Besinnung und Feierlichkeit ein. Die genaue Geschichte des Rades ist unklar; einige Elemente stammen aus der keltischen Kultur des vorchristlichen Europas, andere sind moderne Erfindungen. Selbst die Namen sind je nach Ort und Kultur verschieden. Aber auch wenn die Details interpretierbar sind, bietet das zentrale Konzept des Jahreskreises eine einfache Orientierung für alle, die sich auf die Rhythmen der Erde einstellen möchten.

## Samhain

*(31. Oktober/1.November)*

**Halloween, Abend vor Allerheiligen, Keltisches Neujahr**

Anfang und Ende des keltischen Jahres, wenn die Tage dunkler, kürzer und kälter werden und das Leben sich zurückzieht.

## Wintersonnenwende

*(21. Dezember)*

**Julfest, Mittwinter**

Der kürzeste Tag und die längste Nacht des Jahres; Zeit für Ruhe und Erholung in der Stille des Mittwinters.

## Imbolc

*(1.Februar)*

**Festtag Sankt Brigid, Lichtmess**

Das Fest des Erwachens, wenn der Frühling erste Spuren zeigt.

## Frühjahrs-Tagundnachtgleiche

*(21. März)*

**Ostara**

Die Tagundnachtgleiche ist ein Fest der Ausgeglichenheit und Fruchtbarkeit, das den Frühling und die Rückkehr des Lichts einläutet. Die Tage werden wieder länger.

## Beltane

*(1. Mai)*

**Maifeiertag**

Dieses Fest feiert die Kraft der Erde, wenn überall neues Leben sprießt und Vogelgezwitscher die Luft erfüllt.

## Sommersonnenwende

*(21. Juni)*

**Litha, Mittsommer**

Der längste Tag und die kürzeste Nacht des Jahres. Zeit, den Reichtum der Natur zu feiern.

## Lammas

*(1. August)*

**Lughnasadh, Tag der Brotmesse**

Erntezeit und eine Gelegenheit, sich bei der Erde zu bedanken, indem man Saatkörner aus dem gesammelten Getreide pflanzt.

## Herbst-Tagundnachtgleiche

*(21. September)*

**Mabon**

Tag und Nacht haben die gleiche Länge, und die hellere Zeit des Jahres neigt sich langsam dem Ende zu.

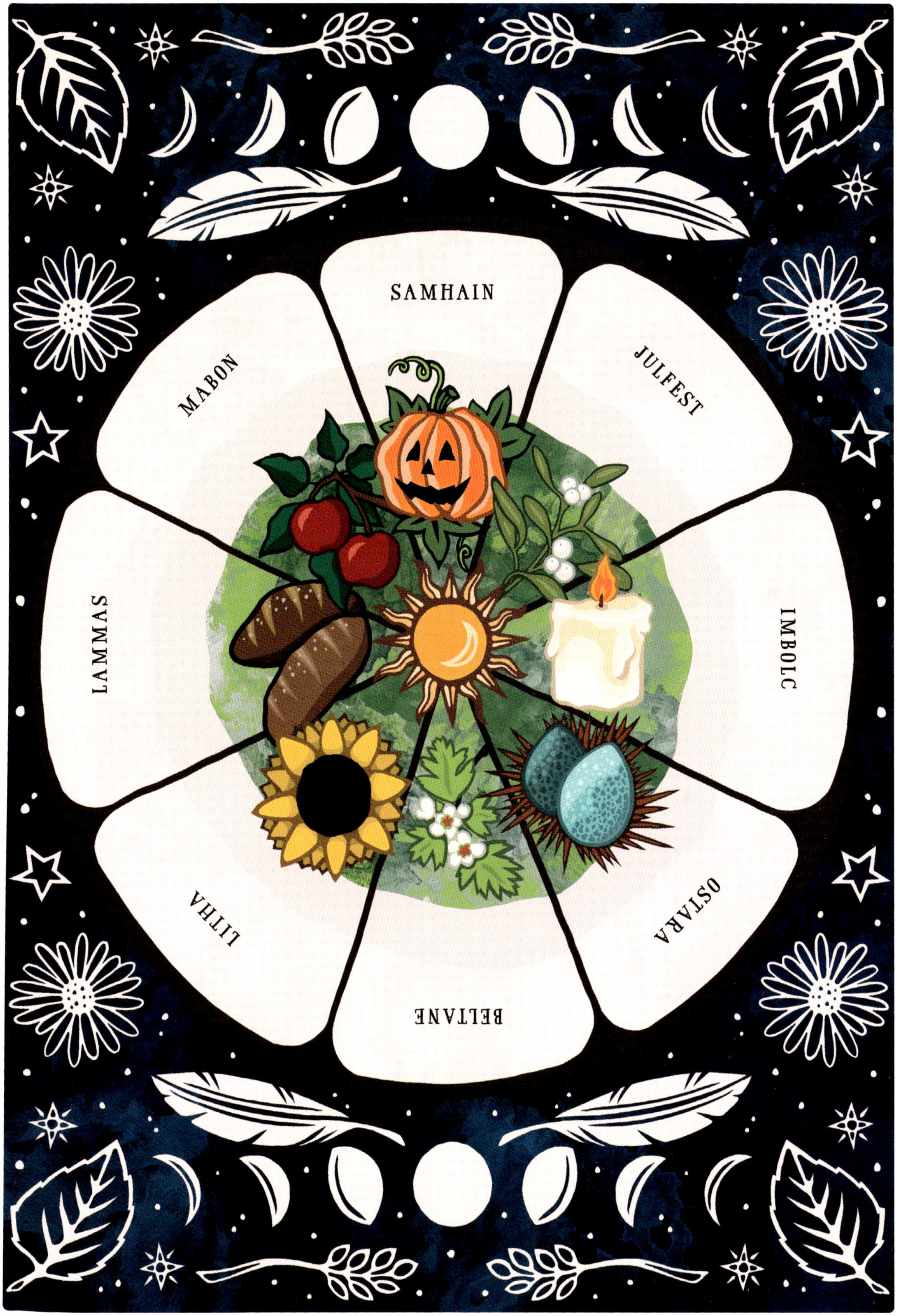
SAMHAIN
JULFEST
IMBOLC
OSTARA
BELTANE
LITHA
LAMMAS
MABON

Du wirst im Laufe des Buches zu jedem dieser Feste mehr erfahren, sodass du mit den Jahreszeiten in Kontakt kommst. Um das Jahresrad zu nutzen, muss man nicht heidnisch oder anders religiös sein und auch nicht an Hexerei oder Magie glauben. Es spiegelt einfach den kontinuierlichen Kreislauf des Universums wider, ohne Anfang und Ende, in dem das Leben in den Tod übergeht und alles miteinander verbunden ist – ein Anker in der stürmischen See des täglichen Lebens.

## Das sich verändernde Klima

Wer sich an phänologischen Indikatoren wie dem Laubfall im Herbst orientiert, kommt nicht umhin zu bemerken, wie die Daten dieser jahreszeitlichen Ereignisse von unseren sich verändernden Wettermustern beeinflusst werden. Seit dem Beginn der industriellen Revolution im 18.Jahrhundert haben menschliche Aktivitäten wie die Verbrennung fossiler Brennstoffe die Treibhausgaskonzentration in der Atmosphäre erhöht. Der durchschnittliche Kohlendioxidgehalt in der Atmosphäre ist in den letzten 150 Jahren von 280 Teilen pro Million auf 410 Teile pro Million gestiegen. Infolgedessen hat sich die Wärmeabgabe der Erde verlangsamt, und die Oberflächentemperatur ist gestiegen. Das verändert das Wetter, lässt den Meeresspiegel ansteigen und die Ozeane versauern. Sowohl Erfahrungswerte als auch wissenschaftliche Studien zeigen, dass sich die Jahreszeiten mit der Erwärmung der Erde verschoben haben, was zu längeren, heißeren Sommern und kürzeren, milderen Wintern führt. Für Sonnenanbeter mag das idyllisch klingen, aber unser fein ausbalanciertes Ökosystem, das sich über Millionen von Jahren entwickelt hat, verändert sich so schnell und dramatisch, dass es für die Lebewesen der Erde schwierig ist, Schritt zu halten – auch für uns Menschen. Neben schlagzeilenträchtigen Ereignissen wie Waldbränden, Dürren, Wirbelstürmen und Überschwemmungen wirkt sich der Klimawandel durch kleine, subtile Veränderungen auf uns aus – oft unbemerkt, wenn wir die Umwelt um uns herum nicht im Auge behalten. Laut einer Studie von Forscher:innen aus Peking aus dem Jahr 2021 haben sich die Sommer weltweit von durchschnittlich 78 Tagen im Jahr 1952 auf 95 Tage im Jahr 2011 verlängert, während der Frühling von 124 auf 115 Tage, der Herbst von 87 auf 76 Tage und der Winter von 76 auf 73 Tage geschrumpft sind. Die steigenden Temperaturen führen zu früherem Tauwetter im Frühling und verzögertem Herbstfrost, was sich wiederum auf die Ökosysteme auswirkt. Ein

> Die Jahreszeiten haben sich mit der Erwärmung der Erde verändert und bringen nun längere, heißere Sommer und kürzere, mildere Winter mit sich.

Beispiel dafür ist der »falsche Frühling«, eine Periode im späten Winter, wenn es ungewöhnlich warm wird, anschließend stürzen die Temperaturen wieder ab. Während dieser Zeit verleitet das warme Wetter Pflanzen und Tiere, aus dem Winterschlaf zu kommen, nur um dann von einem plötzlichen Kälteeinbruch überrascht zu werden. Wenn der echte Frühling kommt, müssen die überlebenden Pflanzen zusätzliche Ressourcen aufwenden, um all das nachwachsen zu lassen, was während des falschen Frühlings verloren ging. Ohne erfolgreichen Klimaschutz werden die Sommer laut der Pekinger Studie im Jahr 2100 fast die Hälfte des Jahres dauern und die Winter weniger als zwei Monate.

Klimawandel und Zukunftsangst sind oft schwer zu verkraften, vor allem, wenn wir verzweifelt auf einen Wandel drängen, aber das Gefühl haben, allein wenig tun zu können. Auch deshalb kann es bereichernd sein, im Einklang mit den Jahreszeiten zu leben und die Umwelt zu beobachten. Es hilft uns nicht nur, die Veränderungen zu verfolgen, Daten für Citizen-Science-Projekte zu erheben und uns bewusst zu machen, was um uns herum passiert, es ermöglicht uns auch, uns achtsam mit der Natur zu verbinden und uns z. B. über die erste Heidelbeere oder Brombeere zu freuen, egal wann sie auftaucht. Wissen ist immer das beste Werkzeug im Kampf für positive Veränderungen. So schrieb Shakespeare in »Was Ihr Wollt«: »Es gibt keine Dunkelheit außer Unwissenheit.«

## Citizen Science

Citizen Science bedeutet, dass gewöhnliche Leute durch das Sammeln und Überwachen von Daten zur Forschung beitragen. Sie ermöglichen es Wissenschaftler:innen, die Reichweite ihrer Studien zu vergrößern, umfangreichere und vielfältigere Datensätze zu sammeln und auch nichtakademische Gemeinschaften für wichtige Themen zu interessieren. Wer sich etwas mit Natur auskennt, kann hervorragend an Citizen-Science-Projekten mitarbeiten. Wenn du im Frühling die ersten Glockenblumen entdeckst, die Vögel an den Futterhäuschen zählst oder in den Herbstnächten dem Gesang der Rotdrosseln lauschst, könnte es dir Spaß machen, an wissenschaftlichen Projekten mitzuwirken. Es ist faszinierend, an verschiedenen Studien teilzunehmen, und eine tolle Möglichkeit, einen positiven Beitrag zu leisten. Die Projekte reichen vom Zählen der Rufe des Waldkauzes über die Überwachung von Sanddünen bis hin zum Mottenfang im Garten. Viele dieser Projekte eignen sich auch für Anfänger und bieten jede Menge Beratung und Schulung.

Um dich zu engagieren, kannst du dich zunächst an örtliche Naturschutzorganisationen und NGOs wenden und fragen, ob es lokale Projekte gibt, zu denen du beitragen kannst. Auf den Seiten 250–251 findest du weitere Informationen zu Citizen-Science-Projekten.

# Dies ist dein Buch

Wer gern mehr im Einklang mit der Natur leben möchte, dem kann dieses Buch ein treuer Begleiter sein. Im besten Fall ist es zugleich Information und Inspiration. Es versorgt dich mit Ideen, wie du die Jahreszeiten auf ganz eigene Weise flexibel feiern kannst. Es gibt kein richtiges oder falsches Leben im Rhythmus der Jahreszeiten, und es sieht für jeden anders aus. Wenn du dir unsicher bist, wie du anfangen sollst, folge dem Jahresrad in seinen Umdrehungen. Beginne in der Jahreszeit, in der du dich gerade befindest. Jede Jahreszeit ist gleich gut, um mit dem naturverbundenen Leben zu beginnen. Das Jahresrad startet im Herbst (statt im Januar, wie der gregorianische Kalender), da der Herbst die Zeit des Neuanfangs ist, die Balance zwischen Tag und Nacht.
Oder du hast dieses Buch einfach immer griffbereit, sodass du jederzeit eintauchen kannst, wenn du eine Portion Inspiration brauchst. Am Ende findet sich außerdem ein Teil mit Anregungen, wie sich Ideen aus den einzelnen Kapiteln in den Alltag integrieren lassen. Blättere durch jedes Kapitel und schaue, was dich am meisten anspricht, egal ob Rezept oder Kunst, eine Gemüsesorte zum Selbstanbau, eine Vogelbeobachtung oder ein Ritual. Wenn du fertig bist, schau dir den Abschnitt »Ressourcen« an und nutze die Tools dort, um dich besser auf den Jahresrhythmus einzustellen. Du kannst auch deinen eigenen Kraftort gestalten oder ein Natur-Journal anlegen. Auf den Seiten 244 und 249 findest du Ideen dazu. Egal, ob du nur fünf Minuten oder den ganzen Tag zur Verfügung hast, wir sind umgeben von Möglichkeiten, jeden neuen Tag im Hier und Jetzt zu feiern. Ich hoffe, dieses Buch unterstützt dich dabei.

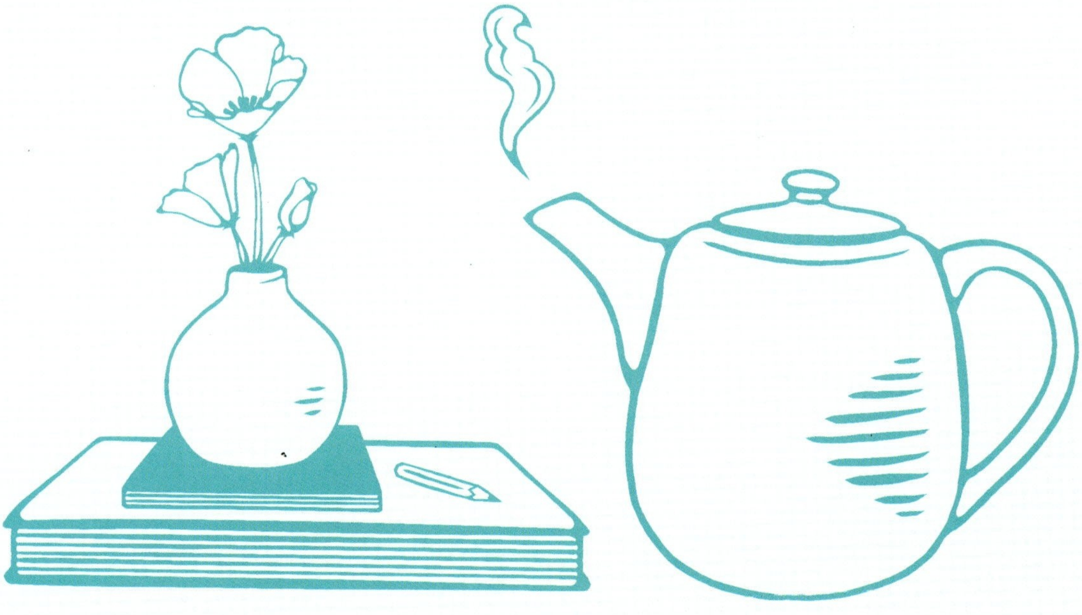

# Nahrungssuche in der Natur

In allen Kapiteln finden sich Listen von Lebensmitteln, die du wild sammeln kannst. Vor Tausenden von Jahren, bevor sich die Menschen am Ende der Steinzeit der Landwirtschaft zuwandten, brachten sie sich selbst bei, wilde Tiere zu jagen und Pflanzen zu sammeln. Diese Fähigkeiten waren 90 Prozent der Menschheitsgeschichte lang überlebenswichtig. Nachhaltig und respektvoll betrieben, ist das Sammeln von Wildpflanzen auch heute noch sehr umweltfreundlich, da keine Chemikalien, Pestizide und Einwegverpackungen anfallen. Die Pflanzen sind Saisonprodukte, organisch, und es gibt keinen $CO_2$-Fußabdruck durch Transport.

Und das Beste daran ist, dass die Nahrungssuche im Grunde kostenlos und für alle zugänglich ist, egal ob man auf dem Land oder in der Stadt lebt. Doch gute Sammler:innen handeln auch ethisch: Pflücke nur so viel, wie du wirklich brauchst, und stelle sicher, dass die Pflanzenpopulation gesund bleibt. Lasse genug für Tiere übrig, mit denen wir die Ressourcen teilen. Denke daran, auf öffentlichen Wegen zu bleiben. Meide Privatgrundstücke und beliebte Hundewanderwege und suche nicht an den Rändern großer landwirtschaftlicher Felder, da diese häufig mit Chemikalien behandelt wurden. Und vergiss nicht, du musst dir 100-prozentig sicher sein, was du isst, bevor du etwas isst. Die goldene Regel lautet: Bist du dir unsicher, dann iss es nicht.

# Eigenanbau

Im gesamten Buch findest du Hinweise und Tipps, was du wann anbauen kannst. Obst und Gemüse selbst anzubauen, ist nicht nur gut für die Natur, sondern auch für unser Wohlbefinden, denn Gärtnern ist eine hervorragende Möglichkeit, mit Stress und Angst umzugehen. Wir kommen raus an die frische Luft und bewegen uns ein bisschen. Außerdem ist es erfüllend, eine Pflanze aus einem Samen heranzuziehen, über Wochen und Monate hinweg zu pflegen, vor allem, wenn sie anschließend als Gemüse auf unserem Teller landet. Du brauchst keinen großen Garten, um dein eigenes Obst und Gemüse anzubauen. Eine Fensterbank mit viel Licht oder ein Balkon sind ein guter Anfang. Wer einen Garten mit Beton statt Gras hat, kann jede Menge Topfpflanzen aufstellen. Und sollte keine dieser Optionen möglich sein, frage bei den Kleingartenanlagen vor Ort nach, ob es dort ein Grundstück für dich und deine Familie gibt.

# HERBST

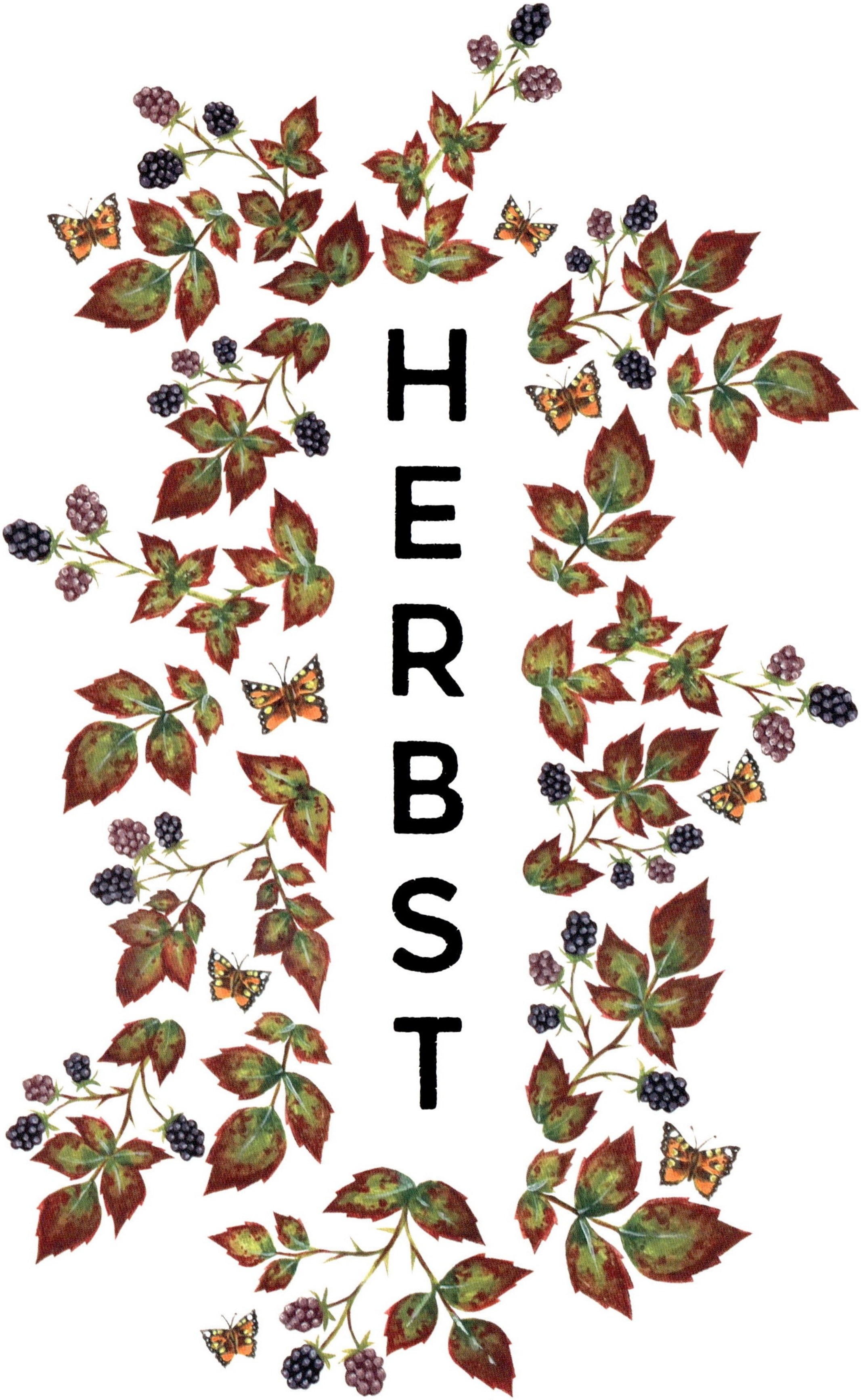

# Abendlied

Ich brauche kein Abendlied, um das Sonnenlicht untergehen zu sehen, und auch keine Hymnen, die die Nacht einläuten. Die Hasenglöckchen stimmen eine Symphonie an, jeder Stern zupft an meinem Herzen, und meine Haut kribbelt im murmelnden Puls der Dämmerung. Jede Blüte ist eine Leichenhalle, jedes tote Wesen wird zur Ekstase – Freude, Liebe, Trauer, Entsetzen, Schrecken. Kein Gott ist zu solch Blutvergießen in der Lage. Die heiligen Schriften wurden von denen geschrieben, die über mondbeschienene Berge zogen und die Natur mit Gott verwechselten. Nur der Himmel weiß, was in den Sternen lebt, in der Tiefsee, auf dem Land. Und doch, wenn ich in dieses dunkler werdende Blau starre, auch ich hätte es göttlich genannt.

# Herbst-Tagundnachtgleiche

Wenn der Herbst die Jahreszeit der Abschiede und Anfänge ist, dann ist die Tagundnachtgleiche Mitte September wie der letzte Atemzug der Sommersonne. Im Jahresrad spricht man auch von Mabon, dem Fest der Ernte und der Dankbarkeit. Zeit, auf die vergangenen Monate zurückzublicken und uns zu bedanken. Aber auch eine Zeit, um in die Zukunft zu blicken, auf die langen, dunklen Monate, die vor uns liegen, und mit Leichtigkeit und Klarheit voranzugehen, damit wir die Saat für neue Ideen aussäen können. Der Herbst ist die Jahreszeit, um zu sammeln und zu nähren, um nach Hause zurückzukehren und zu erkennen, wofür wir dankbar sind.

Eine fünfzehnminütige Fahrt östlich von Winchester liegt Hinton Ampner, ein Tudor-Bauernhaus, das heute vom National Trust verwaltet wird und in dessen Mauern ein einzelner Mispelbaum wächst. Im Herbst ist er von späten Himbeersträuchern und Spalieren von Äpfeln und Birnen umgeben – die alten knubbeligen Sorten, unförmig und unglaublich lecker. Auf dem Boden reihen sich Kürbisse aneinander, deren glänzende Schalen in der abnehmenden Sonne gelb und orange leuchten.

Ich habe dieses stille Paradies nicht lange nach der Herbst-Tagundnachtgleiche mit meiner Familie besucht, als gerade die ersten Mispeln trügerisch reif auf die Erde fielen. Ein Erntewind fegte über das Gelände, als wir mit zugeknöpften Jacken und heißem Kaffee in Bechern durch die Anlage liefen, bis wir den ummauerten Garten erreichten und den Mispelbaum in seinem Herzen entdeckten. Ich hatte noch nie eine Mispel gesehen, erinnerte mich aber daran, dass ich über ihr Entlauben gelesen hatte. Also sammelte ich ein paar heruntergefallene Früchte ein und nahm sie mit nach Hause. Kurz vor dem Schlafengehen holte ich eine alte Kuchenform aus dem Schrank und ordnete die Mispeln

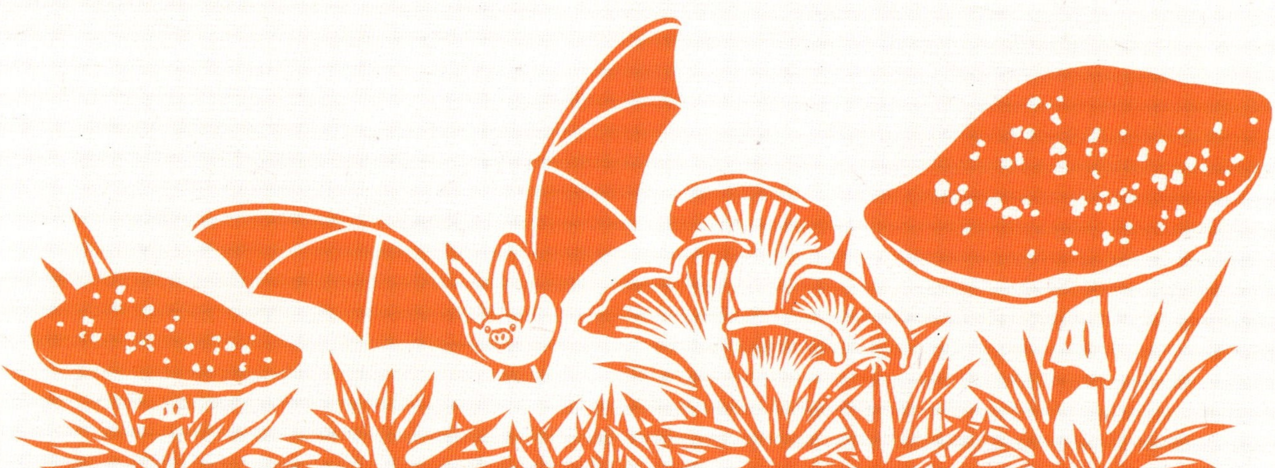

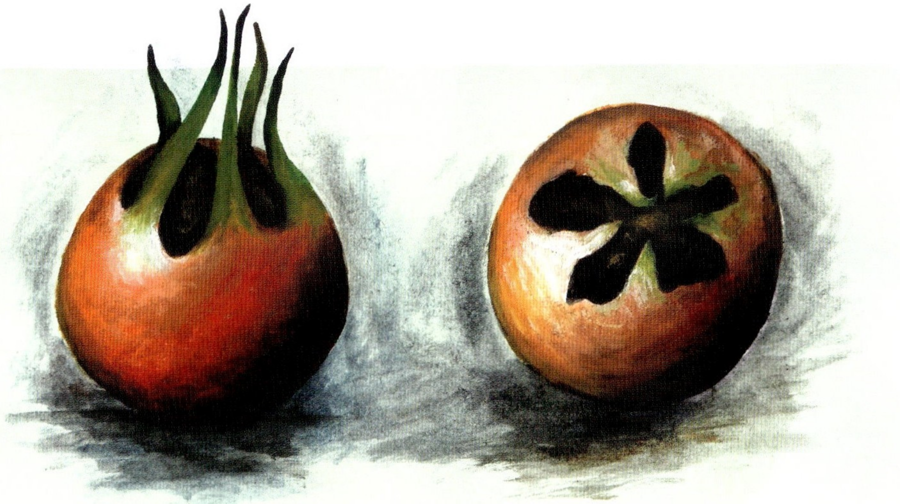

## WIE MAN MISPELN ENTSAFTET

Entferne alle Blätter und Stiele und lege die Früchte auf einen flachen Teller. Benutze den braunen Stiel der Kelchblätter als Unterlage, um sie auf dem Teller zu stabilisieren. Lasse sie etwa drei Wochen lang bei Zimmertemperatur locker abgedeckt stehen und schau dann nach, wie sie sich entwickeln. Sie sollten tief rotbraun sein und sich weich anfühlen. Eventuell triefen einige vor Saft oder schimmeln an der Außenseite; das ist in Ordnung und kann abgespült werden. Sobald sie weich und braun geworden sind, kannst du das Fruchtfleisch entfernen, die Haut ein bisschen einreißen und das Innere in eine Schüssel drücken. In jeder Frucht finden sich einige große Samen, die du entfernen und kompostieren kannst.

darin an, wobei ich die blütenblattähnlichen Kelchblätter als Unterlage benutzte, um sie zu stabilisieren. Dann stellte ich sie auf die Fensterbank in die Küche und überließ sie ihrem Schicksal.

Die Tage wurden kürzer, und die Nächte schienen wie sternenbesprenkelte Decken. Jeden Morgen und Abend ging die Sonne durch das Fenster auf und unter und tauchte die Mispeln abwechselnd in Licht und Schatten. Die Kälte und die Hausspinnen krochen herein, und langsam, ganz langsam, veränderten sich die Mispeln unter dem sanften Druck der Zeit. Die Kupferhäute verdunkelten sich, in den Ritzen bildeten sich Schimmelblüten, und der Saft lief aus. Das Fruchtfleisch der Mispeln war nicht mehr reif, sondern verfaulte. Für die Mispel, wie für alles andere auf der Erde, liegt die Süße in ihrem Verfall, das Leben im Tod. Sie schmeckten am Ende wie Toffee-Äpfel. In freier Wildbahn verleiten die Mispeln Tiere, das klebrige Fruchtfleisch zu verschlingen und damit den Samen zu verbreiten, aus dem ein neuer Schössling sprießt und den Kreislauf in Gang setzt. Das Rad dreht sich weiter.

REZEPT

# MISPELHACK

Vermutlich haben die Römer die Mispel nach Großbritannien gebracht, denn im Dorf Silchester, das einst eine geschäftige römische Stadt war, wurde ein einziger Samen ausgegraben. Auch im Mittelalter waren Mispeln eine beliebte Delikatesse, die mit Blauschimmelkäse und Portwein traditionell am Ende einer Mahlzeit frisch aus der Schale gegessen wurde. Einige Hofläden verkaufen die Früchte auch heute noch. Bereite dieses Mispelrezept im Spätherbst zu, damit die Aromen für ein Festmahl im Winter reifen können. Mispeln haben nicht sonderlich viel Geschmack, aber sie verleihen einer Hackfleischmischung eine erdige Süße, ähnlich Apfelmus, aber mit der leichten Körnigkeit von Birnen. Du kannst sie auch durch geriebene Birnen ersetzen. Wie Ebereschen- und Sanddornbeeren, Quitten und Elsbeeren müssen auch Mispeln erst entsaftet werden, bevor sie genießbar sind. Deswegen lässt man sie ein paar Wochen lang leicht vor sich hin rotten, bis die Früchte weich und violettbraun sind. Dadurch werden Säuren und Gerbstoffe abgebaut, und der Zuckergehalt steigt. Erntezeit ist eigentlich im Oktober oder November, kurz nach einem starken Frost, aber da es auf unserem Planeten immer wärmer wird, kann es etwas länger dauern. Wenn das Mispelhack ein paar Wochen gezogen ist, kann es roh gegessen, zu Gelee verarbeitet oder für Pasteten, Gebäck und Weihnachtspudding verwendet werden.

**ERGIBT CA. 4 500-ML-GLÄSER**

- 500 g Rosinen und Sultaninen
- Saft von ½ Zitrone
- 100 ml Weinbrand
- 250 g zerkleinertes Gemüse Rindertalg
- 250 g brauner Zucker
- 1 Muskatnuss, gerieben
- 2 TL gemahlener Zimt
- 1 Kochapfel, geschält und gerieben
- 100 g Mispelfleisch (etwa 30–40 Mispeln)
- 100 g stückige Orangenmarmelade

1. Weiche die Rosinen und Sultaninen mit dem Zitronensaft und dem Brandy eine Stunde lang in einer Schüssel ein, bis der Großteil der Flüssigkeit aufgesogen ist.
2. Anschließend gibst du den Talg, den Zucker, die Muskatnuss und den Zimt in die Schüssel und verrührst alles gut.
3. Zuletzt gibst du den geriebenen Apfel, das Mispelfleisch und die Marmelade in die Schüssel und rührst alles gründlich um.
4. Fülle die Masse in sterilisierte Gläser und drücke sie mit einem Löffel fest, um Luftblasen auszuschließen. Stelle sie zugedeckt am besten mehrere Wochen lang kalt, damit die Aromen bis zum Winter reifen können.

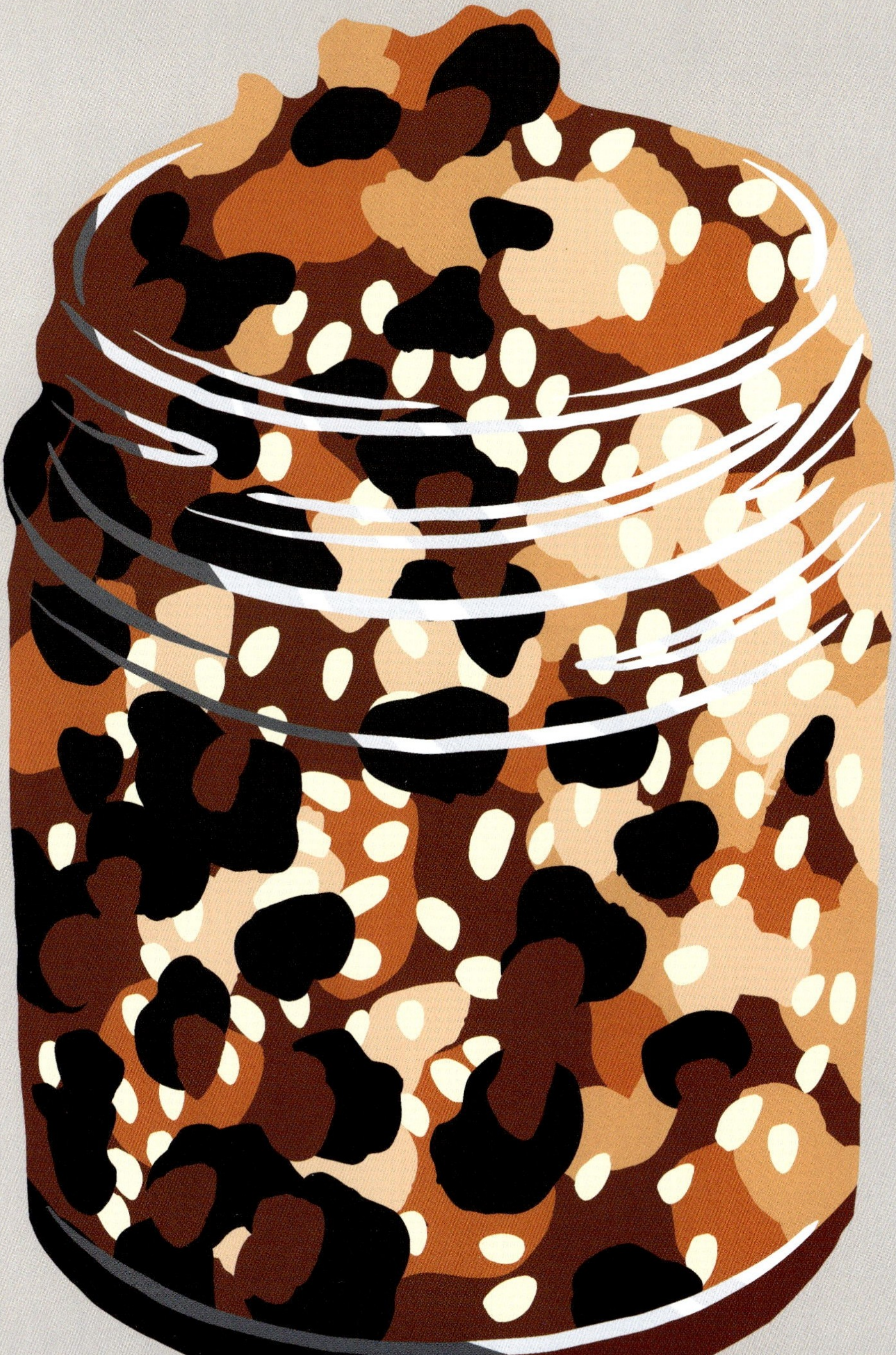

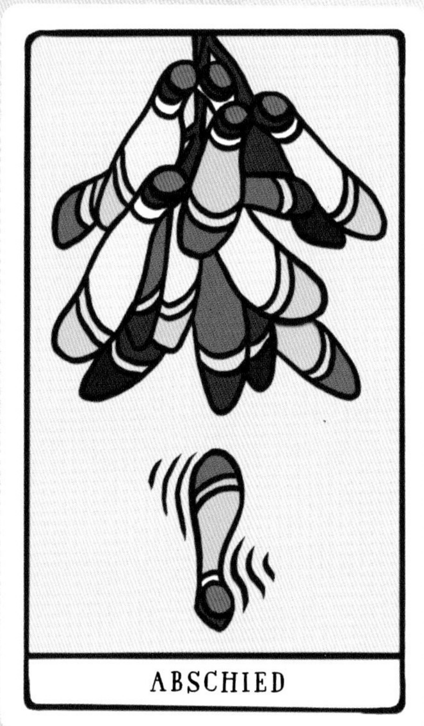
ABSCHIED

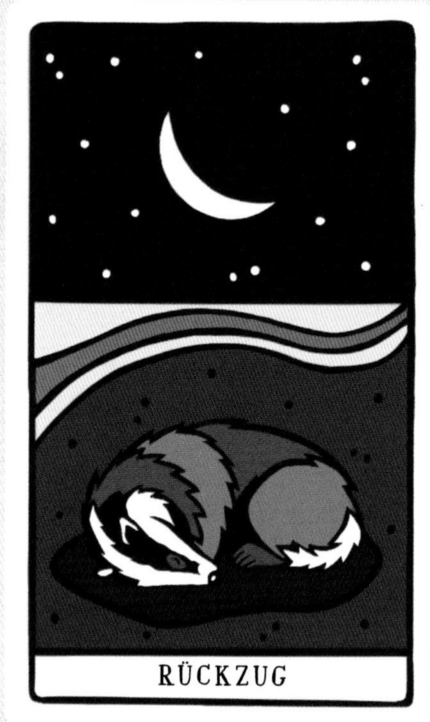
RÜCKZUG

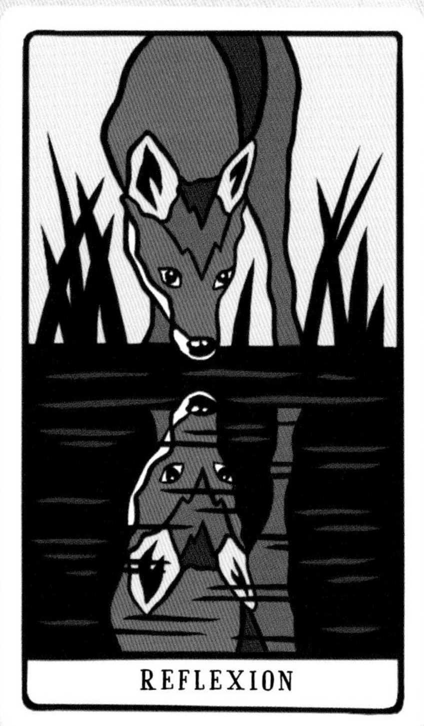
REFLEXION

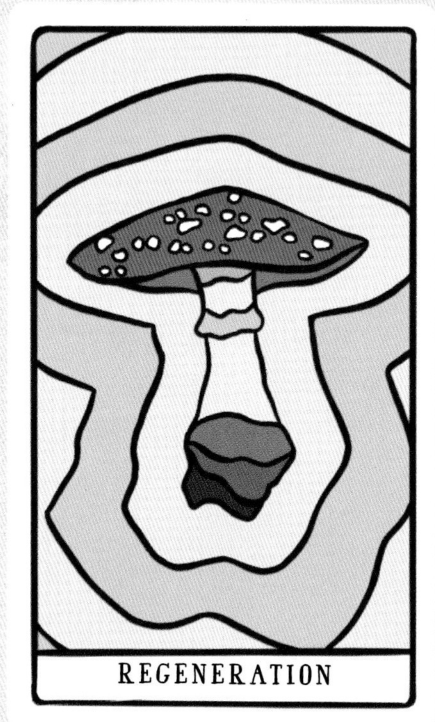
REGENERATION

# Herbstenergie

Laut gregorianischem Kalender, der fast überall auf der Welt genutzt wird, feiert man das neue Jahr im Januar. Aber im alten Jahresrad ist es der Herbst, nicht der Winter, der den Tod des alten Zyklus und die Geburt des neuen kennzeichnet. Um genau zu sein, ist es das Fest Samhain, mit dem man den Neuanfang feiert. Herbst ist die Jahreszeit, in der man das Vergangene loslässt und die Zukunft umarmt, so wie die Bäume ihre Früchte fallen lassen und sich ihrer Blätter entledigen, wenn sie nicht mehr gebraucht werden.

## Abschied

Egal ob sie dir Freude, Schmerz, Erfolg oder Enttäuschung gebracht haben, ist es nun an der Zeit, die letzten zwölf Monate loszulassen. Eine neue Reise beginnt, und dazu bringt man nicht sein altes Gepäck mit. Verringere die Last. Entledige dich deiner alten Haut. Stell dir einen Kreidebach vor, der die Schatten von gestern wegspült, oder einen heftigen Wind, der die Spinnweben unserer Vergangenheit beseitigt. Wir können nicht vorangehen, ohne zunächst das, was wir nicht länger brauchen, loszulassen.

## Rückzug

Wenn die Nächte länger werden und die Temperaturen sinken, ist es an der Zeit, uns in uns selbst zurückzuziehen. Es gibt einen Grund, dass Tiere Winterschlaf machen, wenn die Tage kürzer und dunkler werden. Wir können nicht alle Monate gleich intensiv leben, sonst brennen wir aus. Bereite dich auf die kommenden Monate vor, indem du dich der Trägheit hingibst, das Gefühl der Langsamkeit und dein Bedürfnis nach Ruhe nach dem strahlenden, arbeitsreichen Sommer akzeptierst. Stimme dich auf deinen inneren Monolog ein. Höre gut auf deinen Geist und Körper. Suche, wenn möglich, eine warme, ruhige Umgebung und gönne dir Augenblicke des Schweigens und Alleinseins.

## Reflexion

Sobald du dir den geistigen und körperlichen Raum zum Ausruhen genommen hast, nutze die Zeit, um so tief wie möglich abzuschalten – und nachzudenken. Meditiere über das vergangene Jahr, was es dir gegeben und was es dir genommen hat. Nutze ein Tagebuch, um die Ideen aus deinem Kopf herauszulassen, oder gönne dir einen langen Spaziergang, um allein mit deinen Gedanken zu sein. Wie hat das letzte Jahr die Person geprägt, die du heute bist?

## Regeneration

So wie sich ein Pilz mithilfe seines Myzels regenerieren kann, so ist der Wechsel von Herbst zu Winter die beste Zeit für dich, darüber nachzudenken, wer du in den kommenden Monaten sein willst. Wir können unser altes Selbst nutzen, um neu zu wachsen und uns zu regenerieren, indem wir die besten Elemente von dem, was hinter uns liegt, in die Zukunft tragen. Wer möchtest du in den nächsten zwölf Monaten werden?

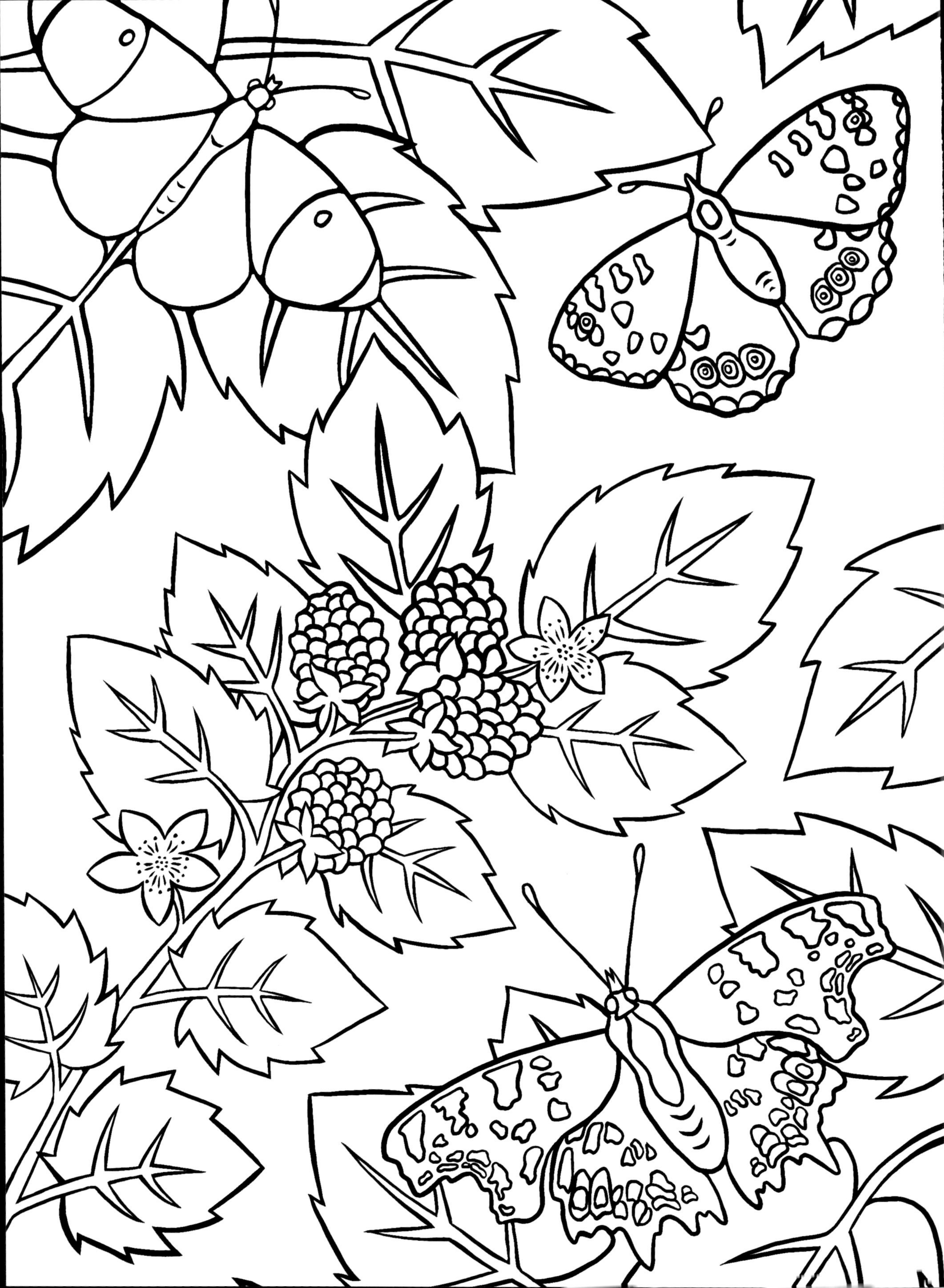

# Der Landwirtschaftskalender

Agrargesellschaften haben sich in Abhängigkeit von Land, Sonne und Jahreszeiten entwickelt, weshalb viele der ältesten Feste des Kalenders an die Rhythmen der Natur gekoppelt sind.

**NORDHALBKUGEL**

**1. SEPTEMBER** ~ Erster Herbsttag (meteorologisch)
**21. SEPTEMBER** ~ Herbst-Tagundnachtgleiche
~ Mabon
~ Erster Herbsttag (astronomisch)
**31. OKTOBER** ~ Samhain

REZEPT

## HERBST-KRÄUTERTEE

Eine wohltuende Mischung aus Rooibostee, der aus den Blättern eines Strauchs aus dem südlichen Afrika hergestellt wird, der von Natur aus koffeinfrei und reich an Antioxidantien ist. Füge Kamillenblätter zur Entspannung, Holunderbeeren zur Stärkung des Immunsystems und getrocknete Vanilleschoten für den Geschmack hinzu. Lasse den Tee 5–10 Minuten in frisch aufgekochtem Wasser ziehen, seihe die losen Bestandteile ab und süße ihn, wenn du magst, mit Honig.

- 1 TL rote Rooibosblätter
- 1 TL Kamillenblätter
- 1 TL Holunderbeeren, frisch oder getrocknet
- 1 TL Vanilleschote, gehackt und getrocknet
- 1 Tasse frisch gekochtes Wasser

*Gegenüberliegende Seite:* Die Ausmalseiten in diesem Buch sind eine gute Möglichkeit, um herunterzukommen, kreativ zu werden und sich in Achtsamkeit zu üben.

# Früchte der Jahreszeit

Mache dich mit Herbstbeginn auf die Suche nach Nüssen, Beeren und Pilzen.

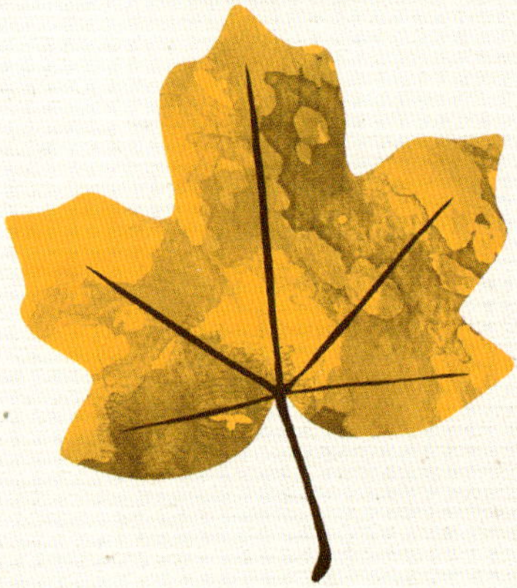

**FELDAHORN**
Einer der ersten Bäume, die ihre Farbe ändern, ist der Feldahorn, dessen buttergelbe Blätter sich golden verfärben, wenn die Tage kürzer werden.

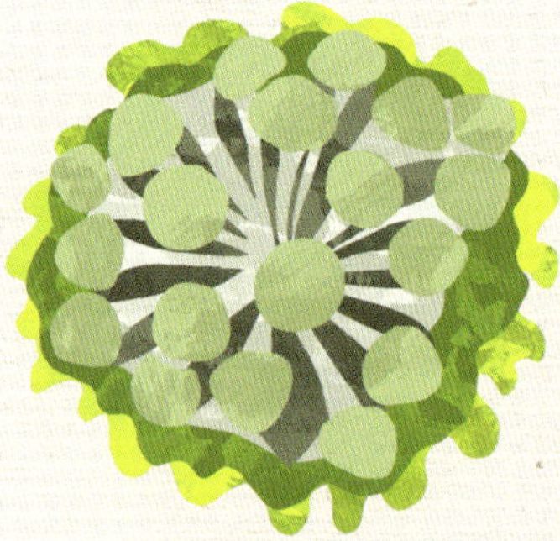

**BLÜHENDER EFEU**
Eine wichtige Quelle für Pollen und Nektar sind die gelbgrünen Blüten des Gemeinen Efeus. Sie wachsen in runden Knäueln, aus denen später im Jahr schwarze Beeren sprießen.

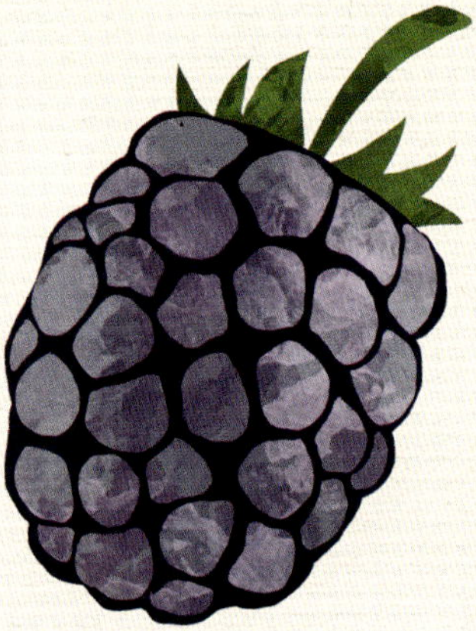

**BROMBEEREN**
Die bekannte und unverwechselbare Heckenbeere kündigt den Herbst an. Brombeeren reifen von Grün über Rot bis Schwarz-Violett heran, bevor man sie pflücken kann.

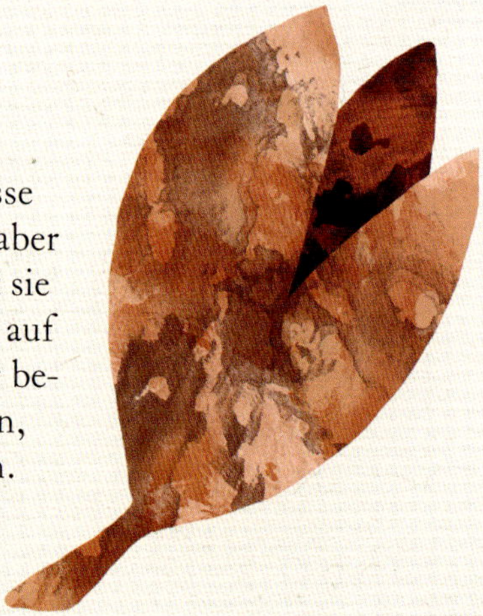

**BUCHECKERN**
Die dreieckigen Nüsse der Buche sind klein, aber zahlreich. Man findet sie in stacheligen Hülsen auf dem Waldboden. Sehr beliebt auch bei Vögeln, Mäusen und Rehen.

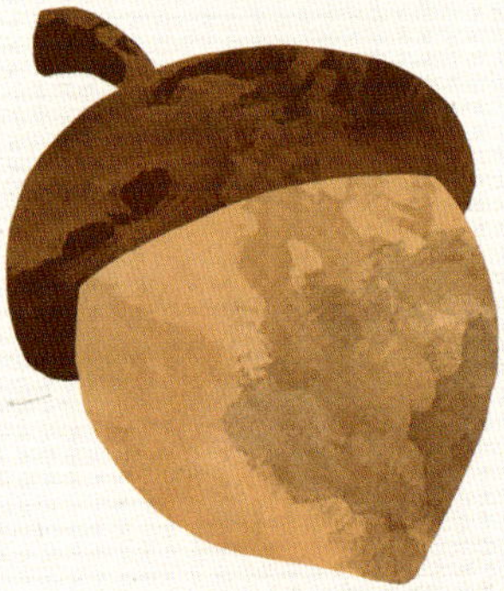

**EICHELN**
Im Herbst lassen Eichen ihre Früchte fallen. Gut möglich, dass du auch Eichhörnchen und Eichelhäher entdeckst, die ihren Vorrat vergraben, um ihn dann im Winter zu verzehren.

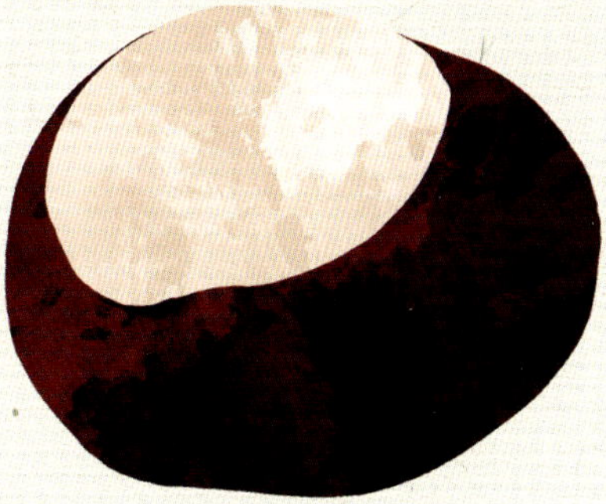

**KASTANIEN**
Die Samen des Rosskastanienbaums sind glatt, glänzend und angenehm anzufassen, ein beliebtes Sammelobjekt für Kinder und Erwachsene.

**SPINNENNETZE**
Der Herbst ist die Jahreszeit für einige der größeren Gartenspinnen. Daher entdecken wir jetzt oft größere, kunstvolle Netze, gern auch mit ein paar Tautropfen verziert.

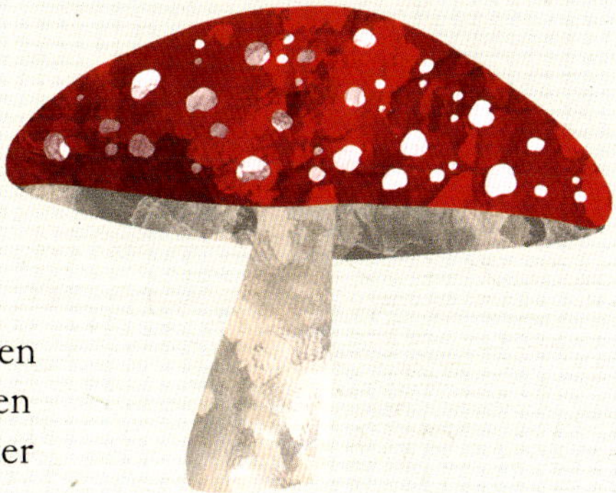

**FLIEGENPILZE**
Der originale »Feenpilz«: Mit seiner roten Kappe und den weißen Flecken findet man den Fliegenpilz am häufigsten unter Birken, Kiefern und Fichten.

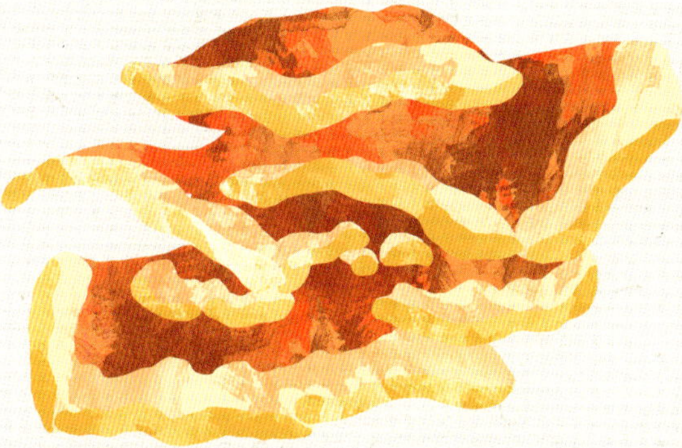

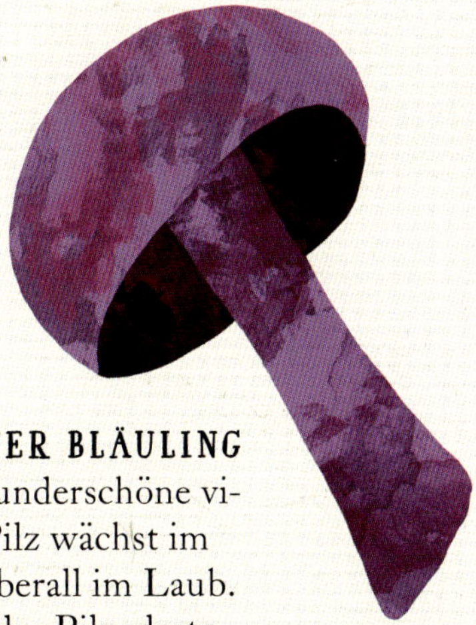

**GEMEINER SCHWEFELPORLING**
Ein weicher, leuchtend gefärbter Herbstpilz, den man häufig am Fuß toter oder absterbender Laubbäume wie Eichen, Kirsch- oder Buchenbäume findet.

**VIOLETTER BLÄULING**
Dieser wunderschöne violette Pilz wächst im Herbst überall im Laub. Je älter der Pilz, desto mehr verblassen Hut und Stiel.

# Was gibt es zu essen?

Im Herbst muss ich oft an meine ersten Schultage zurückdenken, wenn wir die Ernte mit Liedern und Bastelarbeiten feierten und jede Menge Essen zu wohltätigen Zwecken gespendet wurde. In diesen Tagen dreht sich alles darum, die Früchte des Spätsommers zu ernten. Die warmen Tage werden immer weniger und kürzer und laden dazu ein, das letzte grüne Gemüse zu genießen und sich über Obst und süße, erdige Wurzelköpfe herzumachen. Verwöhne dich im Laufe der Saison mit kräftigen Suppen und Eintöpfen, gebratenem Gemüse, warmen Kuchen und Torten, Obstkompott, Pudding und Streuseln. Jetzt ist auch die ideale Zeit, um Äpfel, Birnen, Quitten, Pflaumen und Beeren zu Marmeladen und Schnäpsen zu verarbeiten, damit die Vorratskammern bis zum Frühling gut gefüllt sind.

## SEPTEMBER

Auberginen, Birnen, Blumenkohl, Brokkoli, Brunnenkresse, Butternusskürbis, Chicorée, Chillies, Erbsen, Grünkohl, Himbeeren, Karotten, Kartoffeln, Knoblauch, Kohlrabi, Kürbis, Lauch, Lauchzwiebeln, Mais, Mangold, Meerfenchel, Paprika, Pastinaken, Pflaumen, Radieschen, Rhabarber, Rosenkohl, Rote Bete, Rotkohl, Rucola, Rüben, Salat, Sauerampfer, Sellerie, Spinat, Spitzkohl, Stangenbohnen, Waldpilze, Weißkohl, Zucchini, Zuckerschoten, Zwiebeln

## OKTOBER

Äpfel, Auberginen, Birnen, Blumenkohl, Brokkoli, Brunnenkresse, Butternusskürbis, Chicorée, Chillies, Erbsen, Grünkohl, Karotten, Kartoffeln, Kastanien, Kohlrabi, Kohlrüben, Knoblauch, Kürbis, Lauch, Lauchzwiebeln, Mais, Mangold, Pastinaken, Quitten, Radieschen, Rhabarber, Rosenkohl, Rote Bete, Rotkohl, Rucola, Rüben, Salat, Sauerampfer, Sellerie, Spinat, Spitzkohl, Stangenbohnen, Waldpilze, Weißkohl, Winterkürbis, Zuckerschoten, Zwiebeln

## NOVEMBER

Äpfel, Birnen, Blumenkohl, Brunnenkresse, Butternusskürbis, Chicorée, Chillies, Cranberries, Grünkohl, Karotten, Kartoffeln, Kastanien, Knoblauch, Kohlrabi, Kohlrüben, Kürbis, Lauch, Mangold, Pastinaken, Quitten, Rhabarber, Rosenkohl, Rote Bete, Rotkohl, Rucola, Rüben, Salat, Sauerampfer, Sellerie, Topinambur, Zuckerschoten, Zwiebeln, Waldpilze, Weißkohl, Winterkürbis, Zwiebeln

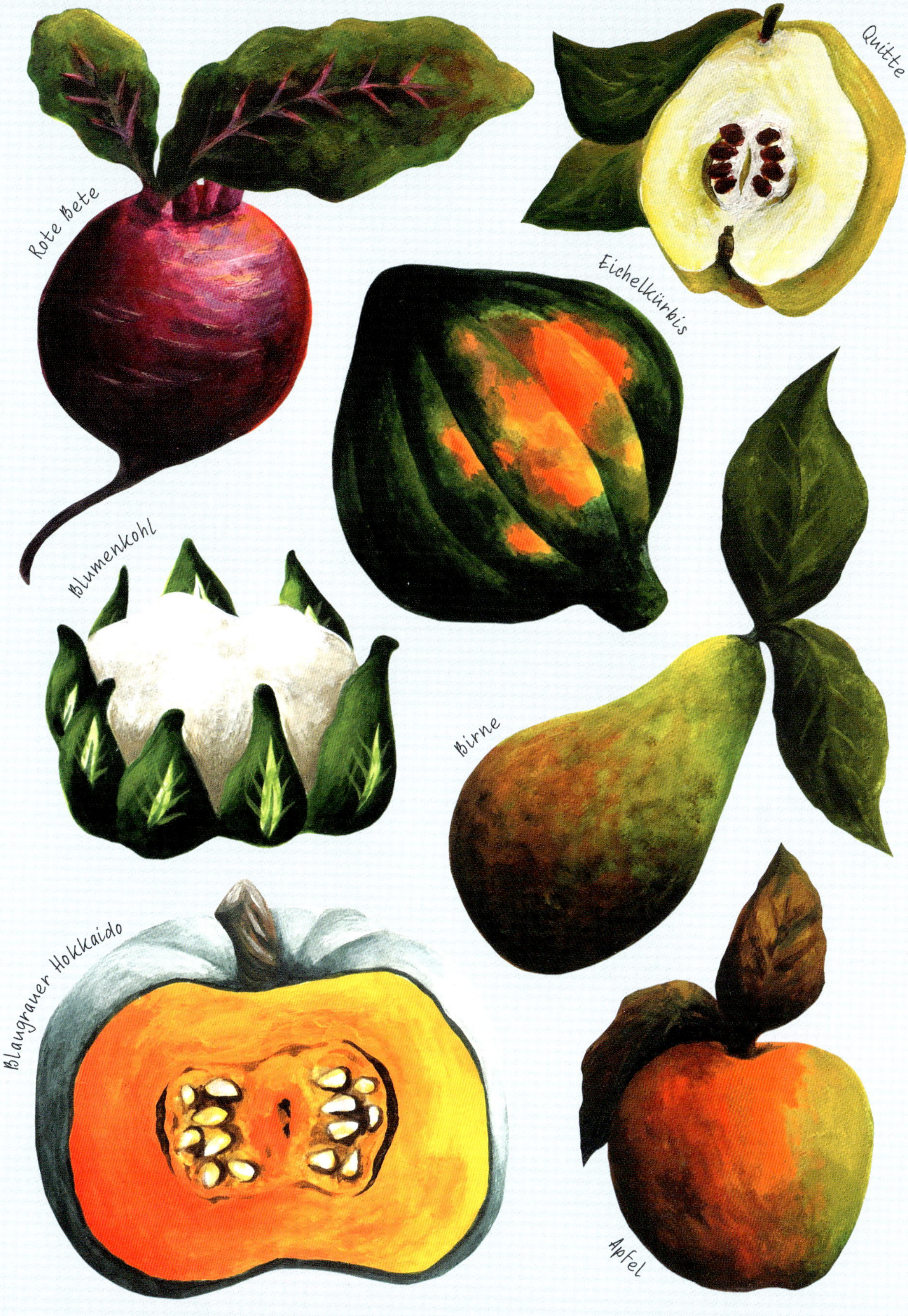
Rote Bete
Quitte
Eichelkürbis
Blumenkohl
Birne
Blaugrauer Hokkaido
Apfel

# Der Herbstgarten

Grundsätzlich ist der Herbst die Jahreszeit, in der man den Garten zur Ruhe kommen lässt, aber es gibt ein paar hartgesottene Gemüsesorten, die man noch pflanzen kann, um sie im nächsten Frühling oder Sommer zu ernten. Diese Sorten nutzen den ansonsten leeren Boden, und wer sie jetzt pflanzt, spart im nächsten Jahr Zeit.

**Stangenbohnen** – Sät man sie im Herbst aus, wachsen sie im Winter und sind im Frühjahr reif. Bedecke die Pflanzen bei niedrigen Temperaturen, Frost und Schnee mit Vlies.

**Zwiebeln** – Pflanze im Herbst Zwiebelsätze, um sie im nächsten Frühjahr zu ernten. Zwiebelsätze sind kleine Zwiebelbällchen aus der letzten Saison.

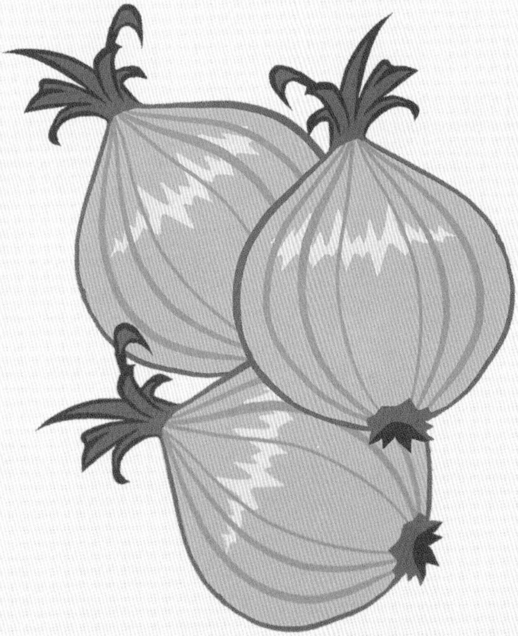

**Knoblauch** – Pflanze die Knoblauchzehen ab September in einen gut vorbereiteten, fruchtbaren Boden. Die Triebe sollten schnell erscheinen, um im Frühjahr für neues Wachstum zu sorgen.

**Radieschen** – Eine späte Aussaat reift in zwei bis drei Wochen, besonders im milden September- und Oktoberwetter.

**Salatblätter** – Säe sie im September, um im Herbst frischen Salat zu ernten. Besonders eignen sich Wintersalatmischungen, Senfblätter und Mizuna. Das Saatgut sollte draußen in einem geschützten Topf gepflanzt werden. Pflücke regelmäßig Blätter ab, um neues Wachstum anzuregen.

**Spinat** – Säe die Samen in Töpfe oder gut vorbereitete Erde und decke sie bei kaltem Wetter mit Vlies oder einer Haube ab. Die Blätter sollten im Frühjahr erntereif sein.

**Steckrüben** sind schnellwüchsig und widerstandsfähig. Sie mögen kühlere Temperaturen und feuchten Boden. Säe im September und ernte sie am besten, wenn sie die Größe eines Golfballs haben, üblicherweise nach sechs bis acht Wochen. Dann schmecken sie am besten.

# Beetpflege

## Gründüngungen aussäen

Gründüngungen sind schnell wachsende Pflanzen, die in den nackten Boden gesät werden. Ihr Laub erstickt Unkraut, und ihre Wurzeln verhindern Bodenerosion. Wenn sie im Frühjahr untergegraben werden, geben sie dem Boden wertvolle Nährstoffe zurück und verbessern seine Struktur. Weide- & Winterroggen und Phacelia sind widerstandsfähig und überleben auch unter härteren Bedingungen. Sie lassen sich auf kahlen Flächen aussähen, die den Winter über leer bleiben.

## Johannisbeeren beschneiden

Von November an lassen sich schwarze, weiße und rote Johannisbeersträucher in ihrer Ruhephase zurückschneiden. Das Beschneiden hilft, totes, absterbendes oder krankes Holz zu entfernen und neues Wachstum anzuregen. Achte auf offenes, kelchförmiges Laub, um die besten Ergebnisse zu erzielen.

## Schlechtwetter-Maßnahmen

Einige Pflanzen wie z. B. Rosenkohl kippen bei starkem Wind um, weil sie zu schwer sind. Stütze sie, damit sie nicht abbrechen, und spanne Netze über die Kohlpflanzen, um zu verhindern, dass sie als Futter für hungrige Tauben enden. Entferne vergilbte Brassica-Blätter, um Pilzkrankheiten zu verhindern.

## Yorkshire Forced Rhubarb

Yorkshire Forced Rhubarb wächst, wenn seine Kronen bedeckt sind und das Licht sie nicht erreichen kann. Das Austreiben des Rhabarbers durch Wärme kann jederzeit zwischen November und März erfolgen. Yorkshire Forced Rhubarb ist süßer als die wilde Variante. Wähle nur die Triebe etablierter Pflanzen, da junge Pflanzen nicht genug Energiereserven haben, um frühe Triebe zu produzieren.

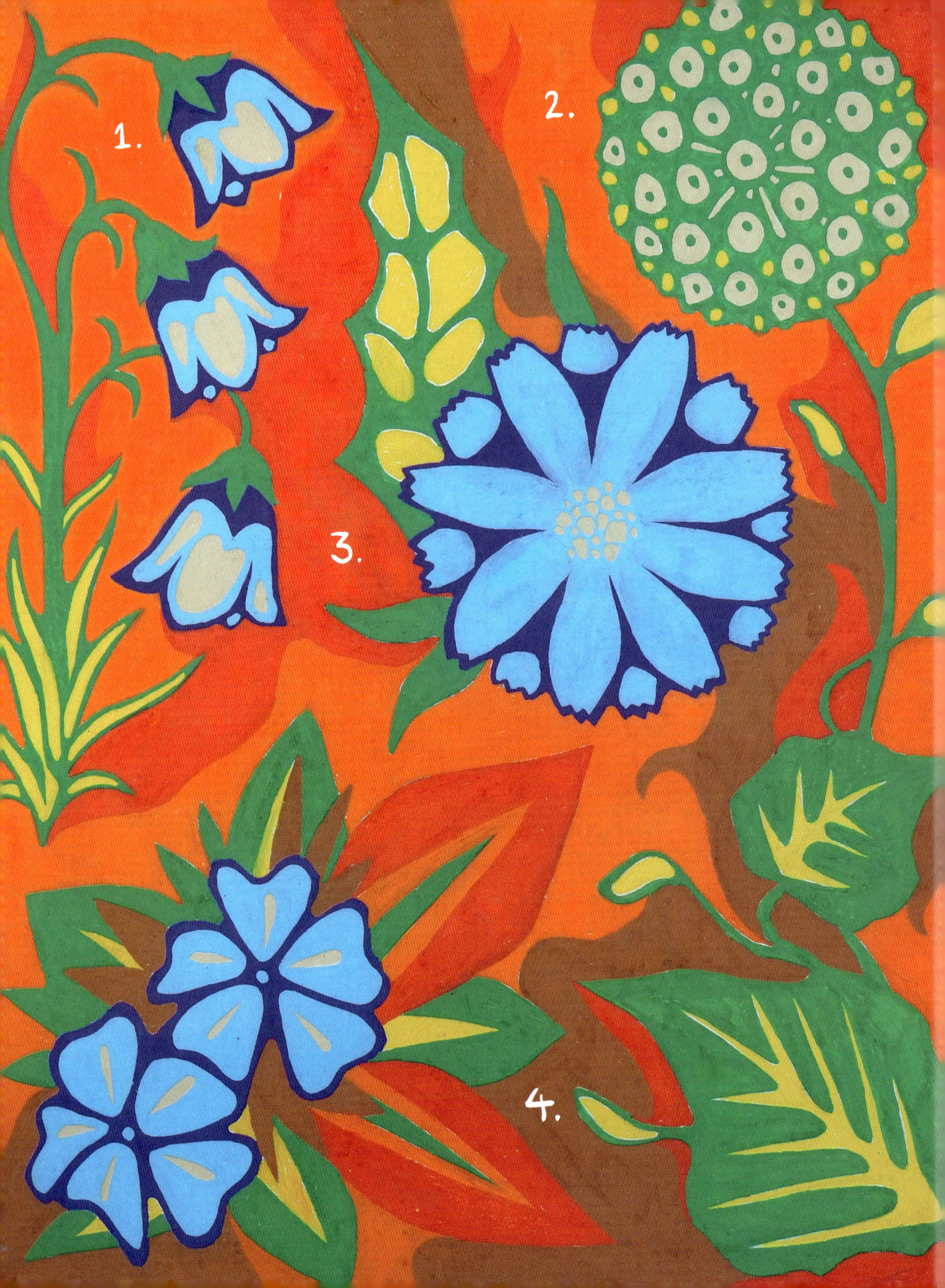
1.
2.
3.
4.

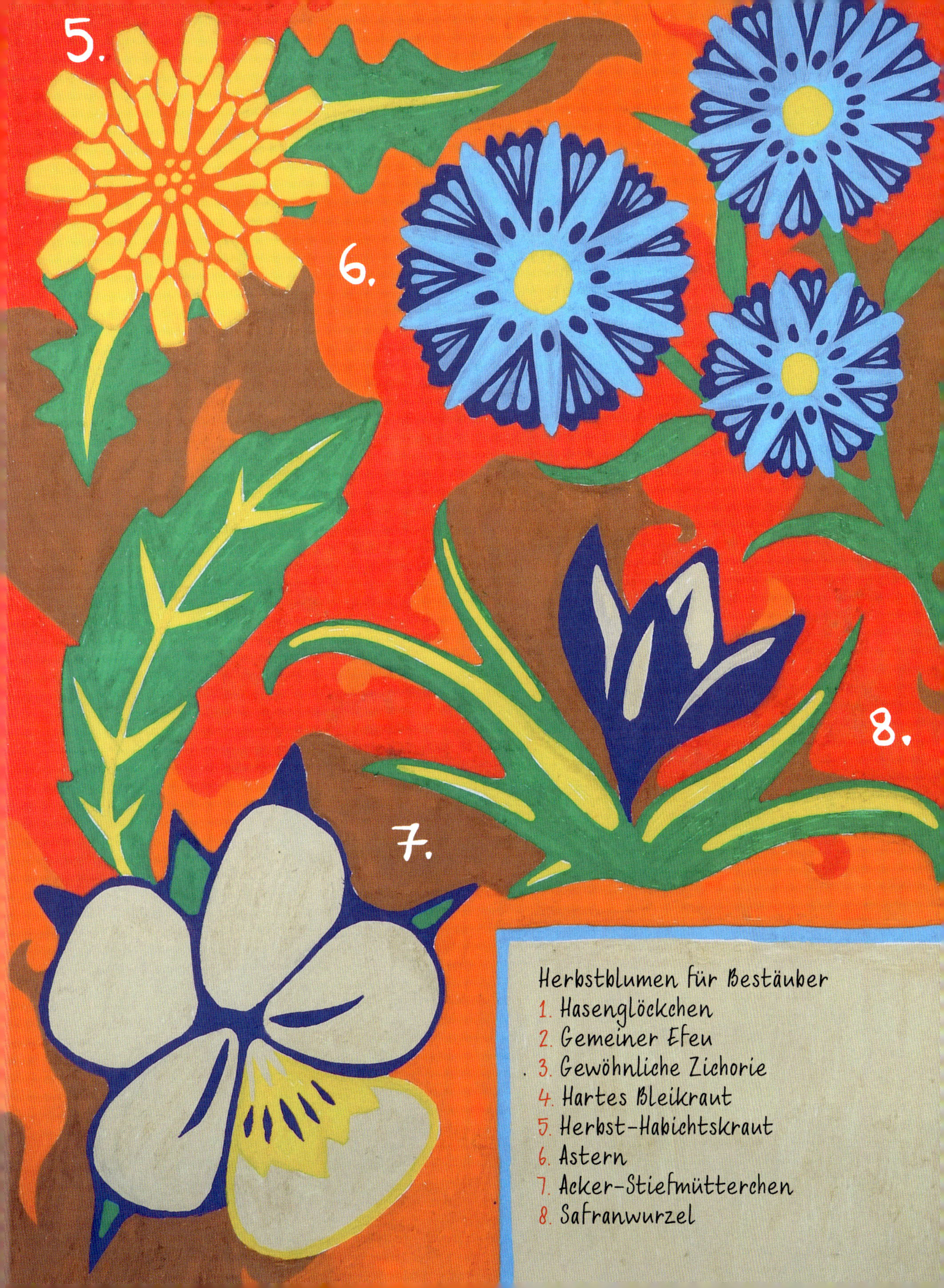


Herbstblumen für Bestäuber

1. Hasenglöckchen
2. Gemeiner Efeu
3. Gewöhnliche Zichorie
4. Hartes Bleikraut
5. Herbst-Habichtskraut
6. Astern
7. Acker-Stiefmütterchen
8. Safranwurzel

# Nahrungssuche in der Natur

Am Ende des langen Sommers sind die Hecken überladen mit sonnenreifen Früchten. Jetzt ist die perfekte Zeit, um Marmeladen, Gelees, Tee und Studentenfutter herzustellen.

## Schlehe

Reifen die Früchte am Schlehenbaum, so steht ziemlich sicher der Herbst vor der Tür. Traditionell pflückt man Schlehen am besten nach dem ersten Frost. Dann ist die Schale weicher, und der Saft kann besser austreten. In Zeiten des Klimawandels kann man sie auch schon im August ernten, wobei sie dann erst mal in den Gefrierschrank sollten. Der Baum ist voller Dornen, auf denen Bakterien sitzen. Daher kann eine Schlehdornwunde böse enden, wenn sie nicht gepflegt wird. Trotzdem lohnt es sich, die Beeren zu sammeln, um Schlehen-Gin herzustellen, der rechtzeitig zur Weihnachtszeit trinkfertig ist. Schneide die Beeren durch und gib sie mit Gin und Zucker in ein Gefäß. Schüttle sie von Zeit zu Zeit, entferne die Beeren nach ein paar Wochen und fülle den Gin in Flaschen ab.

## Haselnuss

Die Hasel ist eine weitverbreitete Baumart. Ihre Äste sind extrem biegsam und werden seit Tausenden von Jahren zu Flechtzäunen geflochten. Die Blätter erkennt man sofort an ihrer Herzform und den gezackten Rändern. Senffarbene Kätzchen füllen die Baumkrone schon früh im Jahr, und im September ist der Baum mit hellen Nüssen beladen, die in einer kronenartigen Schale stecken. Es mag verlockend sein, sie zu pflücken, sobald sie zum Vorschein kommen, aber meiner Erfahrung nach kaust du dann eine halbe Stunde lang drauf rum. Lässt du sie hingegen zu lange am Baum, verschwinden sie in den Pfoten hungriger Eichhörnchen.

## Hagebutte

Wenn die Blütenblätter abfallen, sind Hagebutten eine hervorragende Vitamin-C-Quelle und ein beliebtes Futter für Vögel und kleine Säugetiere. Man findet sie überall in Hecken, an Waldrändern und im Gebüsch. Sie lassen sich zu einem Sirup einkochen, der dich in den kälteren Monaten mit einer guten Dosis Vitamine versorgt.

## Vogelbeere

Seiner blutorangen Beeren wegen wurde der Vogelbeerbaum – auch bekannt als Eberesche – lange mit Magie und Hexerei in Verbindung gebracht. Sein keltischer Name lautete *fid na ndruad* – der Baum des Zauberers. Seine silbergraue Rinde sollte böse Mächte aus anderen Welten abwehren und sogar verhindern, dass die Milch gerinnt. Sammle ein paar der scharlachroten Beeren, wenn die Tage kürzer werden, um dich mit Vitamin C zu versorgen. Sie sind zu sauer, um sie roh zu genießen, aber wenn du sie zu einem dicken Gelee einkochst, passen sie hervorragend zu Fleisch und Käseplatten.

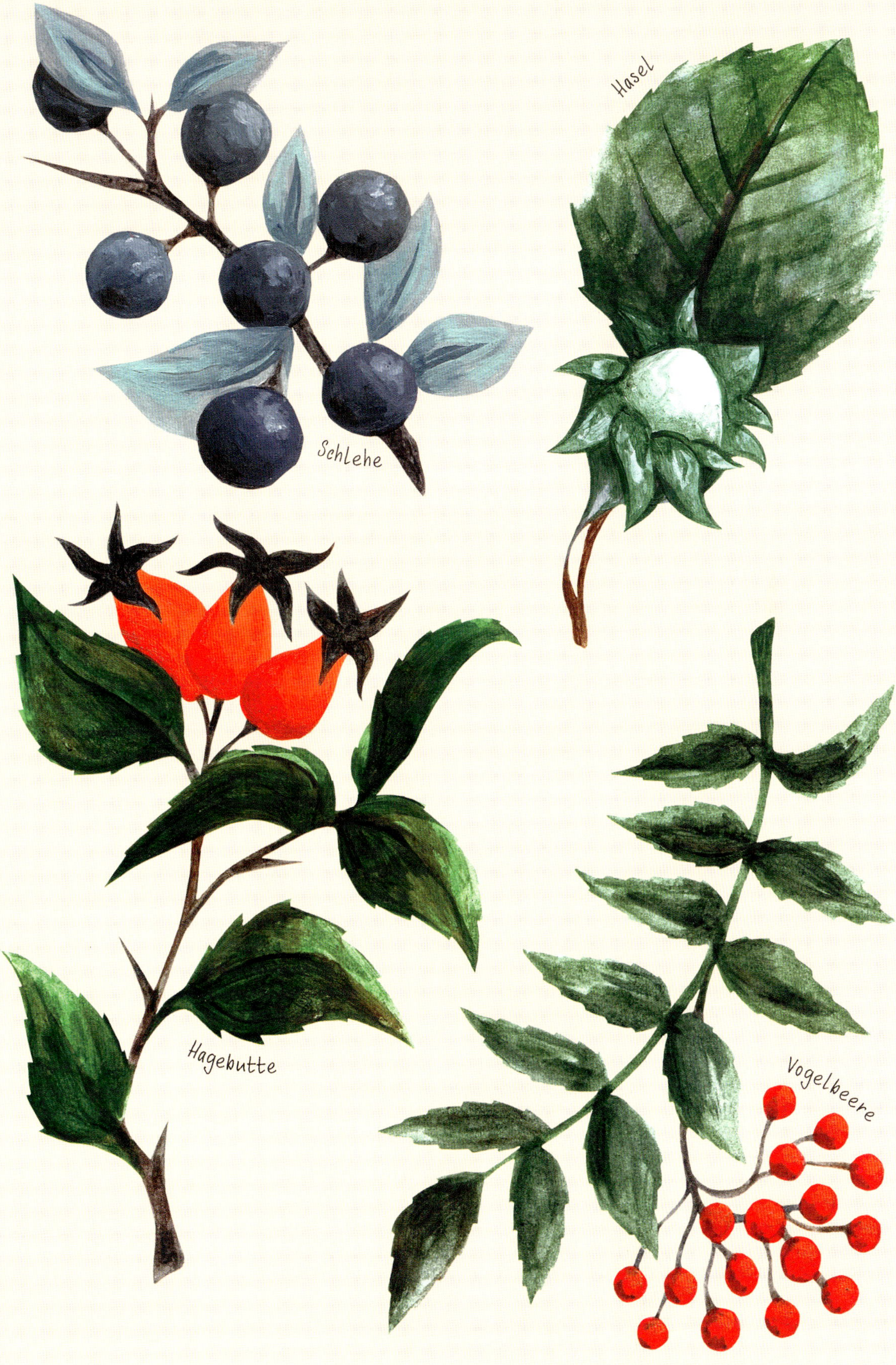
Schlehe
Hasel
Hagebutte
Vogelbeere

# Die Tierwelt im Herbst

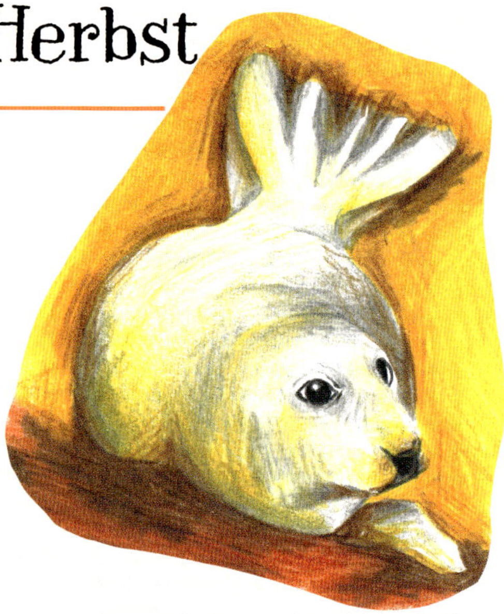

Beim Herbst denken wir nicht unbedingt an neues Leben, aber für Hirsche, Kegelrobben, Biber und Atlantiklachse ist die Fortpflanzung Dauerthema.

## Die Hirschbrunst

Mit dem Herbst beginnt für Rot-, Dam- und Sikawild die Brunstzeit. Sie findet zwischen Ende September und Anfang November statt und dauert bis zu zwei Wochen, wobei die meisten Aktivitäten kurz nach Sonnenaufgang stattfinden.
In der Brunst zeigen die Männchen ihre Dominanz über den Harem der Weibchen, indem sie sich gegenseitig bekämpfen, ihr Geweih an den Bäumen reiben, laut brüllen und die Weibchen zusammentreiben. Manche Männchen erscheinen dunkler als sonst. Sie suhlen sich in ihrem eigenen Urin, denn der Duft hilft den Weibchen, in die Brunst zu kommen. Jede Art hat ihre eigene Brunst, aber bei Rothirschen lohnt sich das Zuschauen besonders. Sie laufen bedrohlich nebeneinander her, stampfen und röhren, um dann ihre Geweihe ineinander zu verkeilen. Der Gewinner paart sich mit allen Weibchen des Harems, die im kommenden Frühjahr und Sommer Junge gebären werden. Die Hirschbrunst ist beeindruckend, aber bedenke, dass die Männchen voller Testosteron sind, was sie aggressiv machen kann. Versuche, dich gegen den Wind zu nähern, um nicht entdeckt zu werden. Nutze die Pflanzenwelt als Deckung und bewege dich langsam und mit leisen Schritten. Halte immer einen Sicherheitsabstand und Hunde an der Leine.

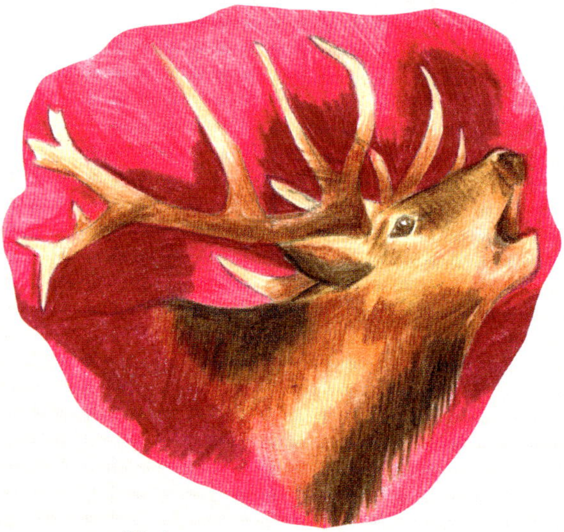

## Kegelrobbenwelpen

Nach neun Monaten des Mästens draußen im Meer kehren die Kegelrobben zum Gebären an den Strand ihrer Geburt zurück. Das herbstliche Spektakel beginnt, wenn die ersten trächtigen Weibchen an den Strand kommen. Die beliebtesten Geburtsplätze sind glatte, sandige Bereiche zwischen der Hochwasserlinie und den schützenden Sanddünen weiter oben. Die Jungtiere haben ein cremeweißes Fell – vermutlich ein

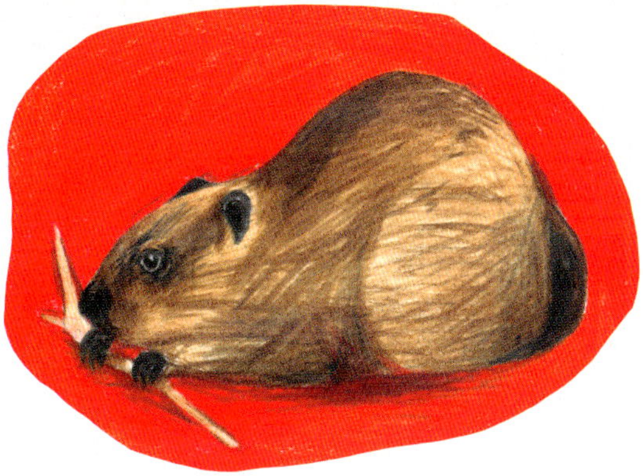

Überbleibsel der Aufzucht in eisigen Landschaften –, das nach zwei bis drei Wochen abgestreift und durch ein grau meliertes Fell ersetzt wird. Es gibt viele tolle Plätze, um Kegelrobben zu beobachten, aber störe sie nicht, denn Stress kann dazu führen, dass die Jungen ausgesetzt oder von ihren Eltern getrennt werden, dass sie sich verletzen oder wertvolle Energie verschwendet wird. Nähere dich einer Robbe nie auf mehr als 20 Meter und stehe nicht zwischen einer Seehündin und ihrem Jungtier oder dem Meer. Sei leise und führe deine Hunde immer an der Leine.

## Biberbausätze

Der Herbst ist die perfekte Zeit, um zu beobachten, wie die jungen Biber aus ihrem Bau kommen, um mit ihren Eltern zu schwimmen und zu fressen. Die Biber sind Europas größte Nagetiere, etwa so groß wie ein Spaniel und extrem talentierte Ingenieur:innen. Sie bauen komplexe Dämme, leiten den Wasserfluss um, verlangsamen ihn und schaffen ein Mosaik aus Tümpeln, Sümpfen und Feuchtgebieten, das die Artenvielfalt vor Ort fördert. Sie wurden im sechzehnten Jahrhundert im Vereinigten Königreich wegen ihres Fells, ihres Fleischs und des Öls in ihren Duftdrüsen gejagt, aber 2022 wurden sie als einheimische Art anerkannt und unter Schutz gestellt. Suche sie idealerweise im Süßwasser, das von Wäldern umgeben ist, die sowohl Nahrung als auch Schutz bieten. Biber sind dämmerungsaktiv, das heißt, man trifft sie vor allem in der Morgen- und Abenddämmerung an.

## Die große Lachswanderung

Im Herbst findet ein faszinierendes Naturereignis statt: die große Lachswanderung im Atlantik, bei der die Lachse nach fünf Jahren Reifung im Atlantik in ihre Heimatflüsse zurückkehren. Mit dem Anstieg der Flusspegel beginnt eine anstrengende Reise flussaufwärts, die Ende November endet, wenn das Laichen abgeschlossen ist und die überlebenden erwachsenen Lachse sich langsam auf den Weg zurück ins Meer machen. Niemand weiß genau, wie die Lachse zu ihren Laichgründen zurückfinden, aber man nimmt an, dass sie Meeresströmungen und das Magnetfeld der Erde sowie »chemische Erinnerungen« nutzen, die sich in jungen Jahren eingeprägt haben. Um sie zu beobachten, wie sie flussaufwärts springen und sogar Wasserfälle hinaufklettern, achte auf Uhr, Kalender und Wetterbericht. Im Oktober und November am besten in den frühen Morgen- und Abendstunden, vor allem, wenn es nach einer Trockenperiode stark regnet. Dann haben die Lachse die perfekten Bedingungen zum Springen.

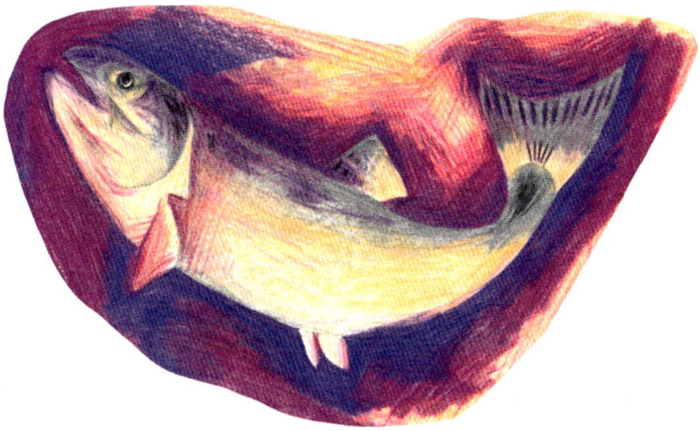

# Blick in den Himmel

Für unsere Wildvögel ist der Herbst eine Zeit der Wanderung und Futtersuche, um die bevorstehenden kalten Monate zu überleben.

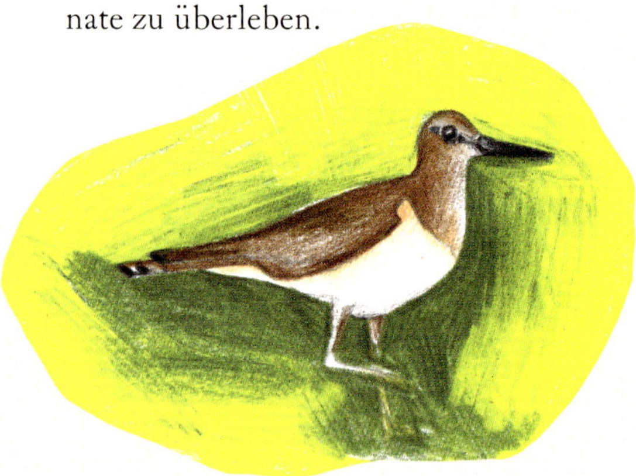

## Stelzvögel

Schwalben, Mauersegler, Kuckucke und Ziegenmelker haben sich bereits in wärmere Gefilde verabschiedet. Dafür ist eine neue Vogelgruppe an unseren Küsten angekommen, sie stammen aus ihren Brutgebieten im Norden, rund um Grönland, Island oder Skandinavien. Die Ersten, die hier ankommen, sind in der Regel Altvögel, die nicht gebrütet haben, gefolgt von Vögeln, die ihre Jungen zurückgelassen haben, um für sich selbst zu sorgen. Als Letztes kommen die Jungvögel, die ihre erste Wanderung absolviert haben. Die meisten Stelzvögel versammeln sich in der Nähe von Gewässern, da diese wichtige Nahrungsquellen sind. Aber sie können überall landen, also beobachte die Wattflächen an der Küste, Feuchtgebiete, Kiesgruben im Landesinneren und Stauseen. Besonders häufig tauchen sie nach schlechtem Wetter auf, wenn sie landen müssen und Schutz suchen. Am häufigsten sieht man Grünstrandläufer, Flussuferläufer, Uferschnepfen, Kampfläufer, Grünschenkel und Alpenstrandläufer.

## Rotdrosselzug

Halte in klaren Herbstnächten Ausschau nach Rotdrosseln, die zusammen mit anderen Zugvögeln wie Feldschwalben und Seidenschwänzen durch den Himmel ziehen. Sie sind klein, haben einen orangefarbenen Fleck unter jedem Flügel und kommen gegen Ende des Jahres aus Island, Russland, Finnland und Norwegen nach Süden, um einen wärmeren Ort zum Überwintern zu finden. Sie fliegen lieber nachts, um nicht von Raubtieren entdeckt zu werden. Den Herbst verbringen Rotdrosseln in Hecken und Obstgärten, wo sie sich von Fallobst und Beeren ernähren, um dann im Winter auf der Suche nach Regenwürmern in offenere Gebiete zu ziehen. Gehe nach Sonnenuntergang nach draußen und genieße die Stille; du wirst nicht lange warten müssen, um die Rotdrosseln zu hören.

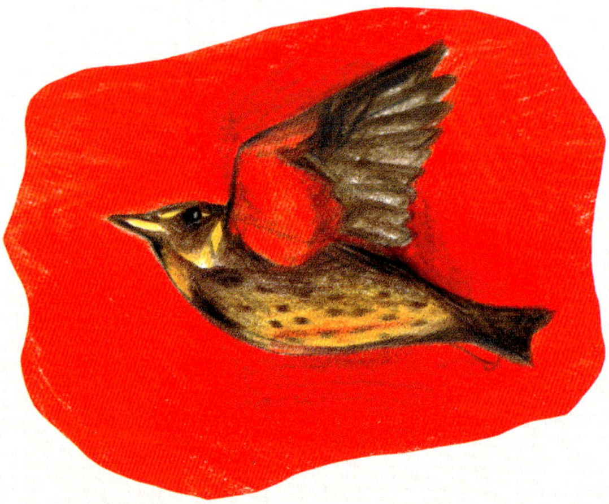

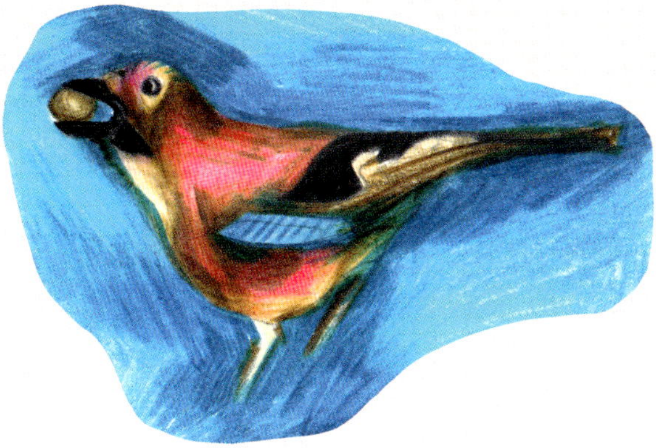

## Eichelhäher

Eichelhäher gehören zu den schlauen Rabenvögeln und arbeiten im Herbst hart, um im Winter genug Nahrung zu haben. Sie vergraben mehrere Kilogramm Eicheln in diversen Erdlöchern. Natürlich erinnern sie sich im Winter nicht an jedes einzelne Versteck – glücklicherweise, denn genau diese Vergesslichkeit hat zur Ausbreitung ganzer Eichenwälder beigetragen. Eichelhäher suchen sich nämlich die größten und gesündesten Eicheln als Nahrungsquelle aus, was bedeutet, dass sie auch die gesündesten Exemplare pflanzen, wenn sie mal eine Eichel im Boden vergessen. Um ihren Vorrat im Winter wiederzufinden, können sich Eichelhäher übrigens die vertikalen Strukturen der Vegetation in ihrer unmittelbaren Umgebung merken. Achte auf Eichelhäher, die ihre Vorräte in offenen Bereichen mit lockerem Boden vergraben, meist im Grasland oder Dorngestrüpp.

## Tauchende Wasseramseln

Wenn du nach starkem Herbstregen an einem schnell fließenden Fluss mit steinigem Grund spazieren gehst, entdeckst du mit etwas Glück eine Wasseramsel. Diese runden, kurzschwänzigen Vögel mit dunklem Körpergefieder und weißer Kehle erkennt man daran, dass sie ständig auf und ab wippen und ihre Schwänze aufstellen. Es gibt verschiedene Theorien, warum sie dies tun. Die beliebteste ist, dass sie so Beute unter der Wasseroberfläche erspähen oder mit Artgenossen kommunizieren. Auf der Suche nach Larven, Süßwasserkrebsen, kleinen Weichtieren und Fischen gehen sie in und unter das Wasser, halten sich mit ihren Flügeln fest und schlucken sogar Nahrung unter der Oberfläche. Sie haben zusätzliche durchsichtige Augenlider, die man Nickhaut nennt und die ihnen helfen, unter Wasser zu sehen. Am besten lassen sie sich im Herbst und Winter beobachten, wenn sie besonders aktiv sind. Wasseramseln nutzen ihre Nistplätze über mehrere Generationen hinweg. In einem Fall wurde ein Nistplatz über 120 Jahre lang ohne Unterbrechung verwendet.

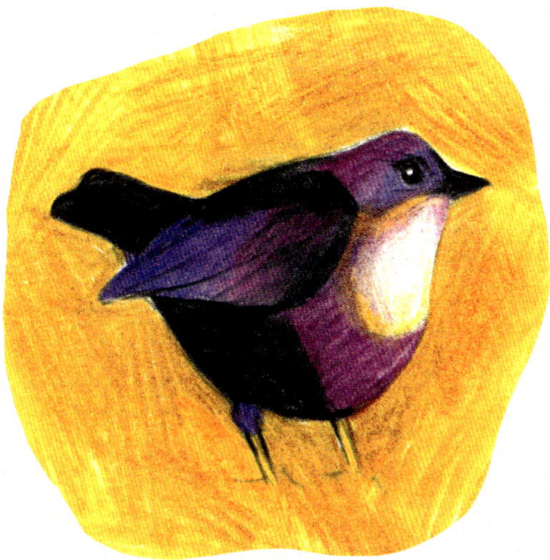

# Inspiration für die Seele

## Bücher

**PROSA**

*Sturmhöhe* von Emily Brontë (1847)
*Dracula* von Bram Stoker (1897)
*Jamaica Inn* von Daphne du Maurier (1936)
*Familientreffen* von Ray Bradbury (1955)
*Wir haben schon immer im Schloss gelebt* von Shirley Jackson (1962)
*Die geheime Geschichte* von Donna Tartt (1992)
*Der Kreis der Rabenvögel* von Kate Mosse (2014)
*Herbst* von Ali Smith (2016)
*Autumn Light* von Pico Iyer (2019)
*Das Dorf der toten Seelen* von Camilla Sten (2019)
*Lapvona* von Ottessa Moshfegh (2022)

## Filme

*Der große Kürbis* (Regie Bill Meléndez, 1966)
*Halloween – Die Nacht des Grauens* (Regie John Carpenter, 1978)
*American Werewolf* (Regie John Landis, 1981)
*Oz – Eine fantastische Welt* (Regie Walter Murch, 1985)
*Pizza Pizza – Ein Stück vom Himmel (Regie Donald Petrie, 1988)*
*Twin Peaks – Der Film* (Regie David Lynch, 1992)
*Hocus Pocus* (Regie Kenny Ortega, 1993)
*Der Hexenclub* (Regie Andrew Fleming, 1996)
*Es begann im September* (Regie Joan Chen, 2000)
*Der fantastische Mr. Fox* (Regie Wes Anderson, 2009)

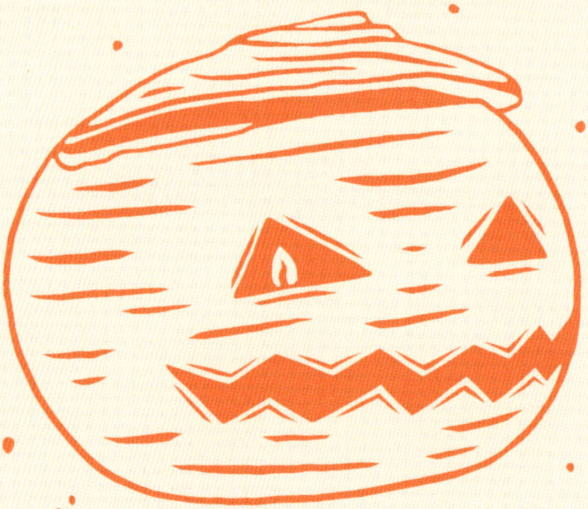

# Rituale

## Im Sonnenuntergang baden

Wenn das Wetter gut ist, nimm dir am Tag der Sonnenwende ein paar Minuten, geh vor die Tür und genieße den Sonnuntergang. Die Sonnenwende steht für den Übergang vom Sommer zum Herbst, wenn die Nächte länger werden und die dunklere Hälfte des Jahres beginnt. Die untergehende Sonne steht sinnbildlich für diese Veränderung. Sie ist ein Anker in der sich verändernden Jahreszeit, eine Schnittstelle, an der du Vergangenheit und Zukunft reflektierst.

## Äpfel essen

Die Obstgärten sind jetzt voll mit süßen, knackigen Äpfeln, den vielseitigsten und günstigsten Früchten der Saison. Verarbeite sie zu Kuchen, genieße einen Schluck Apfelwein aus der Gegend oder ersetze das Kerngehäuse durch Rosinen und Honig, wickle die Äpfel in Alu und backe sie über dem Feuer.

## Dankbarkeitstagebuch

Das Ende des Sommers ist eine Zeit, um über den Reichtum der vergangenen Monate nachzudenken. Die Erntezeit ist reich an Wildblumen, Getreide, Früchten und Gemüse. Es ist ein guter Moment, um darüber nachzudenken, was die Natur uns schenkt, aber auch, um für all die anderen Sachen, die wir im Leben geschenkt bekommen, Danke zu sagen. Schreibe alles auf, wofür du diesen Herbst dankbar bist.

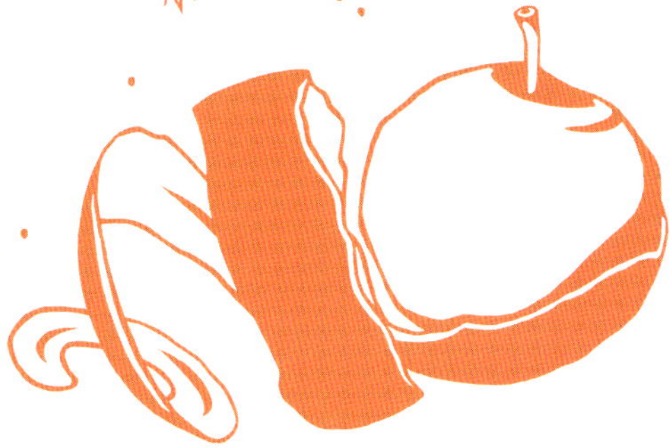

## Hilfe anbieten

Sieh die Erntezeit mit ihrem Überfluss als Antrieb, etwas für eine gute Sache zu geben. Du kannst Geld an eine Wohltätigkeitsorganisation spenden, Sachen, die du nicht mehr brauchst, an einen Charity-Shop spenden oder eine ältere Person, die alleine lebt, anrufen. Denke darüber nach, wo du Freundlichkeit schenken kannst – du weißt nie, was für einen Unterschied das macht!

## Eine Rübe schnitzen

Wir alle lieben es, Kürbisse auszuhöhlen. Aber wusstest du, dass, bevor es Kürbisse aus Amerika gab, traditionell Rüben geschnitzt wurden, um Geister zu vertreiben? Rüben sind kleiner, weicher und weniger saftig als Kürbisse. Deswegen sind sie perfekt, wenn du vor Halloween wenig Zeit hast. Schneide den oberen Teil ab, höhle sie aus und schnitze wie sonst auch. Schon hast du eine etwas bescheidenere Kürbis-Alternative.

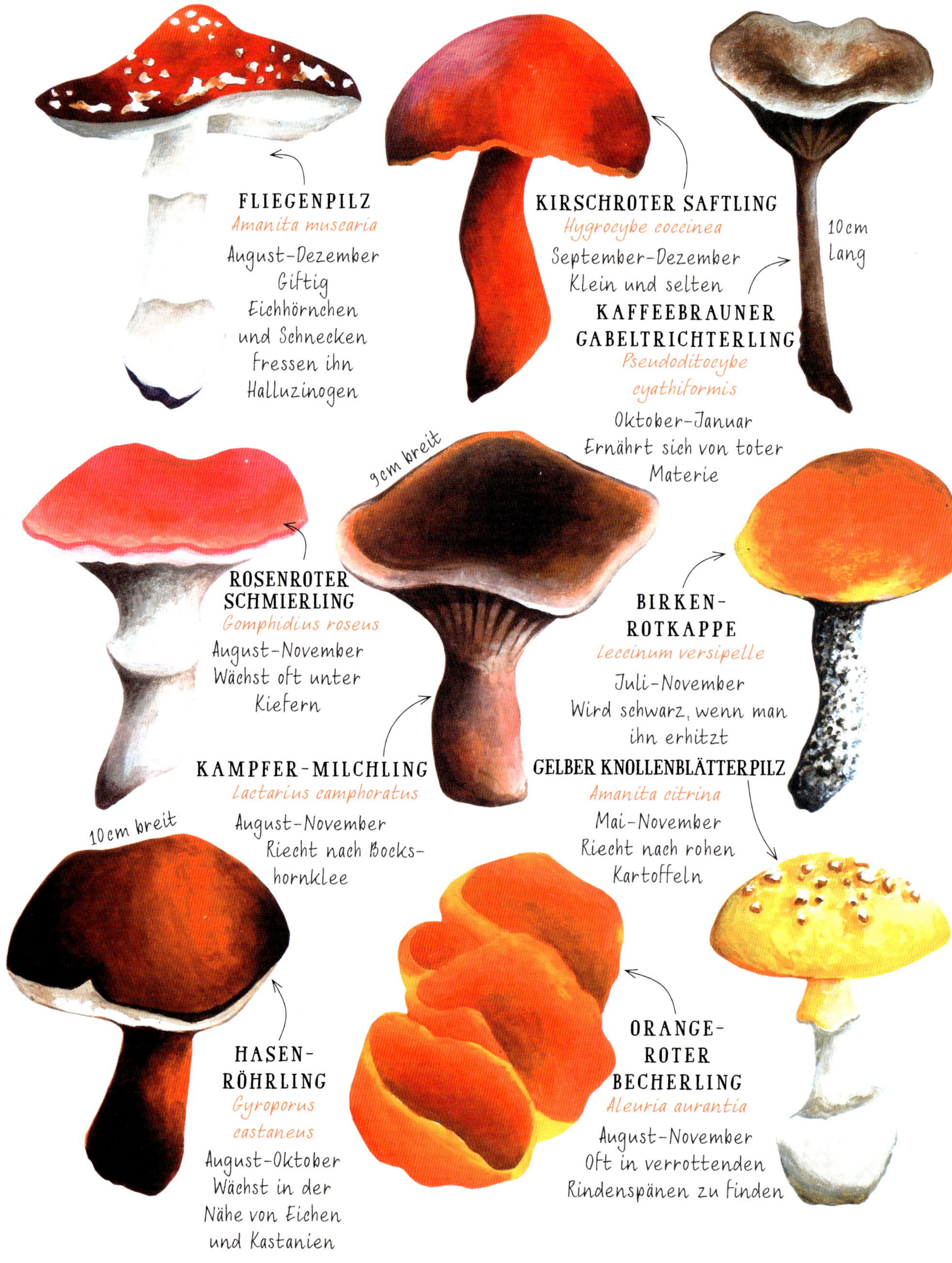

FLIEGENPILZ
Amanita muscaria
August–Dezember
Giftig
Eichhörnchen und Schnecken fressen ihn
Halluzinogen
KIRSCHROTER SAFTLING
Hygrocybe coccinea
September–Dezember
Klein und selten
10 cm lang
KAFFEEBRAUNER GABELTRICHTERLING
Pseudoditocybe cyathiformis
Oktober–Januar
Ernährt sich von toter Materie
9 cm breit
ROSENROTER SCHMIERLING
Gomphidius roseus
August–November
Wächst oft unter Kiefern
BIRKEN-ROTKAPPE
Leccinum versipelle
Juli–November
Wird schwarz, wenn man ihn erhitzt
KAMPFER-MILCHLING
Lactarius camphoratus
August–November
Riecht nach Bockshornklee
GELBER KNOLLENBLÄTTERPILZ
Amanita citrina
Mai–November
Riecht nach rohen Kartoffeln
10 cm breit
HASEN-RÖHRLING
Gyroporus castaneus
August–Oktober
Wächst in der Nähe von Eichen und Kastanien
ORANGE-ROTER BECHERLING
Aleuria aurantia
August–November
Oft in verrottenden Rindenspänen zu finden

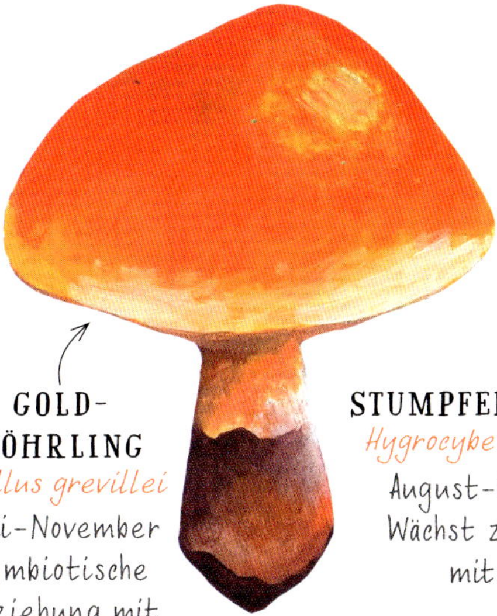

**GOLD-RÖHRLING**

*Suillus grevillei*

Juli–November

Symbiotische Beziehung mit der Lärche

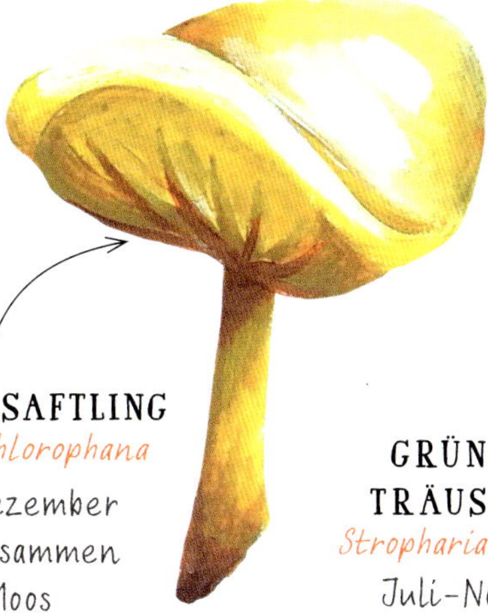

**STUMPFER SAFTLING**

*Hygrocybe chlorophana*

August–Dezember

Wächst zusammen mit Moos

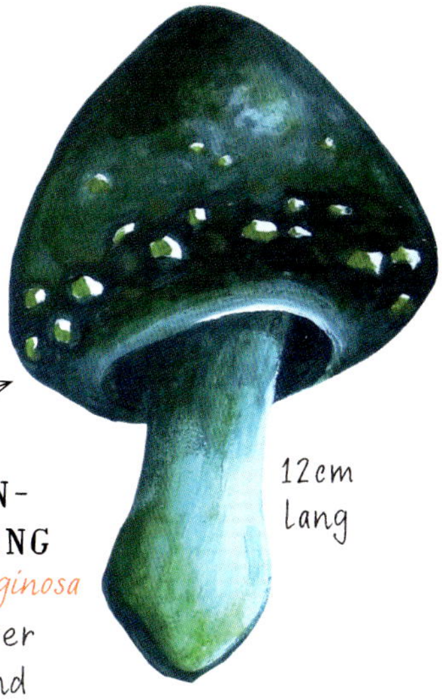

12cm lang

**GRÜNSPAN-TRÄUSCHLING**

*Stropharia aeruginosa*

Juli–November

Schleimig und halluzinogen

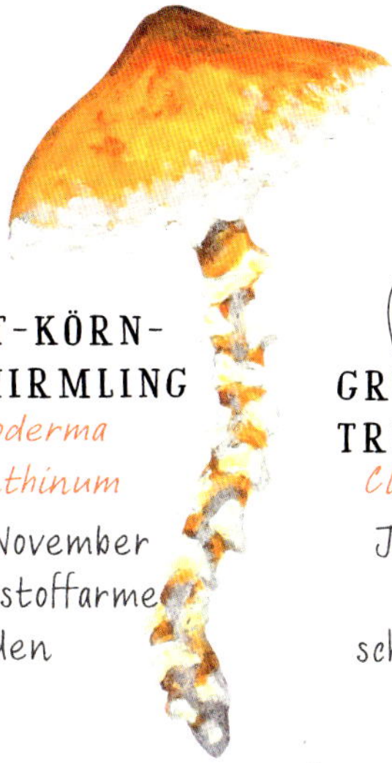

**AMIANT-KÖRNCHENSCHIRMLING**

*Cystoderma amianthinum*

August–November

Mag nährstoffarme Böden

3–10 cm breit

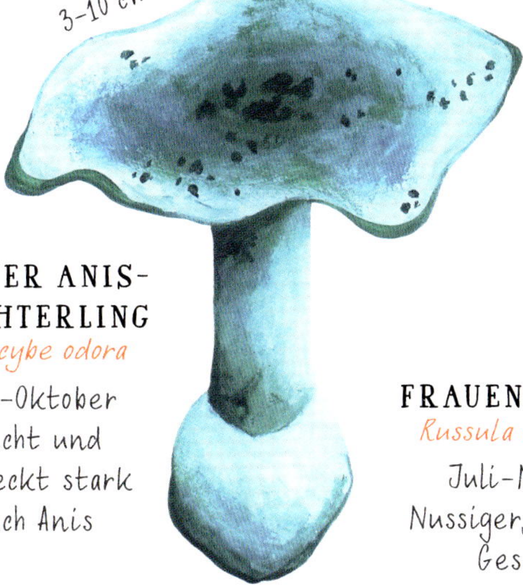

**GRÜNER ANIS-TRICHTERLING**

*Clitocybe odora*

Juli–Oktober

Riecht und schmeckt stark nach Anis

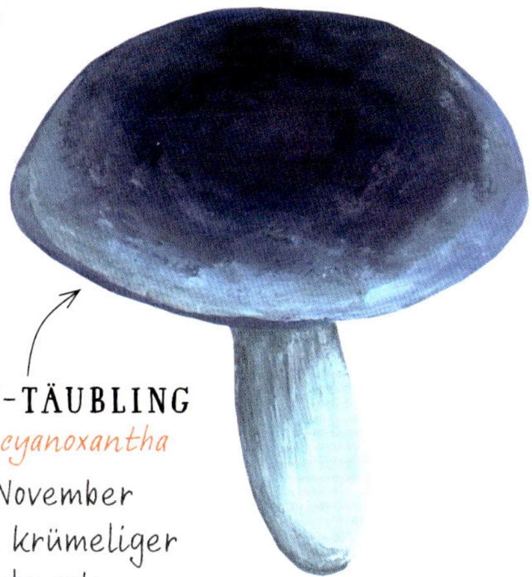

**FRAUEN-TÄUBLING**

*Russula cyanoxantha*

Juli–November

Nussiger, krümeliger Geschmack

14cm lang

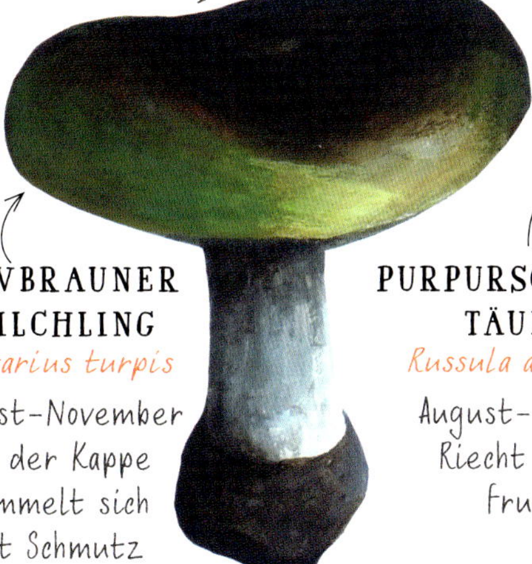

**OLIVBRAUNER MILCHLING**

*Lactarius turpis*

August–November

In der Kappe sammelt sich oft Schmutz

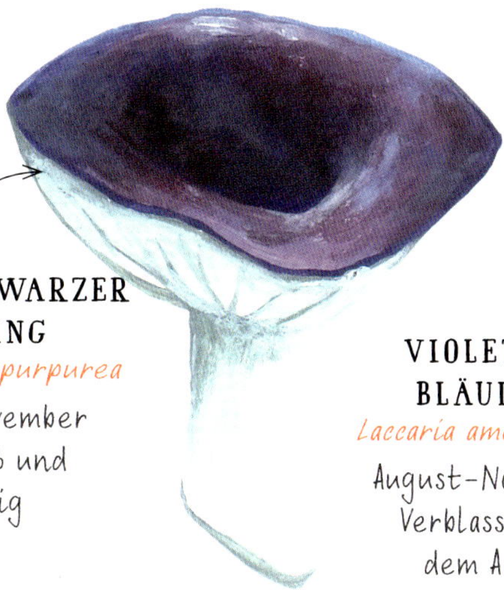

**PURPURSCHWARZER TÄUBLING**

*Russula atropurpurea*

August–November

Riecht süß und fruchtig

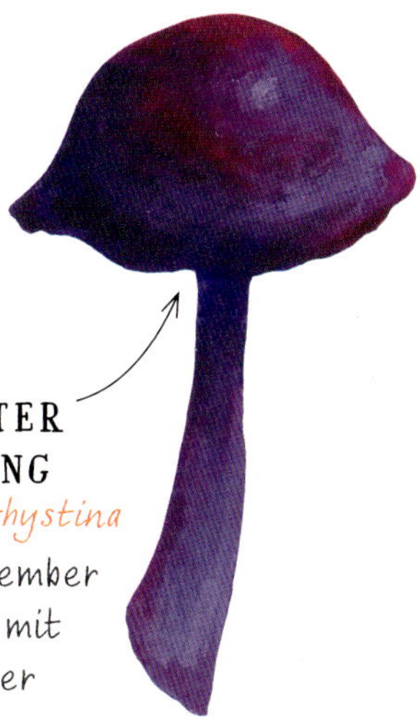

**VIOLETTER BLÄULING**

*Laccaria amethystina*

August–November

Verblasst mit dem Alter

# Herbstdekoration

## Jahreszeitenkranz

Vogelbeeren
Getrocknete Apfel- oder Birnen-schnitze
Holunderbeeren
Herbstblätter

## Regenbogenblatt-Girlande

Sammle eine Auswahl an abgefallenen Blättern, vorzugsweise intakt, mit Stiel und in verschiedenen Farben. Ordne die Blätter auf einer sauberen Fläche in der folgenden Reihenfolge an: lila, rot, braun, orange, gelb, grün. Nimm ein Stück Schnur und binde alle Blätter in einer Reihe zu einer Girlande.

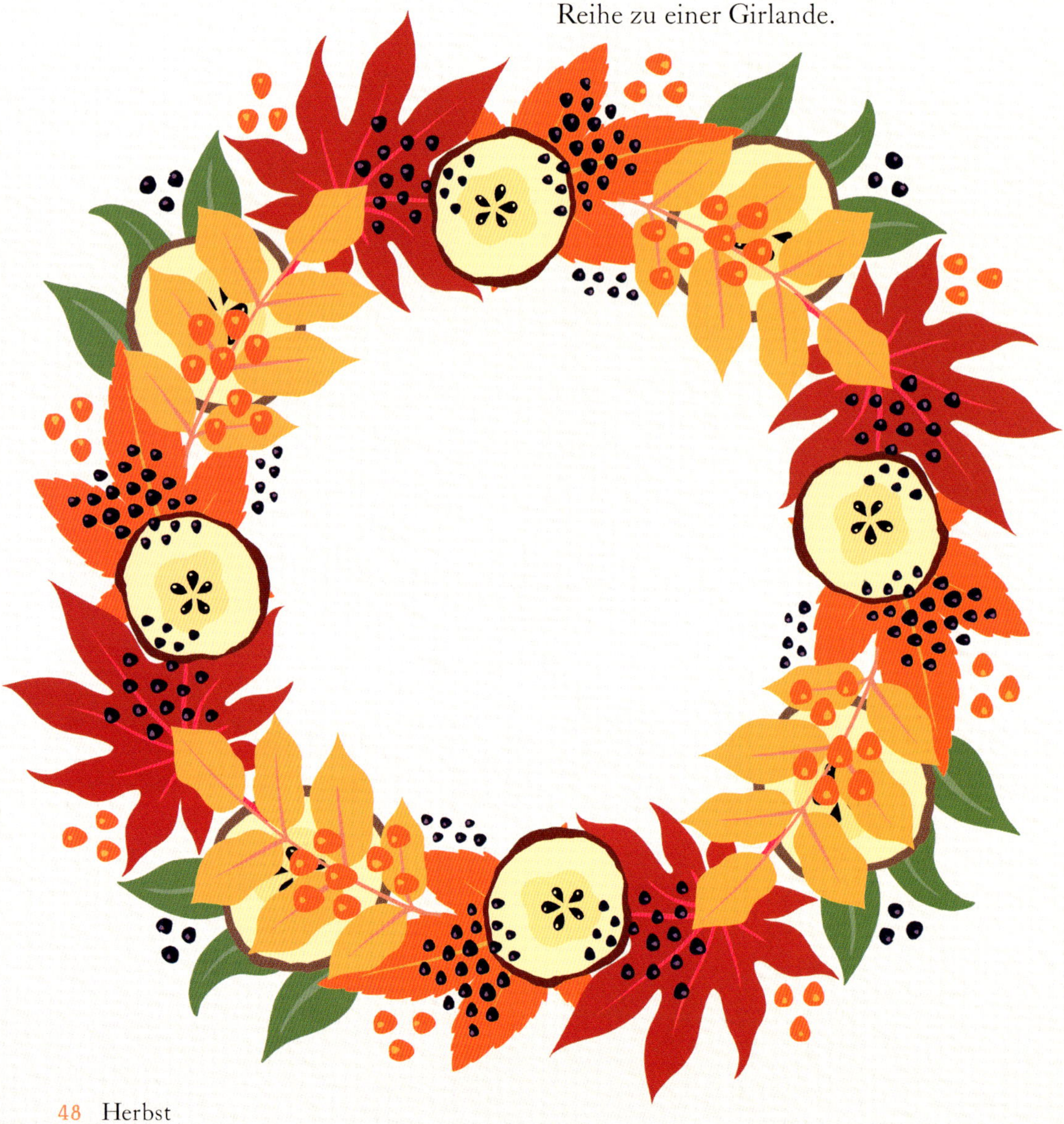

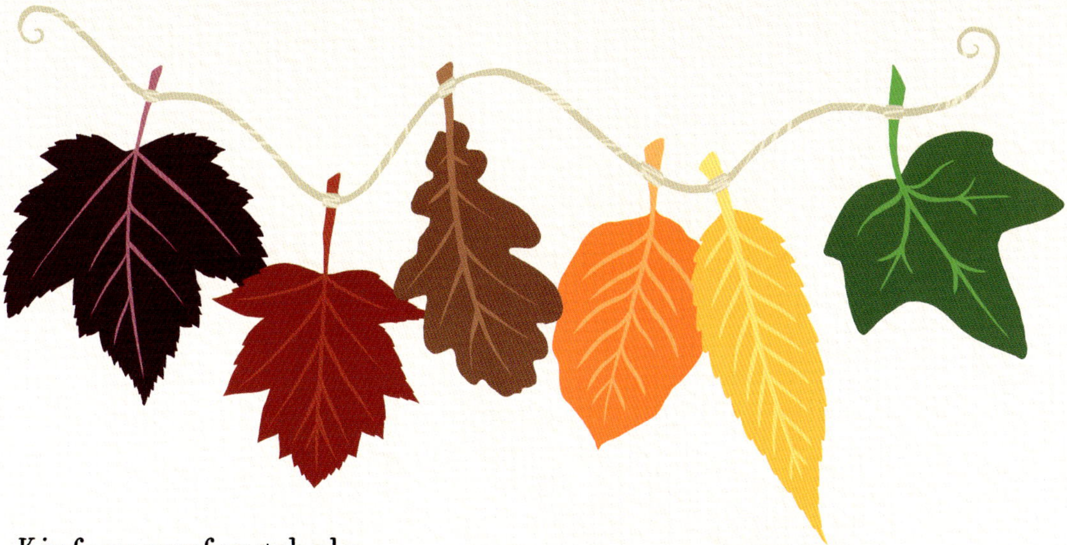

## Kiefernzapfenschale

Sammle offene Tannenzapfen in verschiedenen Größen und entferne überschüssige Erde und andere Rückstände. Nimm eine große, schöne Schale und arrangiere die Tannenzapfen luftig darin. Bestreue die Zapfen anschließend mit frischen Kiefernnadeln.

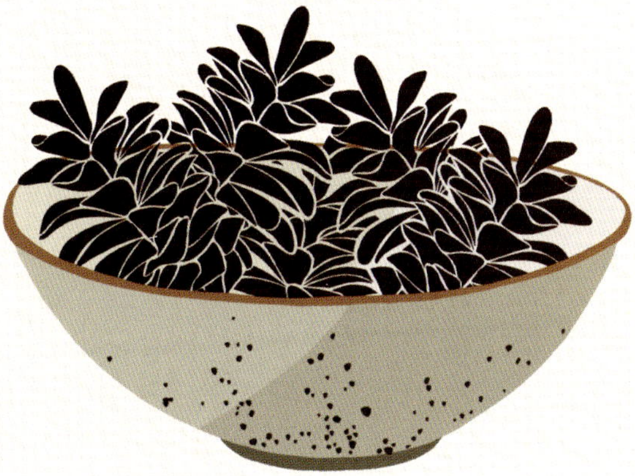

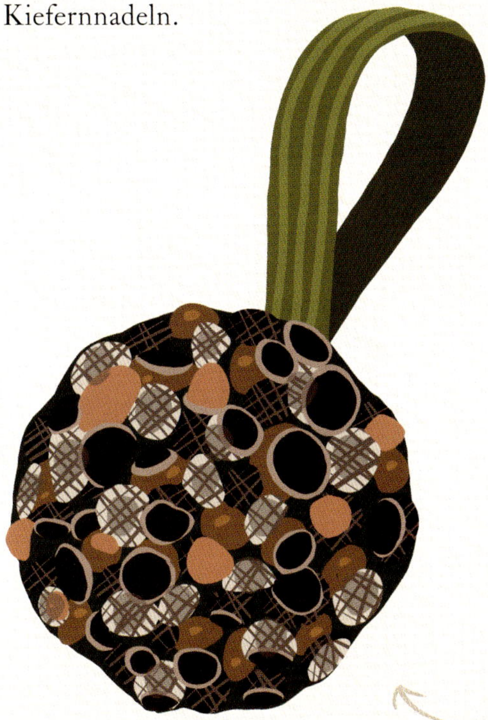

## Eichelkugeln

Sammle frische Eicheln und schüttele sie locker, sodass sich überschüssiger Dreck löst. Nimm einen Bastelball, vorzugsweise aus Pappe oder Pappmaché, und einen Topf mit Bastelkleber wie PVA oder Mod Podge. Klebe ein Band in einer Schleife als Griff an die Kugel und dann die Eicheln auf die Kugel, bis die gesamte Oberfläche bedeckt ist. Lass das Ganze trocknen. Du kannst obendrauf noch eine Extraschicht Kleber anbringen. Dann glänzt die Oberfläche und die Eicheln halten noch fester.

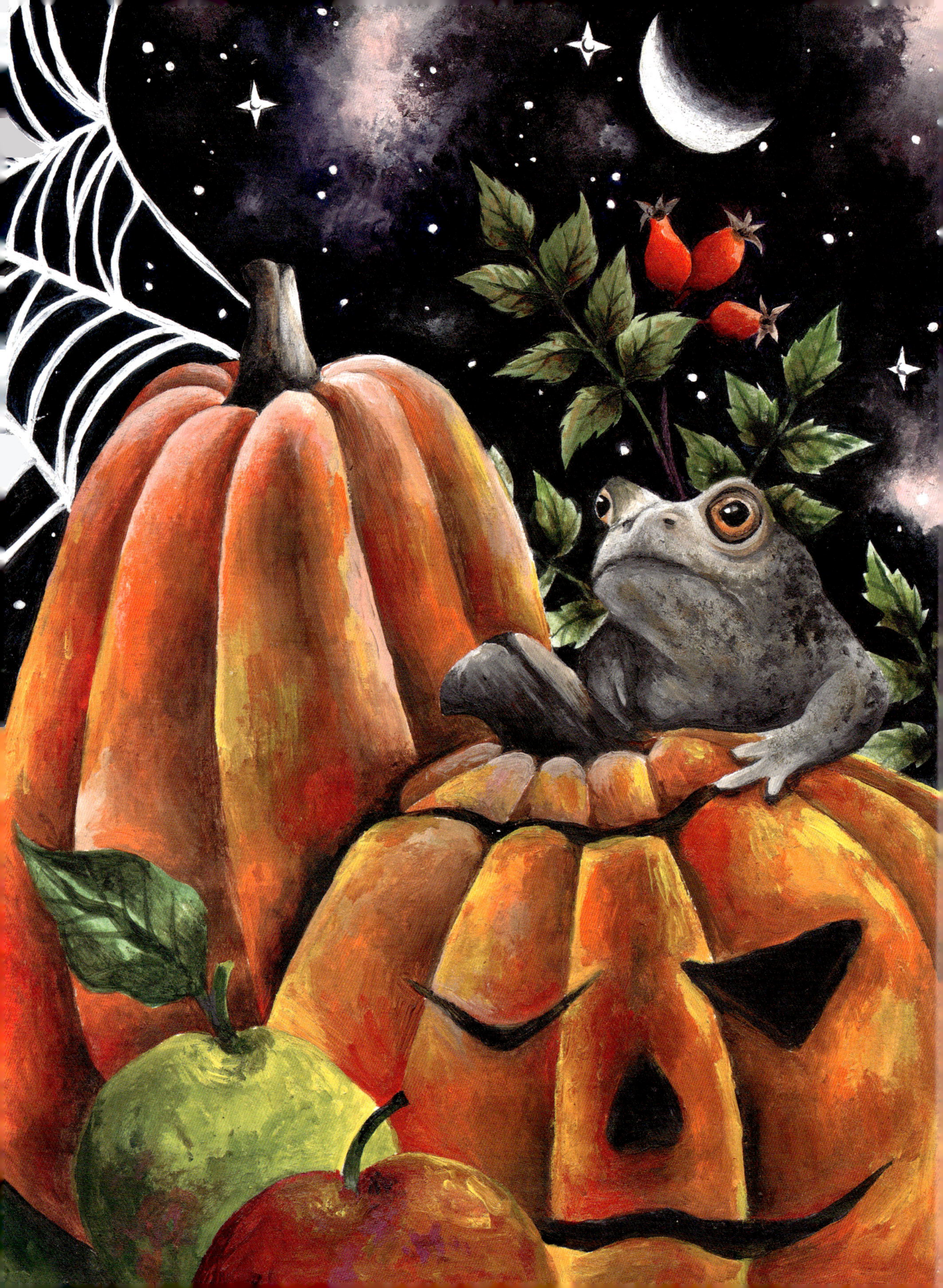

# Samhain

Wusstest du, dass der Kürbis eigentlich eine Beerenart ist, die Pepo genannt wird? Ursprünglich stammt er aus Nordamerika, wo er vor etwa 9 000 Jahren ein wichtiges Grundnahrungsmittel für die amerikanische Urbevölkerung war. Kürbisse wurden neben Mais und Bohnen an Flussufern angepflanzt. Man nennt das die Drei-Schwestern-Methode, die es den drei Pflanzenkulturen ermöglichte, sich gegenseitig zu unterstützen. Der Mais diente als Spalier, an dem die Bohnen klettern konnten; die Bohnen hielten die Maisstängel an windigen Tagen stabil und sorgten dafür, dass die Nährstoffe im Boden blieben; die Kürbisse schützten die Wurzeln des Maises und verhinderten das Unkrautwachstum. Heute sind Kürbisse immer noch eine bedeutsame Herbstfrucht, und das Kürbisschnitzen ist ein wichtiger Teil der westlichen Halloween-Feiern. Der Kürbis stammt aus Amerika, aber die Tradition, Gemüse auszuhöhlen, gruselige Gesichter in das Fleisch zu schnitzen und eine Kerze hineinzustellen, wurde erst von irischen Einwanderern mitgebracht. Irland war die Heimat der Kelten, die das als Samhain bekannte Fest feierten, aus dem sich später Halloween entwickelte.

Wenn die Nächte dunkler und kälter werden, soll der Schleier zwischen dem Diesseits und dem Jenseits am dünnsten sein, sodass die Geister, die als *aos sí* bekannt sind, hin und her wandern können. Samhain markiert das Ende der Erntezeit und den Beginn der dunklen Jahreshälfte, in der traditionell Feste gefeiert und Feuer entzündet werden, um das Vieh zu reinigen und schützende, reinigende Kräfte aus der spirituellen Welt zu beschwören. Mummenschanz und Verkleidungen waren gängige Praktiken, bei denen die Menschen einander in Kostümen besuchten, im Austausch gegen Essen Verse aufsagten und sich mit Wahrsagerei und Spielen vergnügten. Man glaubte, dass auch die Seelen der Verstorbenen in ihre alten Häuser zurückkehrten und ihren Platz an der Festtafel einnahmen. Am Ende des Festmahls wurden die übrig gebliebenen Knochen der Fleischgerichte ins Feuer geworfen, um im nächsten Jahr Glück mit dem Viehbestand zu bringen. Heute ist es die perfekte Zeit, um uns an die Vergangenheit zu erinnern und uns von dem zu trennen, was uns nicht mehr dient – ein Übergangsstadium, in dem ein alter Zyklus ausgelöscht und

Samhain steht am Ende der Erntezeit und läutet den Beginn der dunkleren Jahreshälfte ein, die historisch geprägt ist von Zusammenkünften und Festen, dem Öffnen alter Grabhügel und dem Entzünden ritueller Freudenfeuer, um das Vieh zu reinigen und schützende, reinigende Kräfte aus der Welt der Geister heraufzubeschwören.

der Funke für einen neuen entzündet wird. Samhain geht bis in die Jungsteinzeit zurück, einige Gräber in Irland sind sogar auf den Samhain-Sonnenaufgang ausgerichtet. Aber auch in vielen anderen Kulturen gibt es einen »Tag der Toten«. In Mexiko ist der *Día de Muertos* ein Feiertag, an dem man verstorbene Angehörige ehrt, private Altäre errichtet und die Gräber mit Zuckerschädeln und leuchtenden aztekischen Ringelblumen schmückt. In Kambodscha kommen buddhistische Familien zusammen, um *Pchum Ben* zu feiern. Sie besuchen Tempel und bringen den Verstorbenen Blumen und Speisen wie süßen Klebreis und in Bananenblätter gewickelte Bohnen.

Der Name Jack O'Lantern, der häufig mit dem Kürbisschnitzen in Verbindung gebracht wird, stammt aus einer alten irischen Volkserzählung über einen Mann namens Stingy Jack, der den Teufel zu einem Drink einlud. Da er die Rechnung nicht bezahlen wollte, überredete er den Teufel, sich in eine Münze zu verwandeln, um die Getränke zu bezahlen, entschied sich dann aber, die Münze zu behalten und sie neben ein silbernes Kreuz in seiner Tasche zu legen, damit der Teufel sich nicht zurückverwandeln konnte. Schließlich befreite er ihn unter der Bedingung, dass der Teufel nach Jacks Tod dessen Seele nicht einfordern würde. Der Teufel hielt Wort, und Jack vermied die Hölle, wurde aber wegen seines unmoralischen Lebens auch nicht in den Himmel eingelassen. Der Teufel schickte Jack in die dunkle Nacht, mit nichts weiter als einem Stück glühender Kohle, das Jack in eine ausgehöhlte Rübe steckte, um seinen Weg zu erleuchten. Seitdem wandert er als Jack O'Lantern durch die Welt. Der Name wird auch mit dem Irrlicht in Verbindung gebracht, einem biolumineszenten Licht, das über Mooren und Sümpfen erscheint. In der englischen Folklore steht dieses »Narrenfeuer« für eine Hoffnung oder einen Traum, der einen, obwohl unerreichbar, weiterbringt.

Auch wenn Kürbisse die bekannteste Halloween-Dekoration sind, eignen sich auch Kartoffeln, Rote Bete, Rüben und anderes Wurzelgemüse hervorragend als Laternen. Und wenn Halloween vorbei ist, können sie auf den Komposthaufen gebracht werden.

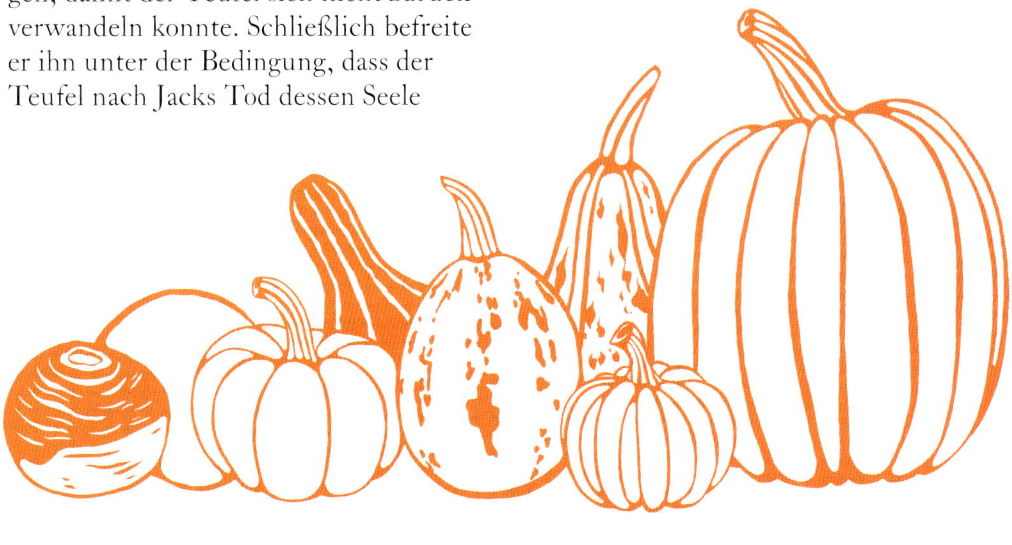

# Besuch bei den Raben

Raben mit ihren glänzenden schwarzen Federn und hellen Augen gehören zu den intelligentesten Vogelgruppen, trotz ihres extrem schlechten Rufs, der sich vielleicht am besten in unserer Sprache und Metaphorik zeigt: Wer Rabeneltern hat, ist ein Unglücksrabe und seine Zukunft rabenschwarz. Trotzdem lohnt es sich, diese schönen Vögel kennenzulernen, vor allem in den dunklen Monaten, wenn sie in den Kronen der blattlosen Bäume zu sehen sind.

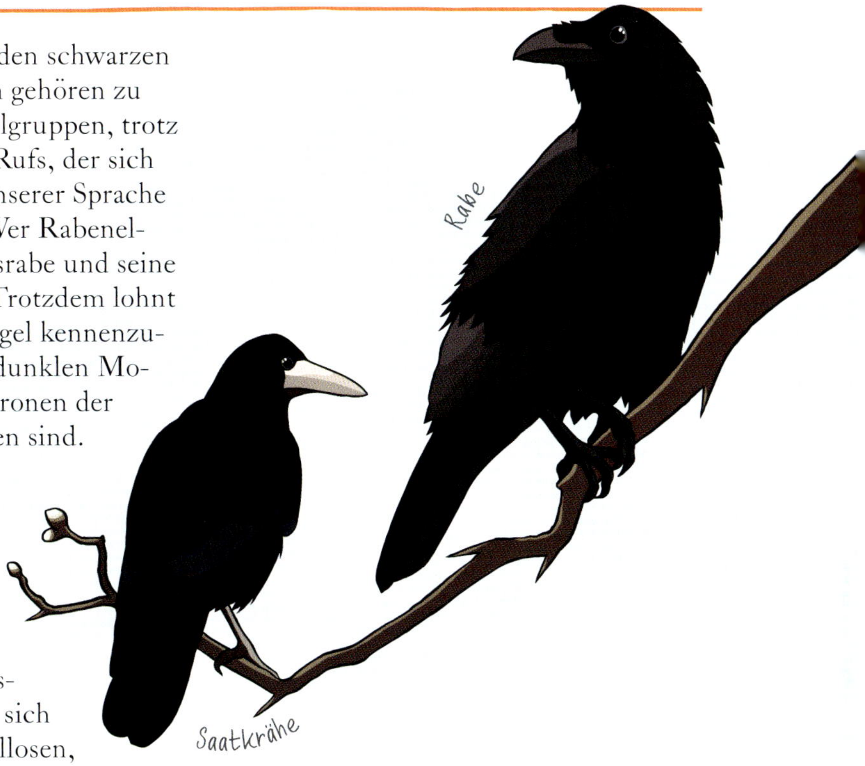


## Aaskrähe

Aaskrähen sind Einzelgänger und äußerst clever. Sie bauen große Nester aus Zweigen und Knochen, sind anpassungsfähig und ernähren sich von toten Tieren, Wirbellosen, Getreide sowie den Eiern und Küken anderer Vögel. Studien haben gezeigt, dass sie in der Lage sind, Probleme zu lösen, menschliche Gesichter zu erkennen und sogar Werkzeuge zu benutzen. Aaskrähen sind komplett schwarz, schimmern glänzend und haben einen schwarzen Schnabel. Sie sind kleiner als Raben und haben einen quadratischen Schwanz.

## Alpenkrähe

Herbst und Winter sind die besten Jahreszeiten, um Alpenkrähen zu beobachten, wenn sie beeindruckende Sturzflüge vollführen. Ihr schwarzes Gefieder weist sie als eine Art Krähe aus, aber ihr roter Schnabel und die roten Beine unterscheiden sie von den übrigen Rabenvögeln. Sie fühlen sich in Gebieten mit nicht ganz so intensiver Viehhaltung wohl, da sie sich von Wirbellosen im Rindermist ernähren, aber sie brauchen auch geeignete Nistplätze wie Felswände, Höhlen und alte Gebäude und mögen daher wilde und abgelegene Küsten.

## Nebelkrähe

Trotz ihres auffälligen Aussehens wurde die Nebelkrähe früher für die gleiche Art wie die Aaskrähe gehalten. Nebelkrähen sind jedoch weniger weit verbreitet als ihre Vettern. Sie sind geselliger als Aaskrähen und fressen oft in Gruppen. Wie die übrigen Rabenvögel sind sie anpassungsfähig und schlau.
In Finnland wurden Nebelkrähen beim Fischdiebstahl gesichtet, indem sie Angelschnüre einholten, die in Löchern im Eis lagen. Nebelkrähen erkennt man an ihrem grauen Körper, wohingegen Kopf, Schwanz und Flügel schwarz sind.

## Dohle

Dohlen sind kleine schwarze Krähen mit silbrig schimmerndem Hinterkopf und auffallend hellen Augen, die oft in Schornsteinen, Gebäuden, Felsspalten und Baumhöhlen nisten. Sie ernähren sich von Insekten, Jungvögeln und Eiern, Früchten, Samen und allem, was sie so erbeuten können. Sie schließen sich im Herbst oft mit Saatkrähen und Aaskrähen zusammen, um gemeinsam zu übernachten.

## Eichelhäher

Sie sind die buntesten Vögel unter den Krähen, mit ihrem beige-rosa-blauen Gefieder, aber sie sind auch scheu und wagen sich nur selten aus dem Schutz der Bäume. Man erkennt sie gut an ihrem lauten, schrillen Ruf. Sie vergraben gern Eicheln, und Paare bleiben ein Leben lang zusammen. Im April bauen sie ein unordentliches Nest aus Zweigen, Wurzeln und Tierhaaren.

## Elster

Elstern sind schelmische, plappernde Vögel und als geschickte Räuber bekannt. Sie sind schlau und neugierig, aber entgegen ihrem Ruf haben sie keine Vorliebe für glänzende Gegenstände. Ihr schwarz-weißes Gefieder ist wunderschön, mit einem violett-blauen Schimmer auf den Flügeln und grün glänzenden Schwänzen. Ihre durchschnittliche Lebenserwartung beträgt drei Jahre, der nachgewiesen älteste Vogel wurde jedoch beeindruckende 21 Jahre alt.

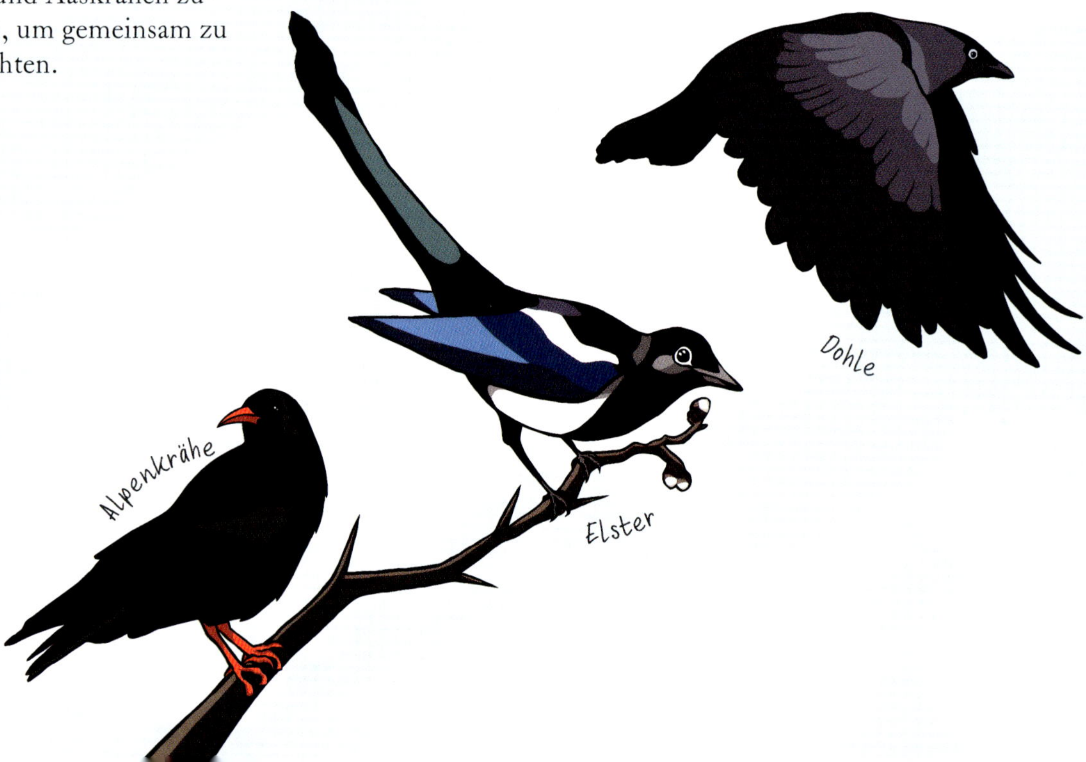

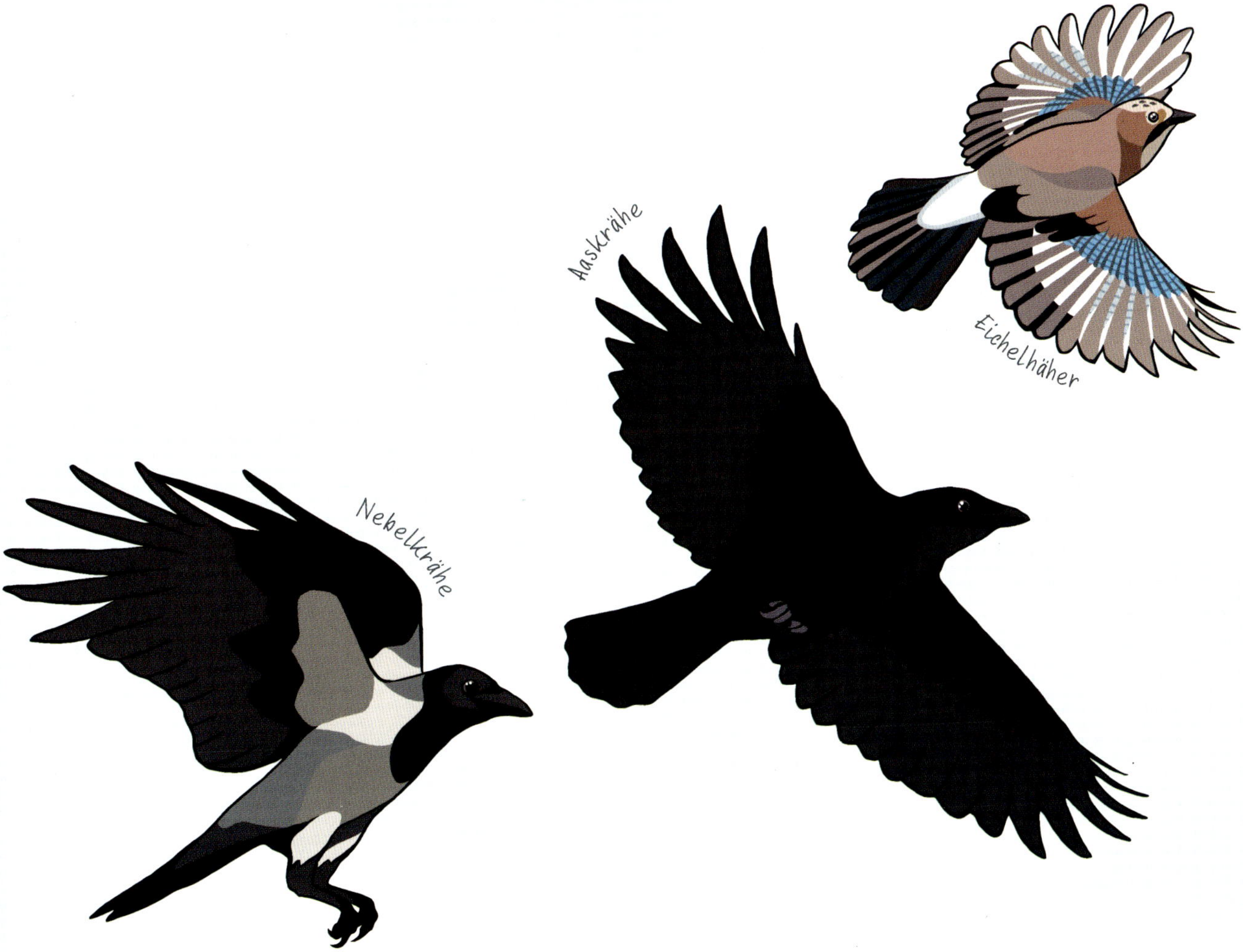


## Rabe

Es heißt, das Königreich Großbritannien ginge unter, sollten die Raben jemals den Tower von London verlassen, wo sie sich von in Blut getränkten Keksen ernähren. Ansonsten leben Raben in den Wäldern und Bergen, wo ihre Zahl wieder zunimmt, nachdem sie durch Jagd und Fallenfang fast ausgerottet wurden. Größer als Bussarde, mit einem starken, schweren Schnabel, sind sie berühmt für ihren unverwechselbaren Ruf, der über eine Meile weit zu hören ist. Sie bleiben zeitlebens verpaart und legen bläulich-grüne Eier in Nester aus Zweigen und Moos.

## Saatkrähe

Diese großen Vögel versammeln sich oft in Schwärmen, sogenannten Krähenkolonien, und bauen ihre Nester aus Zweigen in Baumwipfeln. Sie ernähren sich von Insekten, Regenwürmern, Samen und Wurzelgemüse. Im Herbst bilden die Jungvögel des Sommers große Schwärme mit Dohlen und unverpaarten Vögeln aus der vorherigen Saison. Saatkrähen erkennt man am besten an ihrem grau-weißen Schnabel.

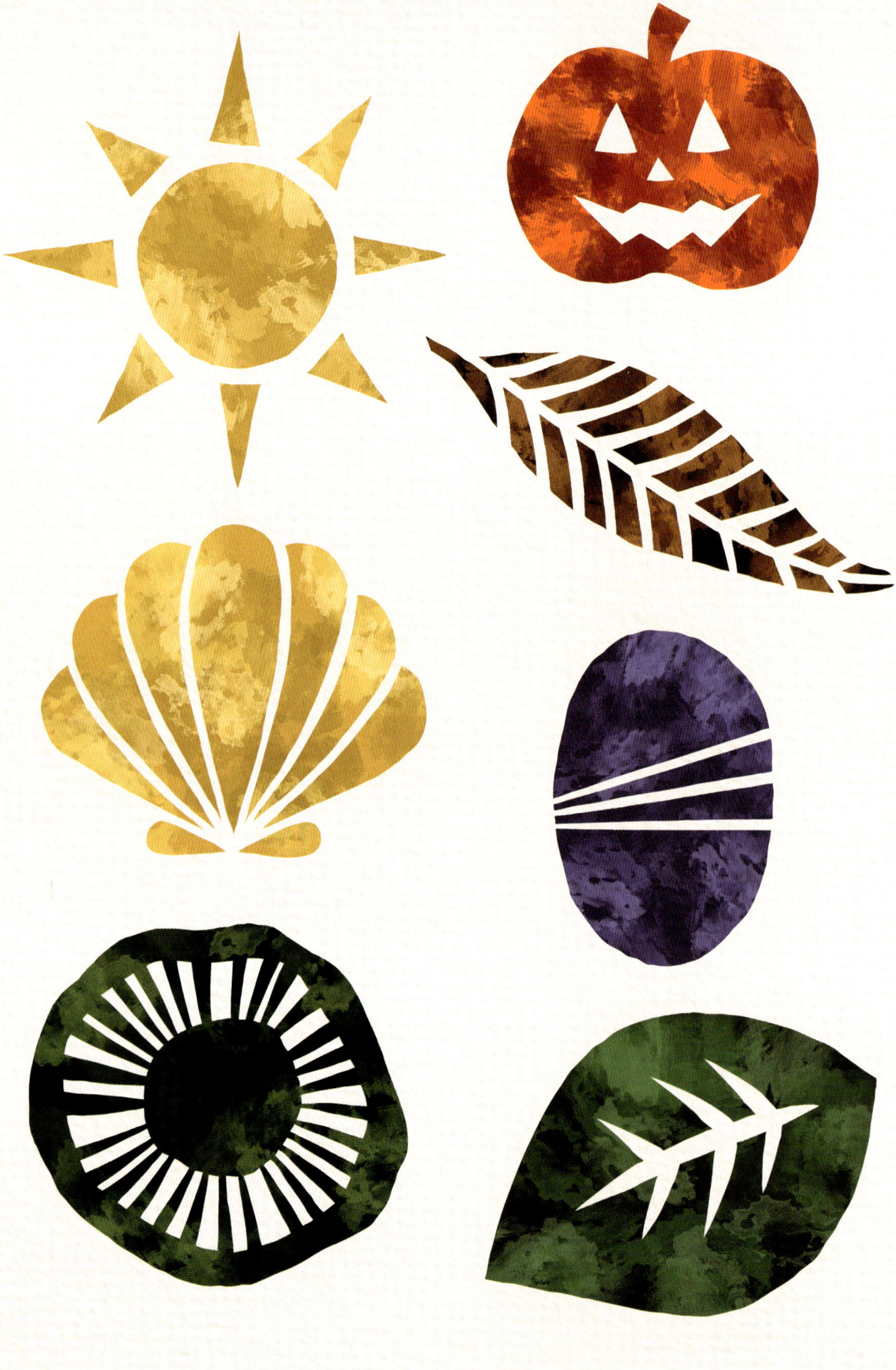

DRUCKEN

# STEMPELN MIT KARTOFFELDRUCK

Kartoffeln gibt es in den Herbstmonaten im Überfluss. Deswegen ist es die perfekte Zeit für Bratkartoffeln und Eintöpfe. Falls du dann immer noch ein paar Kartoffeln übrig hast, probier doch mal diese Aktivität aus. Es macht echt Spaß. Vermutlich hast du als Kind schon mal mit Kartoffeln gedruckt, so einfach ist das Ganze. Sobald du die Grundlagen des Schnitzens beherrschst, kannst du mit verschiedenen Farben und Texturen wie Aquarellpapier, Stoff und Tapete experimentieren. Leere Tragetaschen sind eine tolle Leinwand für jahreszeitliche Designs, aber auch für handgemachte Geburtstagskarten bietet sich diese Technik an. Willst du herbstliche Designs drucken, eignen sich warme, erdige Farben und als Motive Wurzelgemüse, Blätter, Kürbisse, Sterne und Tierspuren.

### DU BRAUCHST

Kartoffeln (eine Kartoffel reicht für 2 Druckvorlagen)
Schneidebrett
Großes scharfes Messer
Kleines scharfes Messer
Flache Farbpalette oder übrig gebliebene Fliese
Farben
Papier oder Stoff

### TIPPS FÜRS DRUCKEN

- Falls du dir nicht zutraust, deine Form per Hand auszuschneiden, kannst du auch eine Metall-Ausstechform nehmen, in die Kartoffel pressen und rundherum Überschüssiges entfernen. Oder du schneidest die Kartoffel in dicke Scheiben und drückst den Ausstecher ganz durch.
- Was für Farben du nutzt, hängt natürlich davon ab, wer druckt und wofür das Ganze ist. Mit Kindern nutzt man lieber auswaschbare Farbe, weil es auf jeden Fall Flecken gibt, aber wenn du auf gutem Papier oder Stoff druckst, sind Acrylfarben die bessere Wahl.
- Experimentiere mit verschiedenen Farben, um deinen Drucken mehr Tiefe zu verleihen. Versuche mal, drei ähnliche Farben, z. B. Rot, Pink und Orange, zusammenzuwirbeln, um einen marmorierten Effekt zu erzeugen.

Bitte umblättern

## Anleitung

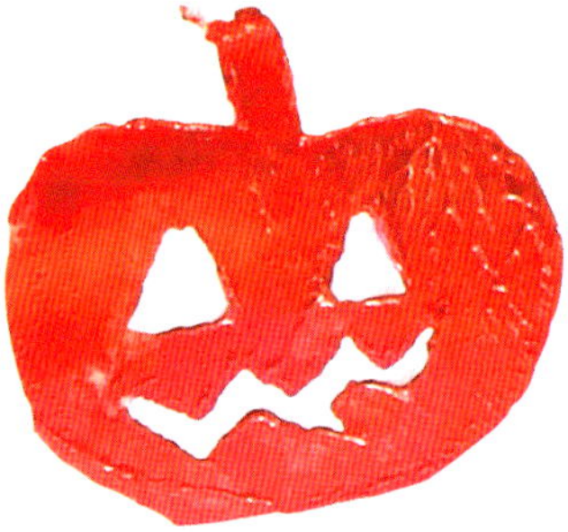

1 Wähle eine Kartoffel aus. Es muss keine bestimmte Sorte sein. Achte nur darauf, dass sie groß und rund ist, damit du eine gute Oberfläche zum Drucken hast.
2 Nutze ein großes Messer, um die Kartoffel vorsichtig zu teilen, und reibe die Stücke mit einem Tuch trocken.
3 Nimm ein kleines Messer, um dein Muster aus der Kartoffel zu schnitzen. Ideal wäre, das Muster erst aufzuzeichnen, aber es gibt nichts, was so richtig gut auf feuchter Kartoffel schreibt. Das Konzept ist, Teile rauszuschneiden, die nicht auf dem Druck erscheinen sollen, wie Ecken und Löcher. Die Kartoffel ist weich und verzeiht einem viel. Also gehe sanft an die Sache ran und sieh zu, dass du nicht gleich zu viel wegschneidest.
4 Wenn du fertig bist, gib einen Klecks Farbe auf deine Palette und nutze die Kartoffel, um die Farbe vorsichtig zu verteilen, sodass die gesamte Druckfläche bedeckt ist. Achte darauf, dass sich nicht zu viel Farbe an den Rändern sammelt, und entferne überschüssige Farbe mit einem Zahnstocher oder Pinsel.
5 Ist die Druckfläche voller Farbe, lege sie vorsichtig mit der Farbseite nach unten auf den Stoff oder das Papier und drücke sie ein paar Sekunden lang fest an. Vermutlich ist noch genug Farbe auf der Kartoffel, um ein weiteres Mal zu drucken. Wenn sie zu verblasst ist, trage neue Farbe auf und drucke weiter.
6 Lass sie vollständig trocknen. Wenn du deine Kartoffeln später kompostierst, denke daran, zunächst die Farbe abzuwaschen.

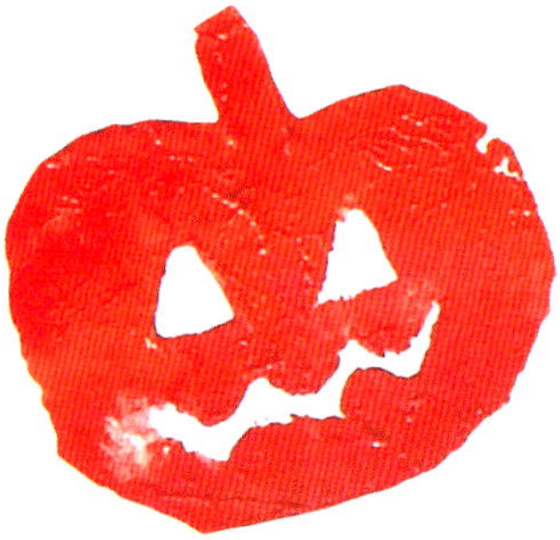

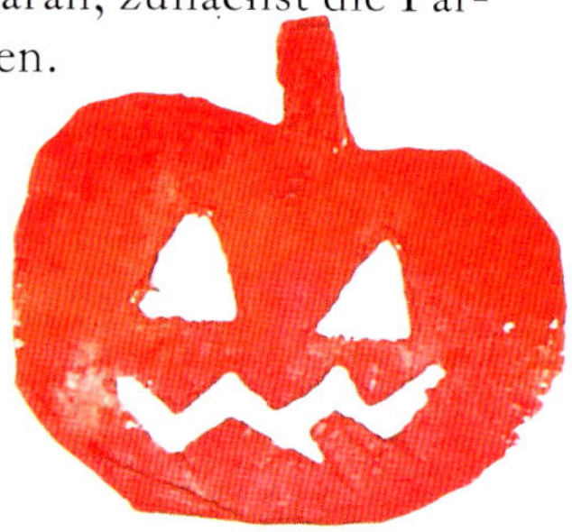

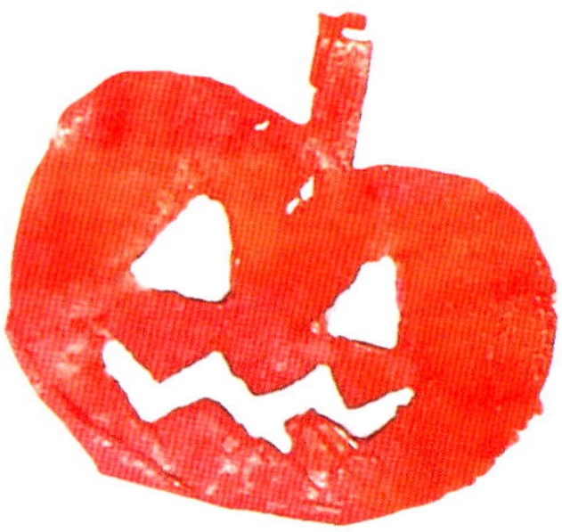

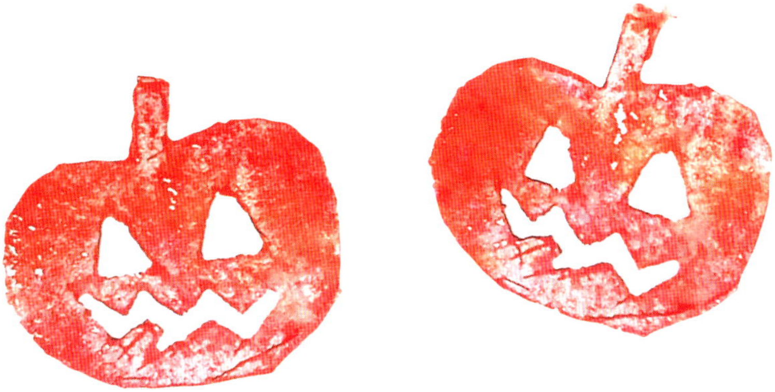

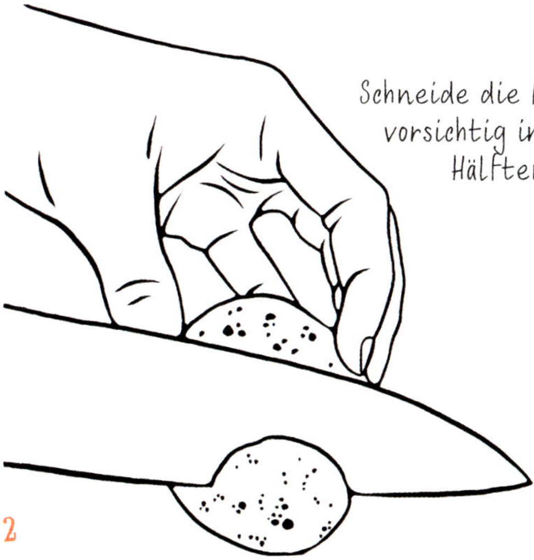

Schneide die Kartoffel vorsichtig in zwei Hälften.

2

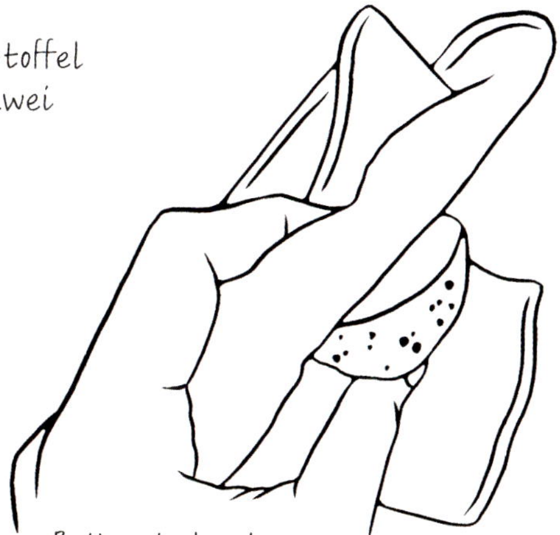

Reibe sie trocken.

Nutze ein kleines Messer, um dein Muster zu schnitzen.

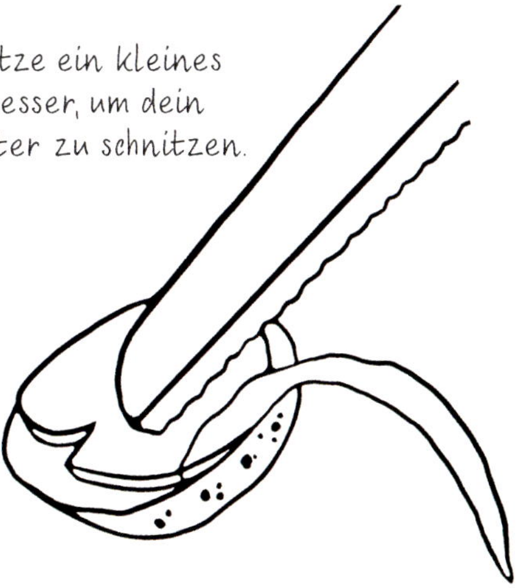

3

Verteile die Farbe vorsichtig mit der Kartoffel, sodass die gesamte Druckfläche bedeckt ist.

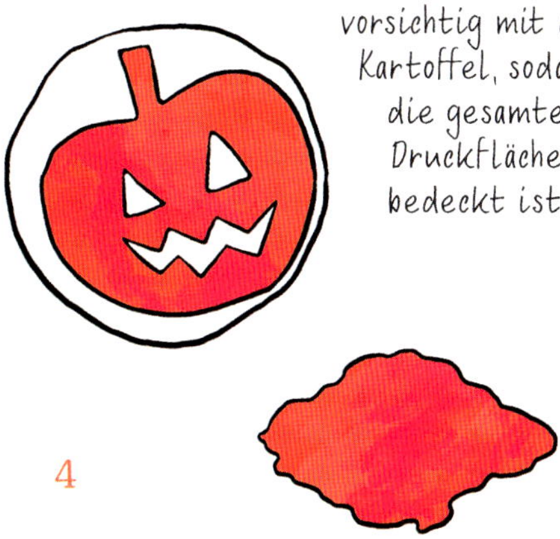

4

# Der Rhythmus des Mondes

In einer klaren Nacht, wenn der volle Mond wie ein weißer Käse am Himmel hängt, ist es so gut wie unmöglich, sich nicht von seinem Schein angezogen zu fühlen. Der Mond ist unser ständiger Begleiter, weswegen wir ihn als selbstverständlich ansehen. Unsere Vorfahren sahen das anders. Sie verehrten den Mond und die Sonne als mächtige Gottheiten – vor allem die Sonne, die große Lebensspenderin. Die Macht des Mondes war weniger offensichtlich, dennoch glaubten die Menschen der Antike an seine heilige Verbindung zur Erde.

Die Sonne gilt als der wichtigste Himmelskörper. Sie erwärmt unsere Meere, erzeugt Wettermuster und nährt die Pflanzen, die uns Nahrung und Sauerstoff liefern. Wissenschaftler:innen glauben, dass der Mond dazu beigetragen hat, die Erdumlaufbahn zu stabilisieren und die Bewegungen der Pole zu verringern, was das relativ stabile Klima unseres Planeten erklärt. So gestalten Sonne und Mond das Leben, wie wir es kennen, gleichermaßen mit. Der Mond beeinflusst auch die 71 Prozent der Erde, die mit Wasser bedeckt sind. Während er die Erde umkreist, führt seine Anziehungskraft dazu, dass sich die nächstgelegene Seite des Ozeans in einer Gezeitenwölbung anhebt. Gleichzeitig dreht sich die Erde und erzeugt eine Zentrifugalkraft, die eine zweite Gezeitenwölbung auf der vom Mond entfernten Seite verursacht. Deshalb haben wir jeden Tag zwei Gezeiten – eine wird vom Mond angezogen,

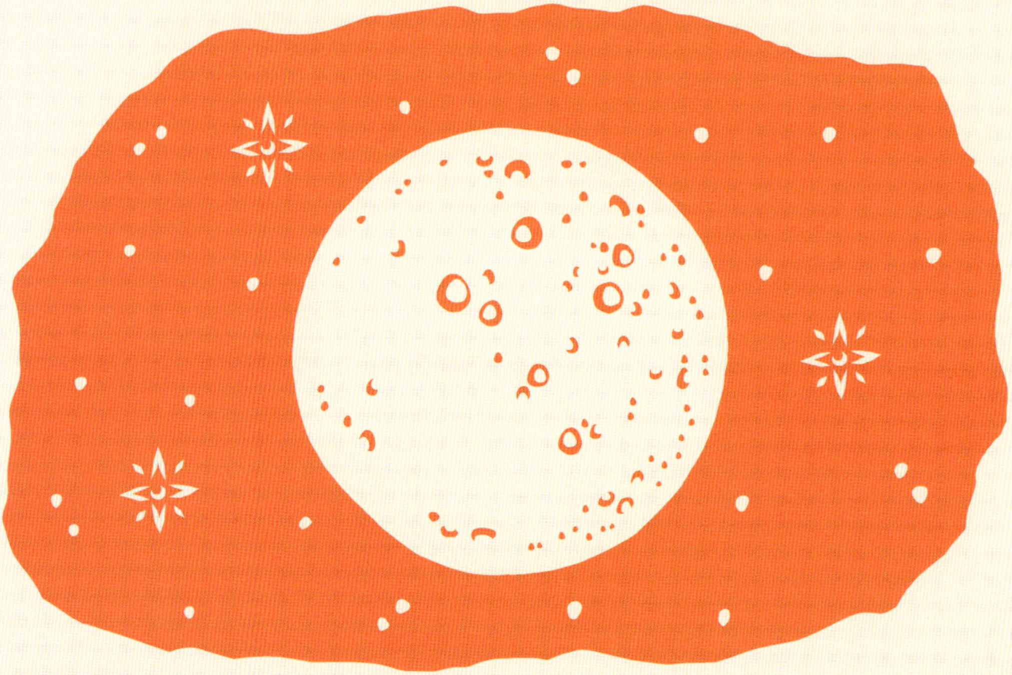

die andere von der Erde weggedrückt. Die Gezeiten sind inzwischen zu einer wichtigen erneuerbaren Energiequelle geworden, vor allem in nah am Meer gelegenen Gegenden.

Aber nicht nur wir Menschen nutzen diese Energie. In Australien spielt der Vollmond eine zentrale Rolle bei einem der größten Paarungsrituale der Welt. In einer Novembernacht laichen mehr als 130 Korallenarten gleichzeitig im Great Barrier Reef. Diese Arten müssen ihre Spermien und Eier für eine erfolgreiche Fortpflanzung exakt zum gleichen Zeitpunkt freisetzen und nutzen dafür das Vollmondlicht als Signal. Auch bei Vögeln wurde nachgewiesen, dass sie ihr Verhalten an den Mondzyklus anpassen. Eine Studie mit Leach-Sturmvögeln ergab, dass die Vögel vor dem Flug das Raubrisiko abschätzen. In Nächten mit Vollmond blieben die Sturmvögel auf ihren Nestern, um zu verhindern, dass sie von Möwen angegriffen werden, die sie im hellen Mondlicht besser sehen würden.

Jeden Monat können sich menstruierende Personen durch den Menstruationszyklus reinigen und verjüngen. Obwohl nicht jeder Zyklus perfekt mit dem Mond übereinstimmt, gibt es eine Symmetrie zwischen Mondzyklus und Menstruation. Während die Menstruation in einigen patriarchalischen Kulturen mit einem gesellschaftlichen Tabu verbunden ist, wird sie in vielen anderen Kulturen als kraftvoll angesehen. Im vorchristlichen Hawaii beispielsweise war die Menstruation eine heilige Zeit für Frauen, denen allgemein die größte spirituelle Kraft zugeschrieben wurde.

Wir alle können den Mondzyklus nutzen, um uns zu erden. Egal, was für ein Chaos auf uns zukommt, der Mond wird immer da sein, ein Licht, das uns durch die Jahreszeiten führt, manchmal versteckt hinter dunklen Wolken, aber immer da. Die Beobachtung der Mondphasen ermöglicht nicht nur eine tiefere Verbindung mit den Rhythmen der Natur, sondern kann auch unserer Energie und Kreativität helfen, die durch die Begegnung mit verschiedenen Menschen, Orten, Hormonen, Ideen, Triumphen und Hindernissen beeinflusst wird.

Schreibe am nächsten Neumond deine Vorsätze für den kommenden Monat auf. Überlege, was du schaffen willst, welche Projekte du nicht mehr aufschieben oder wie du deinen Lebensstil verbessern willst. Wenn der Mond zunimmt, konzentriere dich auf die Entscheidungen, die du treffen musst, um dein Leben zu verbessern, damit du bei Vollmond in der Lage bist, zu handeln und deine Energie mit Entschlossenheit zu lenken. Wenn der Mond wieder abnimmt, schaue nach innen und konzentriere dich auf Dankbarkeit, Vergebung und Hingabe. Ehe du dich's versiehst, bist du bereit für einen neuen Monat, den nächsten Neumond und den Beginn eines neuen Zyklus voller Möglichkeiten – inspiriert und ermutigt von der natürlichen Welt, der wir alle angehören.

Wir alle können den Mondzyklus nutzen, um uns zu erden.

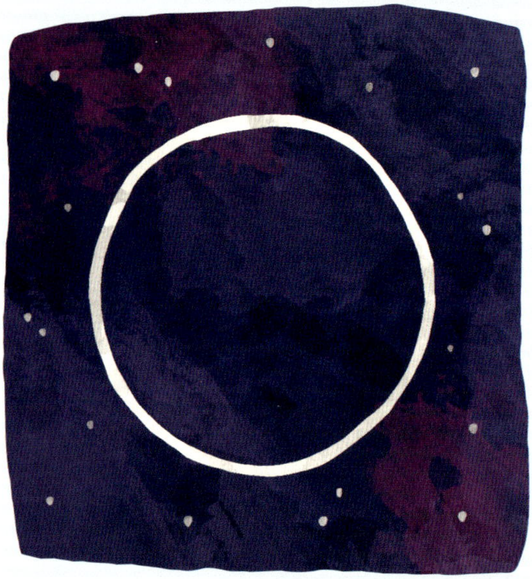

**NEUMOND**

Richte deine Energie auf deine Ziele.

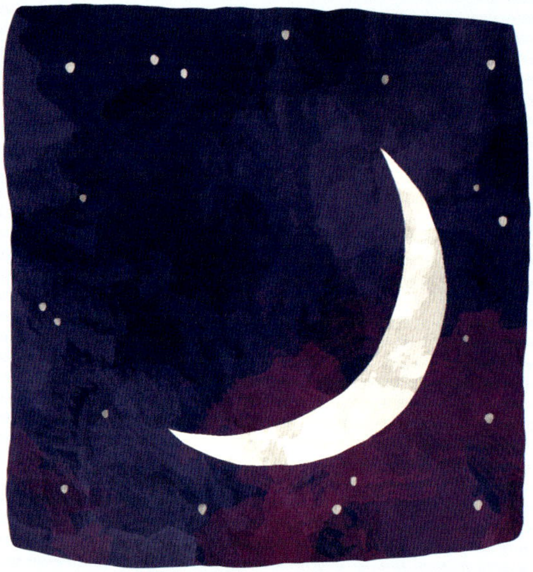

**ZUNEHMENDE MONDSICHEL**

Nimm dir etwas vor und meditiere zu deinen Wünschen.

**VOLLMOND**

Nutze die hohe Energie, die du hast.

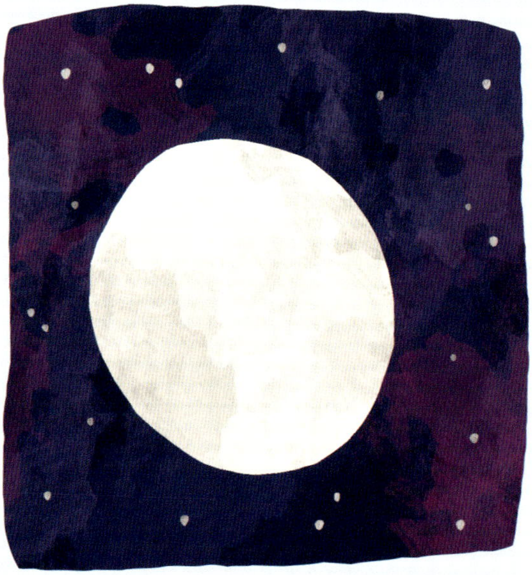

**ABNEHMENDER MOND**

Schaue nach innen und denke über deine Ziele nach.

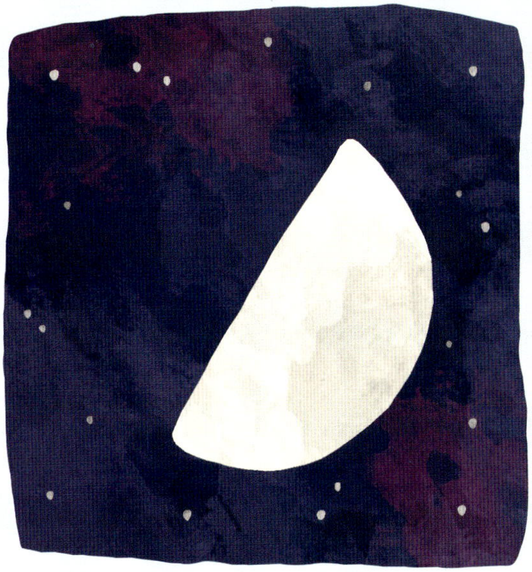

**ERSTES VIERTEL**

Beseitige Hindernisse und treibe deine Ziele voran.

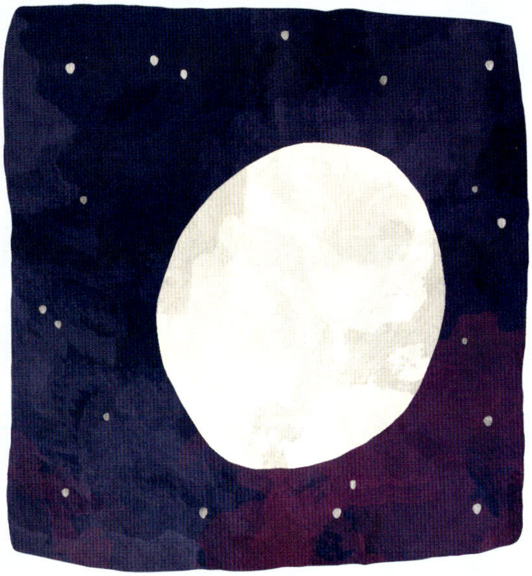

**ZUNEHMENDER MOND**

Mache die letzten Schritte und beende deine Projekte.

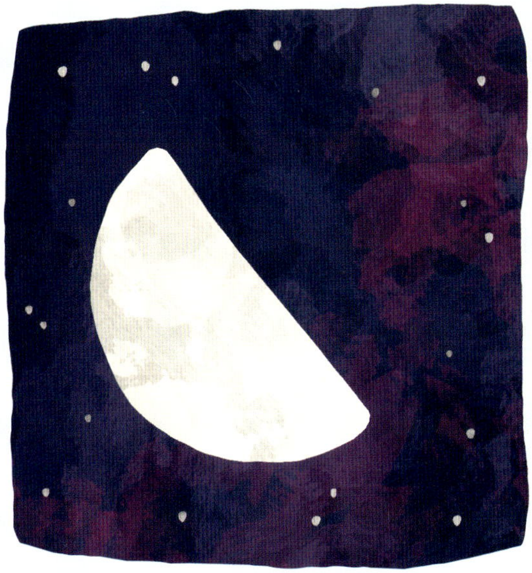

**LETZTES VIERTEL**

Lass los, was dir nicht länger nützt.

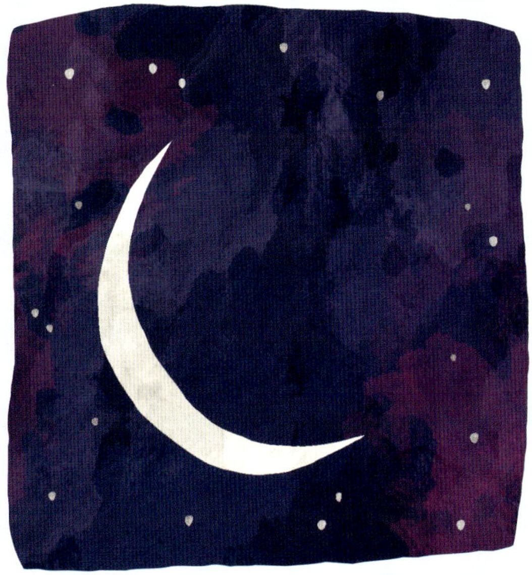

**ABNEHMENDE MONDSICHEL**

Ruhe dich aus und tanke Kraft.

BASTELN

# EINE MONDGIRLANDE ANFERTIGEN

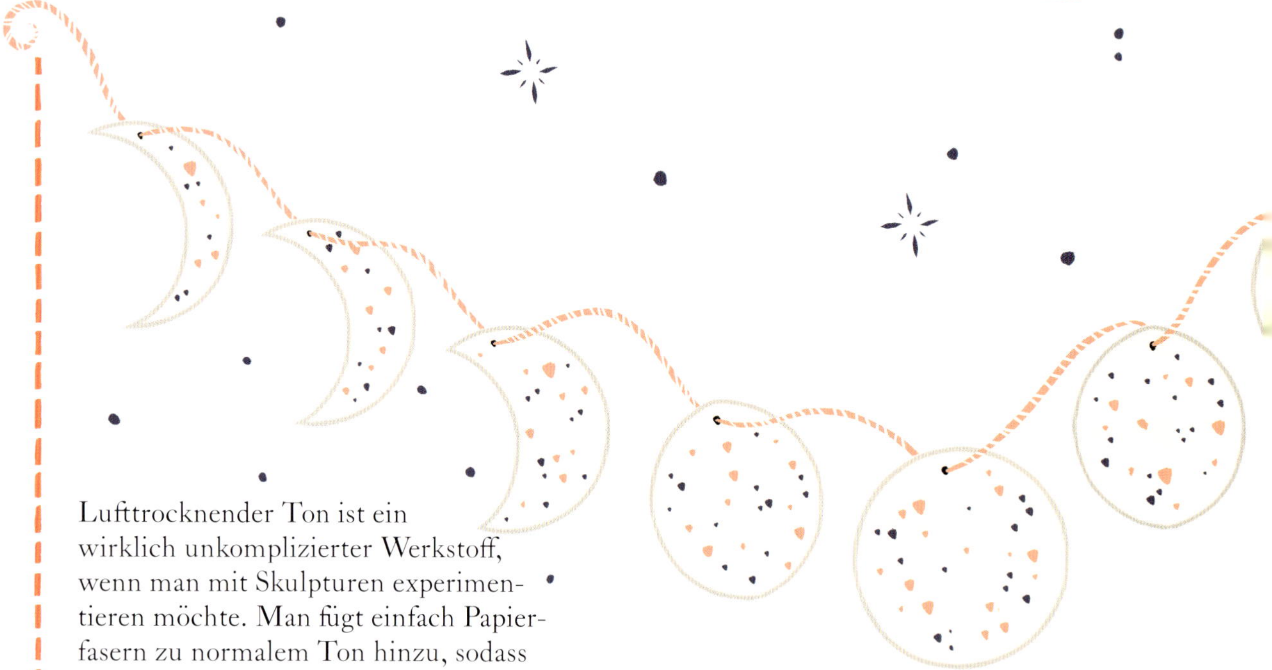

Lufttrocknender Ton ist ein wirklich unkomplizierter Werkstoff, wenn man mit Skulpturen experimentieren möchte. Man fügt einfach Papierfasern zu normalem Ton hinzu, sodass der Ton trocknet, ohne gebrannt werden zu müssen. Diese Anleitung erklärt dir, wie du deine eigene Mondgirlande aus Ton herstellen kannst. Du kannst sie an deinem Lieblingsort aufhängen, um dich an die verschiedenen Mondphasen zu erinnern. Optional kannst du den Ton mit Mod Podge versiegeln – das verleiht den Monden eine glänzende Oberfläche und schützt sie vor Wasserflecken, allerdings sind sie nicht ganz wasserfest. Wer es lieber matt mag, lässt den Mod Podge einfach weg.

**DU BRAUCHST**

500 g weißen lufttrocknenden Ton
Nudelholz
Runde Ausstechform
Cocktailspieß
Feines Sandpapier
Acrylfarben in Hellrosa und Dunkelblau
Pinsel
Wasserglas
Mod-Podge-Versiegelung (optional)
Weißes Baumwollband

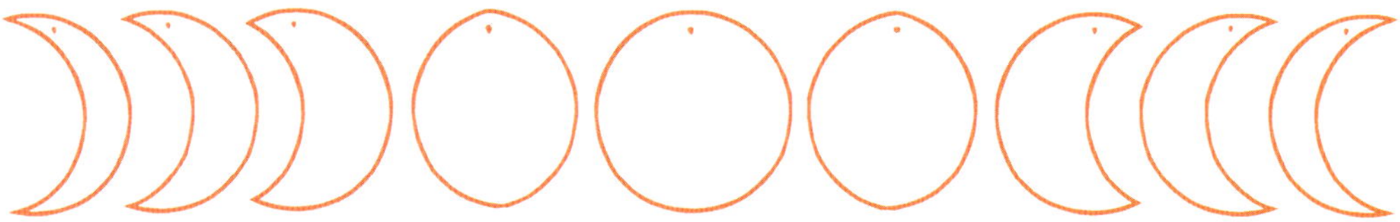

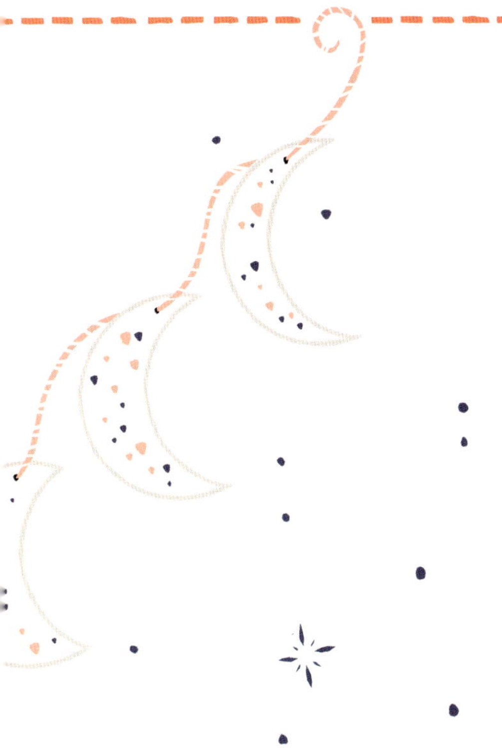

2

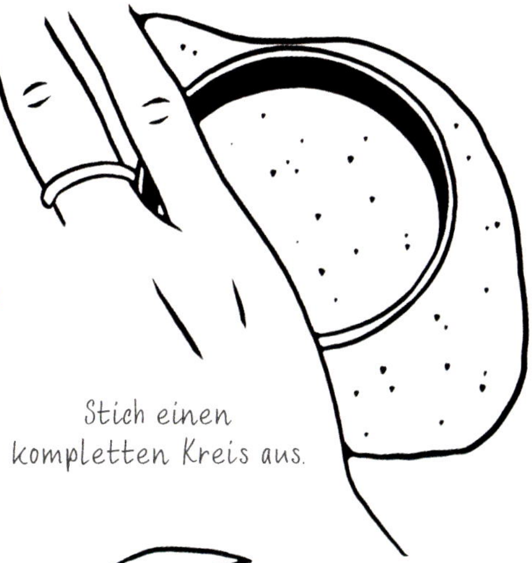


3

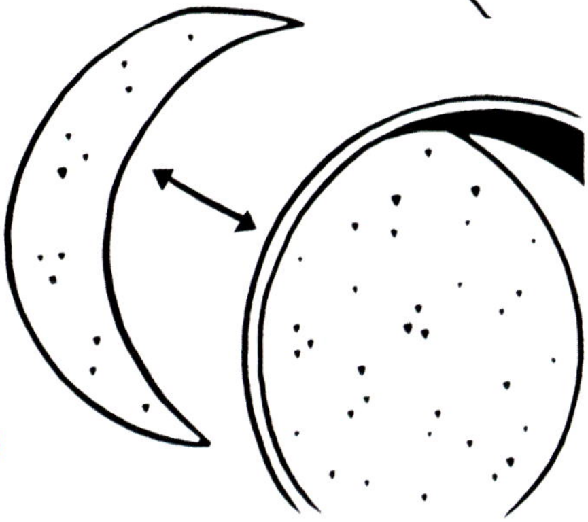


4

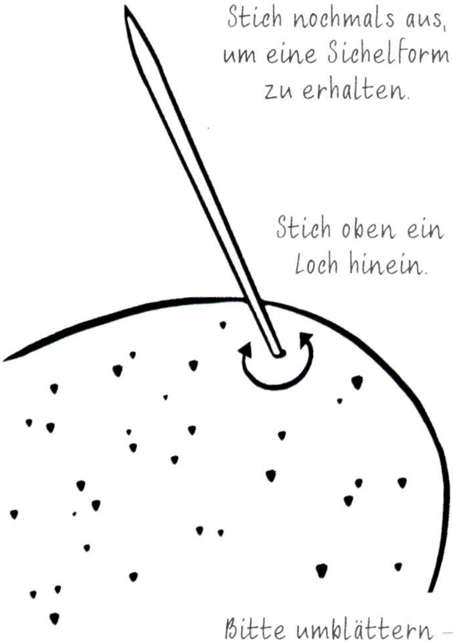


## Anleitung

1 Rolle den lufttrocknenden Ton auf einer sauberen, glatten Oberfläche aus, bis er ungefähr 0,5 cm dick ist.

2 Nutze die Ausstechform, um einen kompletten Kreis auszustechen. Das ist dein Vollmond für die Mitte.

3 Schneide mit dem Ausstecher einen weiteren vollständigen Kreis aus und verwende dann die Ausstechform, um einen weiteren Kreis aus demselben Stück auszuschneiden, sodass eine Sichelform entsteht. Mache so weiter, bis alle Mondformen ausgeschnitten sind, und platziere sie vorsichtig auf einer weichen, glatten Oberfläche.

4 Nutze den Cocktailspieß, um in jede Mondform oben ein Loch zu stechen. Du kannst sie noch mal glatt rollen, sollten sie beim Hochnehmen knicken.

Bitte umblättern

5 Lasse alle Monde an einem sicheren Ort 24–48 Stunden lang trocknen. Der Ton ist trocken, wenn er nicht mehr hellgrau, sondern weiß ist.

6 Anschließend kannst du die Vorderseite der Monde mit Schleifpapier glätten. Manchmal hat der Ton eine schöne natürliche Textur, die du so rau lassen oder glatt schleifen kannst. Entferne den überschüssigen Staub mit einem Tuch oder Staubsauger.

7 Lege die trockenen Monde in einer Reihe aus. Mische die rosa Farbe mit so viel Wasser, dass eine dünne Paste entsteht, dann tauche den Pinsel großzügig ein. Teste die Konsistenz, indem du den Pinsel auf ein Stück Papier schnippst, um zu sehen, wie leicht die Farbe Sprenkel bildet. Bist du zufrieden, trage zunächst eine Schicht rosafarbene und dann eine Schicht blaue Sprenkel auf die Monde auf. Lass sie eine Stunde lang trocknen.

8 Nutzt du das Mod Podge, so streiche es auf die Vorderseite deiner Monde und lasse es eine Stunde lang trocknen. Du kannst auch die Rückseite bemalen. Achte darauf, nicht die Löcher zum Auffädeln zu überpinseln.

9 Wenn alles getrocknet ist, miss den Faden ab, den du brauchst, um deine Girlande aufzuhängen. Fädle alle Monde auf das Band und mache nach jedem einen kleinen Knoten, damit die Monde beim Aufhängen nicht verrutschen. Verteile die Monde gleichmäßig, indem du sie vorher flach auf einer sauberen Unterlage auslegst.

10 Hänge die fertige Girlande vorsichtig am ausgewählten Ort auf und arrangiere die Monde so, dass alle nach außen zeigen. Du kannst sie auch mit Blu Tack an die Wand kleben. Experimentiere ruhig ein bisschen, bis du mit dem Look zufrieden bist.

7

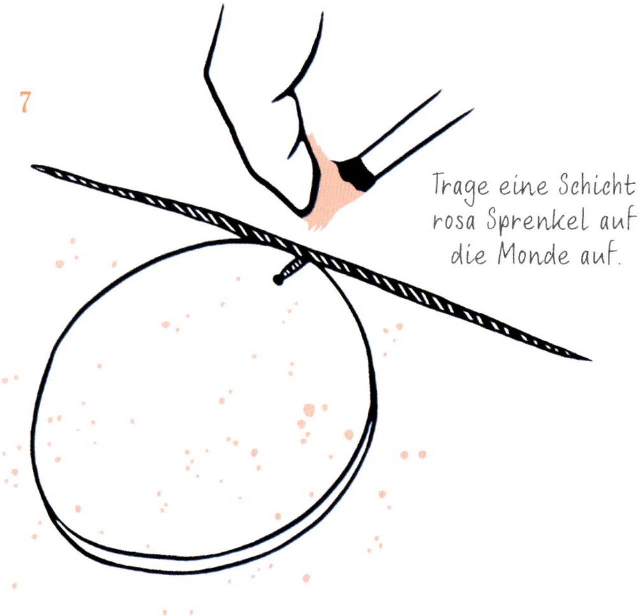

# Ein Fest im Wald

Eines Morgens, vor ein paar Jahren, besuchte ich den New Forest am westlichen Rand von Hampshire. Es war ein duftender Herbsttag, der Waldboden leuchtete voller welkender Blätter und Pilzspitzen. Nach einem langen Vormittag in der Sonne fuhr ich auf ruhigeren Nebenstraßen nach Hause. Dabei warf ich zufällig einen Blick nach links, runzelte die Stirn, schaute abermals und hielt an. Drei große Schweine schlurften über den Grünstreifen am Wegesrand, mit runden Hintern, eingerollten Schwänzen und schlaffen Ohren. Ich hatte gelesen, dass Wildschweine hier eingezäunt sind, und schaute mich nach einem Zaun um, aber nein. Es waren frei laufende, domestizierte Schweine, die unbekümmert vor sich hin schnüffelten. In der Annahme, dass es sich um Ausreißer handelte, ließ ich sie schließlich stehen und fuhr weiter, bis ich eine kleine Dorfwiese erreichte – dort lagen drei weitere Tiere mitten im Gras. Ich wusste, dass alle Tiere, ob wild oder nicht, unberechenbar sein können. Also stieg ich leise aus dem Auto und ging zum Rand der Wiese, um sie mir genauer anzusehen. Mein Versuch eines Sicherheitsabstands scheiterte, als innerhalb von Sekunden eine Sau, offensichtlich an menschliche Zuneigung gewöhnt, zu mir herübertrabte und sich erwartungsvoll auf den Rücken rollte. Ich hatte keine andere Wahl, als mich neben sie zu hocken und ihr den Bauch zu kraulen. Zufrieden schloss sie die Augen. Später fand ich heraus, dass diese Schweine keine Ausreißer waren, sondern jeden Herbst im Rahmen der Waldweidenzeit absichtlich im Wald ausgesetzt wurden. Waldweide ist die Praxis, Hausschweine einmal im Jahr durch den Wald streifen und die herun-

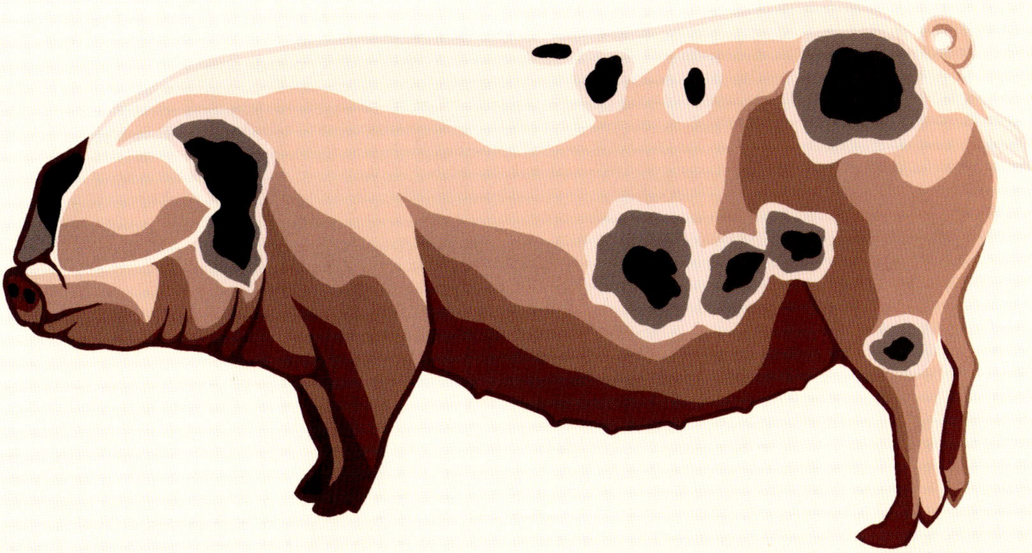

tergefallenen Eicheln, Kastanien und Bucheneckern fressen zu lassen. Sie geht auf die Zeit von Wilhelm dem Eroberer zurück (der den New Forest im Jahr 1079 anlegte), und diese Ecke von Hampshire ist eines der wenigen Gebiete, in denen der Brauch noch praktiziert wird. Bis zu 600 Schweine werden jeden Herbst freigelassen. Aber sie sind nicht die Einzigen, die davon profitieren. Eicheln sind in großen Mengen für Rinder, Schafe und Ponys giftig, während Schweine sie leichter verdauen können. Man nimmt an, dass sie die giftigen Häute einfach ausspucken und nur das Fleisch fressen. Die Waldweidenzeit dauert mindestens zwei Monate, um so viele Nüsse wie möglich zu beseitigen. Durchschnittlich sterben zwar immer noch vier bis sechs Tiere, aber das ist nichts im Vergleich zu den Jahren, in denen bis zu 90 Ponys und Rinder durch Bucheckern, Eicheln und Haselnüsse gestorben sind. Etwa ab der dritten Septemberwoche kann man verschiedene britische Schweinerassen im Wald beobachten.

# Herbstliches Festmahl

## Ein leckeres Menü

Genieße die Fülle der Erntezeit mit einem herbstlichen Festmahl aus Wurzelgemüse, Obst, Kräutern, Nüssen und Körnern. Es ist das perfekte Menü für ein Essen bei Kerzenschein. Du beobachtest den Sternenhimmel, wenn es dunkel wird und das Lagerfeuer knistert. Hol die Hexenhüte, Wackelaugen und Krimis heraus, wenn du die gruselige Jahreszeit feiern willst – dazu gibt es prickelnden Daphne Martini. Bei einem besinnlicheren Anlass konzentrierst du dich auf Dankbarkeit und Zusammengehörigkeit, teilst Erinnerungen und blickst mit Familie und Freund:innen in die Zukunft. Vergiss nicht, im Geiste von Samhain auch deine Vorfahren an den Tisch zu bitten.

**Vorspeise:** Gebratene Kürbissuppe mit Knoblauch und Salbei, garniert mit saurer Sahne und gerösteten Kürbiskernen
**Hauptgericht:** Rote Bete, Ziegenkäse und geröstete Walnusskuchen mit Schalotten und Thymian
**Pudding:** Sticky Toffee- und Apfelpudding, mit Schlagsahne und gehackten Pekannüssen
**Käse:** Manchego-Schafskäse mit Apfelscheiben, Quittengelee, gebackenen Mispeln und Haselnüssen
**Cocktail:** Daphne Martini mit Gin, Birnenwodka, blauem Curaçao-Likör, trockenem Wermut und Orangenbitter

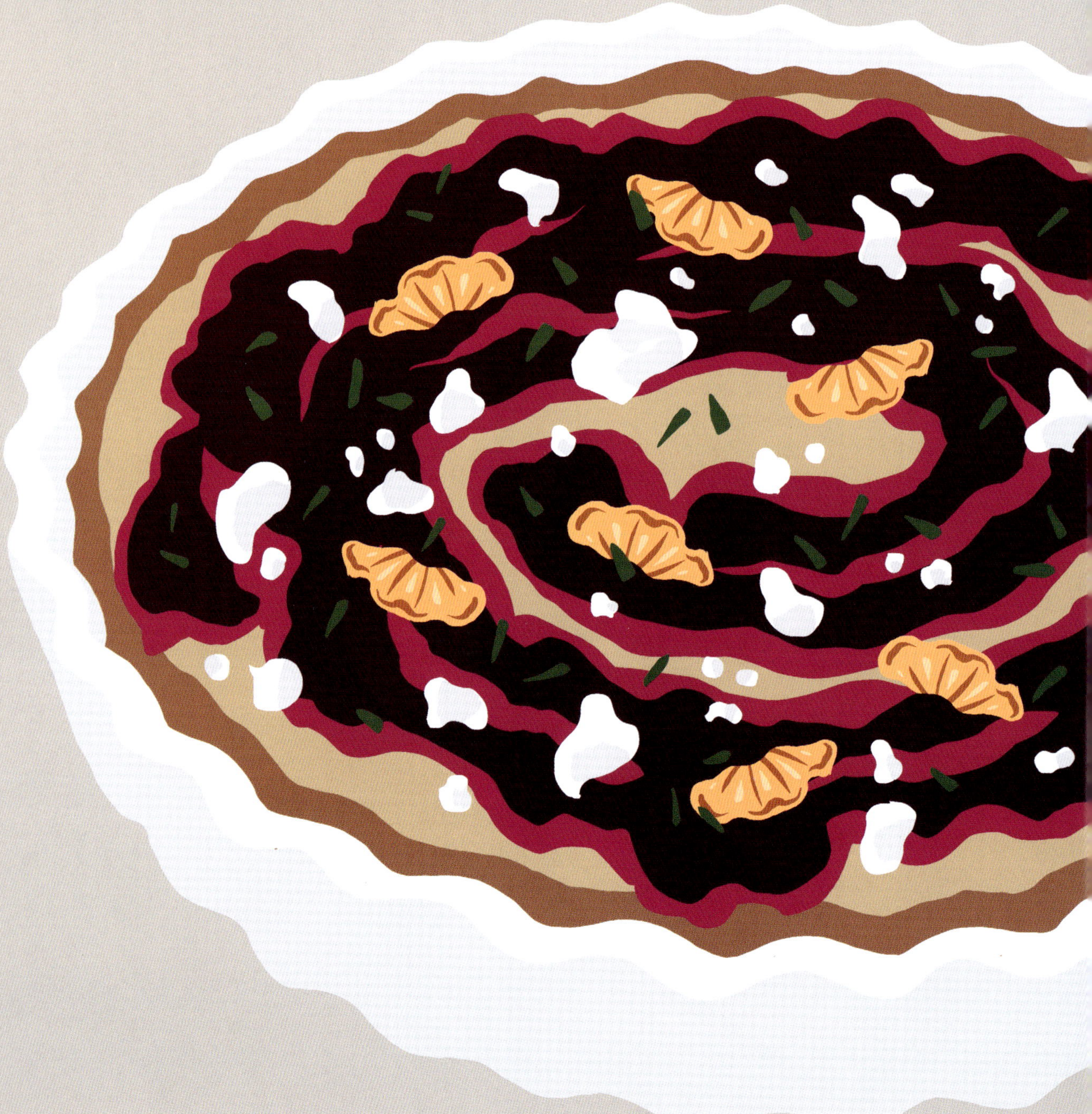

REZEPT

# TARTE MIT ROTER BETE, ZIEGENKÄSE UND WALNÜSSEN

Es ist Zeit, Wurzelgemüse zu backen - und Rote Bete ist seit jeher eins meiner Lieblingsgemüse. Der süße, erdige Geschmack passt perfekt zu den kürzer werdenden Tagen. Mit karamellisierten Schalotten, cremigem Ziegenkäse und gerösteten Walnüssen ist die Tarte das ultimativ nahrhafte Abendessen für die Herbstsaison. Schön sieht's außerdem aus, besonders der Strudel aus leuchtend rosafarbenem Püree. Dieses Rezept ist etwas aufwendiger als andere Rote-Bete-Tartes, aber die zusätzlichen Schritte erlauben es dir, Tempo rauszunehmen, und genau darum geht es im Herbst. Wenn du wenig Zeit hast, bereite das Rote-Bete-Püree am Vortag zu und bewahre es im Kühlschrank auf. Die Rote Bete nicht zu schälen, reduziert nicht nur den Abfall und spart Zeit, sondern liefert auch zusätzliche Nährstoffe. Je nach Wetterlage kann diese Tarte entweder mit frischem Salat oder gebratenem Gemüse serviert werden.

**4-6 PORTIONEN**

- 800 g Rote Bete, ganz
- 1 EL Knoblauchpaste
- 2 EL gehackter Thymian, getrocknet oder frisch (und etwas extra zum Garnieren)
- 4 EL Olivenöl
- 375 g fertig ausgerollter Mürbeteig
- 4 mittelgroße Schalotten
- 4 EL Balsamico-Essig
- 300 ml Crème fraîche
- 2 mittelgroße Eier
- 125 g weicher Ziegenkäse
- 25 g Walnüsse

1. Heize den Ofen auf 200 °C (180 °C Umluft) vor. Schneide die Rote Bete mit Schale in 2 cm große Stücke und entferne alle Stiele und rauen Enden. Gib sie mit der Knoblauchpaste, dem Thymian und 2 EL Olivenöl in einen großen Bräter und röste sie 1–1 ½ Stunden, bis die Ränder knusprig sind.
2. Rolle den Teig aus und fülle damit eine 23 cm große Tarteform, streiche die Ränder glatt. Lege eine Lage Backpapier darauf und fülle die Form mit Backbohnen. Stelle die Tarteform zur Roten Bete für 10 Minuten in den Ofen und nimm sie dann heraus. Entferne Papier und Bohnen und stelle sie erneut für 5 Minuten in den Ofen. Nimm sie heraus und lass sie abkühlen.
3. Schneide die Schalotten in feine Scheiben und gib sie mit dem Balsamico-Essig und den restlichen 2 EL Olivenöl in eine Pfanne. Brate sie 15–20 Minuten lang an, bis sie weich und karamellisiert sind und einen knusprigen Rand haben.

Bitte umblättern →

4 Lass die Rote Bete nach dem Kochen abkühlen. Verwende einen elektrischen Mixer und püriere die gekochte Rote Bete zusammen mit 150 ml Crème fraîche. Füge einen Spritzer Milch oder Wasser hinzu, falls nötig.
5 Verquirle die restliche Crème fraîche mit den Eiern und würze sie leicht mit Salz und Pfeffer.
6 Gib zwei Drittel der karamellisierten Schalotten zu der Ei-Mischung. Bröse-le die Hälfte des Ziegenkäses hinein und verrühre alles. Gieße diese Mischung in die Form mit dem halb gebackenen Mürbeteig.
7 Streue die restlichen Schalotten und den zerbröckelten Ziegenkäse drüber und verrühre dann das Püree der Roten Bete so, dass sich auf der Oberseite eine Spirale bildet. Solltest du Püree übrig haben: Es schmeckt wunderbar im Risotto!
8 Schiebe die Tarte in den Ofen und backe sie etwa 20 Minuten. Achte darauf, dass die Ränder des Teigs nicht verbrennen.
9 Während die Tarte backt, hacke die Walnüsse und gib sie mit dem restlichen Schalottenöl in die Pfanne. Röste sie ein paar Minuten lang.
10 Wenn die Tarte gebacken ist, streue die Walnüsse und etwas Thymian drüber und lass sie einige Minuten abkühlen, bevor du sie servierst.

Rote Bete ist seit jeher eins meiner Lieblingsgemüse. Der süße, erdige Geschmack passt perfekt zu den kürzer werdenden Tagen. Mit karamellisierten Schalotten, cremigem Ziegenkäse und gerösteten Walnüssen ist die Tarte das ultimative nahrhafte Abendessen für die Herbstsaison.

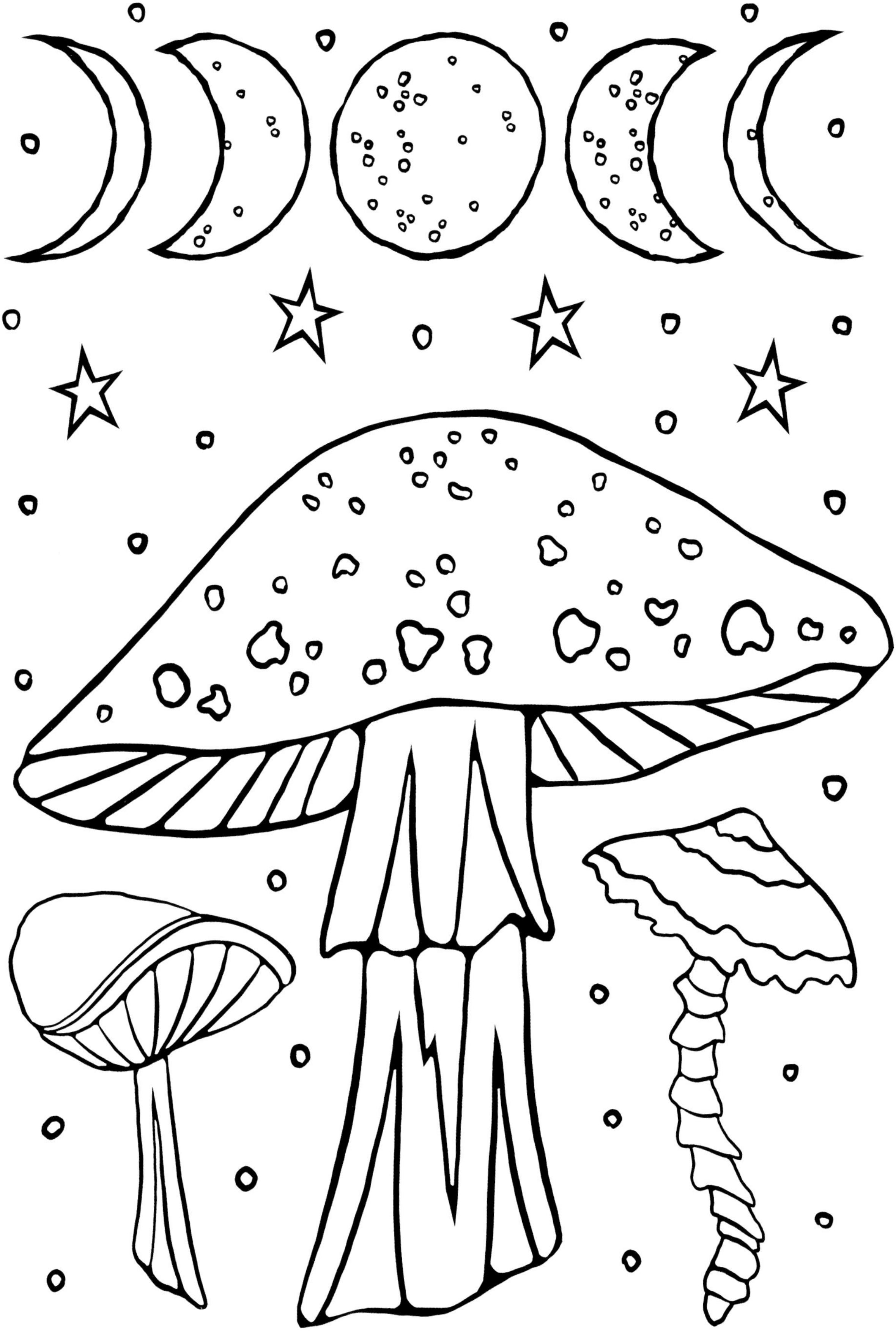

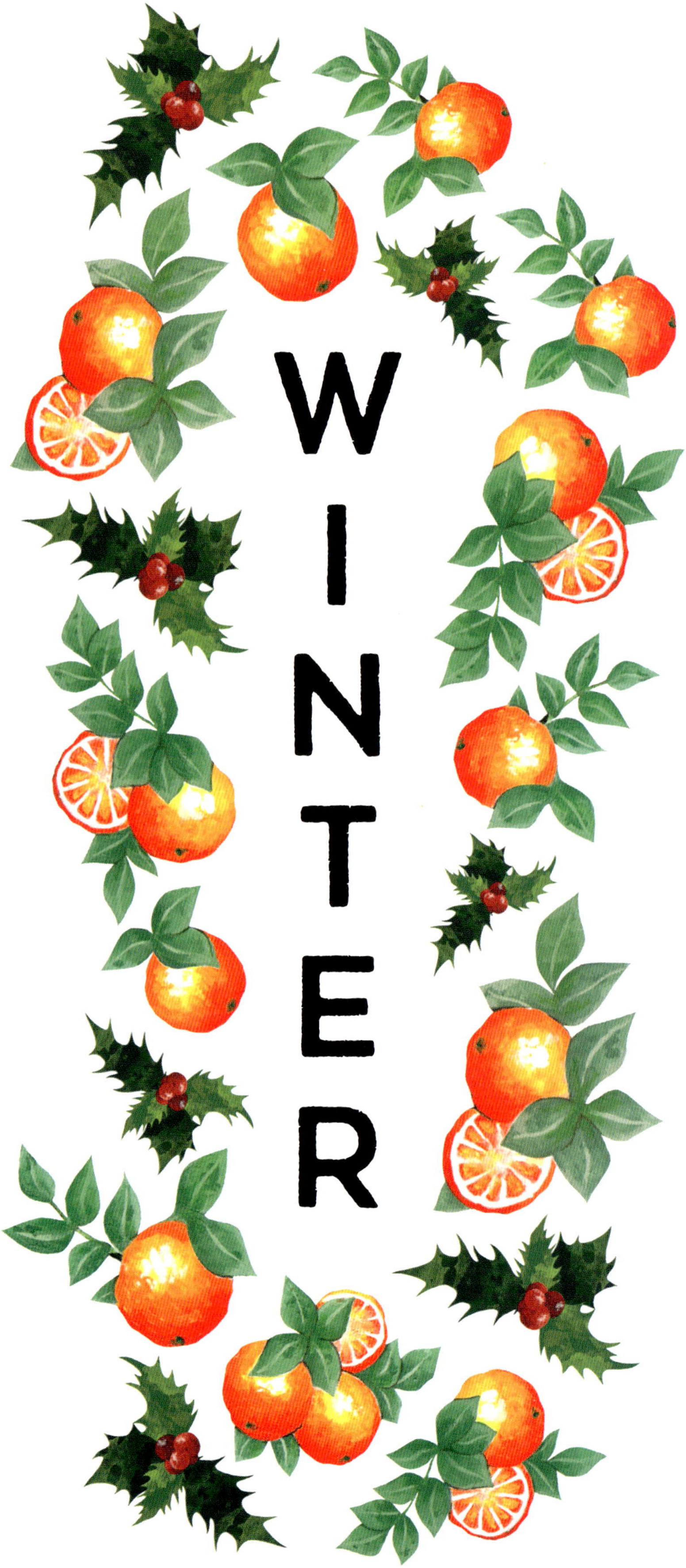
WINTER

# Mittwinter

Hier kommt die längste Nacht; schwarzer Himmel,
weißer Mond und das Wogen der seichten Gezeiten
unten schwillt an. Wir sinken in die Erde, still und
langsam, gespickt mit den Samen glühender Sonnen-
wendtage, die früh erwachen, während das alte Reich
schläft, um ihre Körper im Winterlehm zu bewegen
und sich erneuert über Dunkelheit und Tiefe erheben.
Nur einer kennt ihr Geheimnis – die Amsel schmettert
ihre samtene Stimme in die Höhe; von zartem Moos
und Veilchen und gesprenkelten Buchen singt sie,
ein Paradies, schlafend unter dem Frost.
Wisse, wenn die Hoffnung schwindet und das Licht
erloschen ist – die dunkelste Stunde ist kurz vor der
Morgendämmerung.

# Wintersonnenwende

Feucht ist es im Wald. Eine schwache Sonne im Wolkenschleier, die Blätter verrotten, die Äste baumeln wie kahle Knochen. Sogar die Pilze, hell und ungestüm im goldenen Herbst, liegen jetzt zerrissen auf dem Boden. Nur ein Kleiber, der gegen Totholz klopft, und eine Amsel, die auf ihrer Suche nach Nahrung durch das Laub huscht, ziehen die Aufmerksamkeit auf sich. Eine schlafende Welt in Sepiatönen – bis auf die Stechpalmenbeeren, die blutrot leuchten. Sie sind nass vom aufgetauten Frost, der Farbe der Leidenschaft und des Herzens. Hier leuchten sie wie Glut zwischen den dunklen Bäumen. Hier ist die Erde in Miniatur, in einer Traube von Beeren; eine Rebellion, warm, süß und bitter – lebendig in den tiefen, dunklen Wäldern.

Jedes Jahr, wenn der Spätherbst in den frühen Winter übergeht, beobachte ich von meinem Schlafzimmerfenster aus, wie die Zugvögel in meinem Garten ankommen. Neben dem Schuppen, ganz hinten, wächst ein hoher Stechpalmenstrauch. Ende November, wenn die meisten Pflanzen im Garten ihr Laub verloren haben, leuchtet die Stechpalme hell, geschmückt mit dicken, stacheligen Blättern und glänzenden Beeren – Lieblingsspeisen der Seidenschwänze, Amseln, Wacholder- und Rotdrosseln. Die Rotdrosseln landen immer in diesem Gebüsch, nachdem sie auf ihrem nächtlichen Flug gelandet sind und gesungen haben – das beste Geräusch, das man auf einem Winterspaziergang hören kann. Kleine, gesprenkelte Drosseln mit rostorangefarbenen Flecken unter den Flügeln fliegen von Island, Skandinavien und sogar Russland hierher. Sie werden vom milderen Klima angezogen, in dem sie Schutz und Nahrung finden. Der Mittwinter hat etwas Magisches. Die Landschaft ist kahl und entblößt und enthüllt die Knochen unter der bunten Existenz dieser Welt. Die alten Druiden glaubten, dass die Stechpalme magisch sei. Sie holten ihre Zweige ins

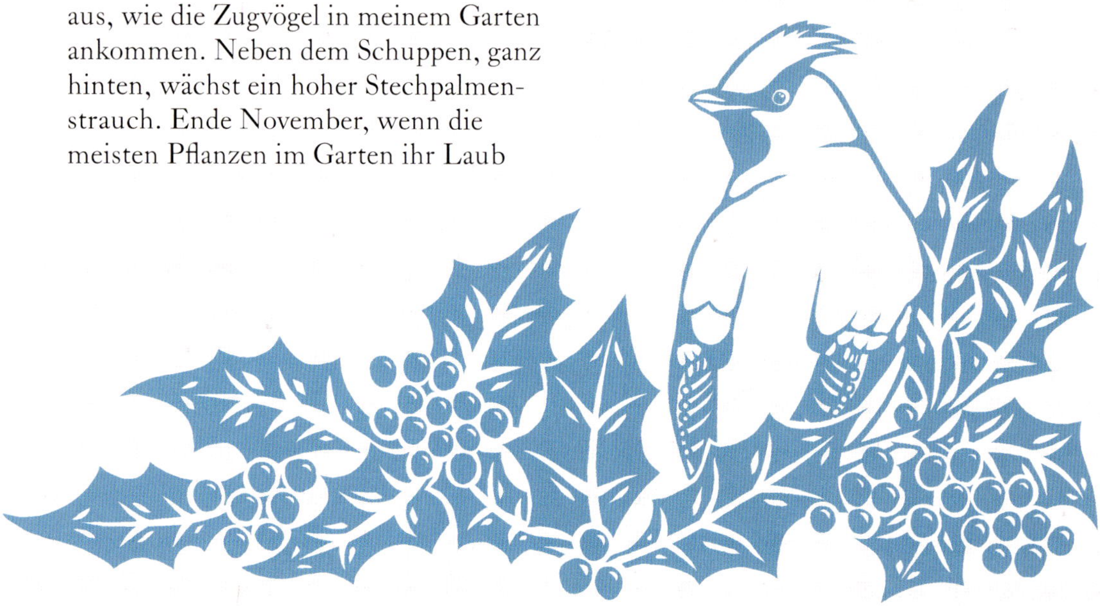

Haus, weil es sie faszinierte, dass sie ihre Blätter behielten und damit die Rückkehr des Frühlings verhießen. Ein mächtiger, heiliger Baum, der in einer Zeit der Klarheit wächst. Das neue Jahr steht vor der Tür und damit die Aussicht auf Neues. In der römischen Mythologie markiert Janus das Ende des Alten und den Beginn des Neuen – der zweigesichtige Gott des Anfangs und des Endes, der Türen und des Übergangs vom Krieg zum Frieden. Seine Gesichter blicken in entgegengesetzte Richtungen, eines in die Vergangenheit, das andere in die Zukunft. Den Römern zufolge war Janus bei der Erschaffung der Welt selbst anwesend. Historischen Überlieferungen zufolge hat der Monat Januar seinen Namen vom Gott der zwei Gesichter. Wie passend! Das Alte loslassen und zum Neuen aufbrechen, für immer wachsen und sich verändern, wenn wir es uns nur erlauben.

In dieser Stille leuchtet die Sonne auf den Stechpalmenblättern. Die Erde ist feucht und mit Pilzen gesprenkelt, das Laub verwandelt sich unter den Füßen in Mulch, und der Geruch von schlafendem Leben liegt in der Luft. Es herrscht Frieden in der Kälte. Die Natur erlaubt uns Rückzug und Ruhe. Nicht alles ist tot in dieser kahlen Landschaft, denn nichts lebt oder stirbt wirklich. Das Rad dreht sich immer weiter, und wir wachsen und verändern uns mit ihm. Und so wachsen auch die Stechpalmenblätter, die das ganze Jahr über hell schimmern. Ihre Blutbeeren glitzern im Sonnenlicht, benetzt vom auftauenden Frost, ein Beweis dafür, dass die Welt sich auch an den kältesten, dunkelsten Tagen weiterdreht.

REZEPT

## TEE ZUR WINTERSONNENWENDE

Die ultimative wärmende Mischung aus koffeinfreiem Rooibostee, reich an Antioxidantien und perfekt für die Winternächte. Hagebutten enthalten viel Vitamin C, Ingwer fördert die Durchblutung, und Kurkuma gilt als natürlicher Stimmungsaufheller. Lass den Tee 5–10 Minuten in frisch gekochtem Wasser ziehen, seihe die losen Bestandteile ab, und wenn du magst, süße ihn mit Honig.

- 1 TL rote Rooibosblätter
- 1 TL Hagebutten, frisch oder getrocknet
- 1 EL Ingwerwurzel, in Scheiben
- 1 EL Kurkumawurzel, in Scheiben
- 1 Scheibe Orange, frisch
- 1 Tasse frisch gekochtes Wasser

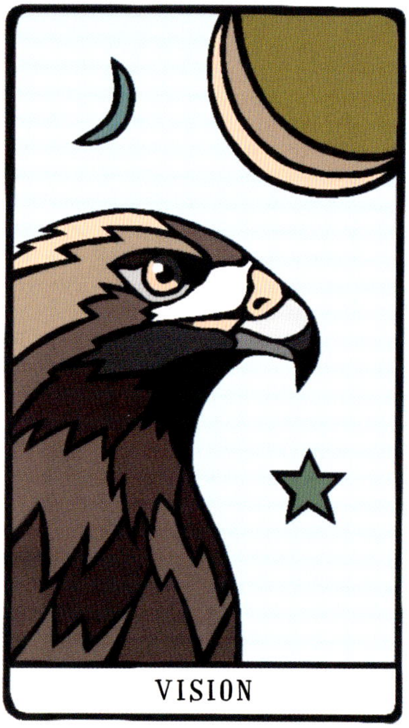
VISION

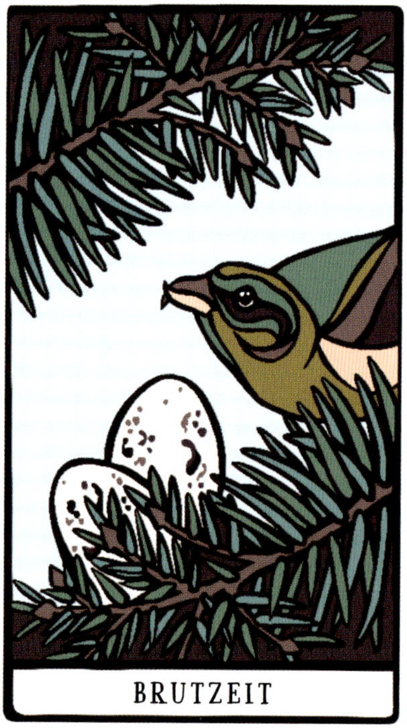
BRUTZEIT

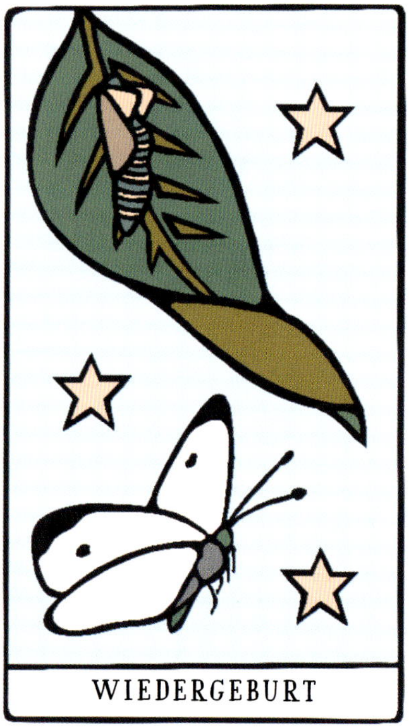
WIEDERGEBURT

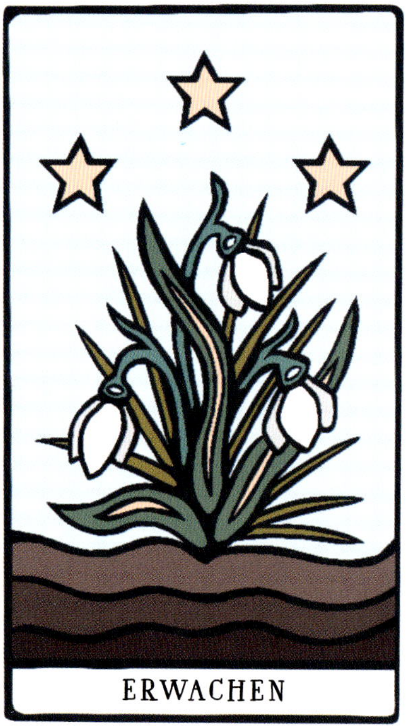
ERWACHEN

# Die Energie des Winters

Der Winter ist eine Zeit der tiefen Ruhe, auch wenn wir nicht nur schlafen. Mit Ausnahme von Igeln, Siebenschläfern und Fledermäusen halten die meisten Säugetiere hierzulande keinen Winterschlaf. Stattdessen ziehen sie sich zurück, werden langsamer, sparen Energie und nutzen die Gelegenheit, um sich auszuruhen, bis die Welt in den kommenden Monaten wieder erwacht. Der Winter ist keine Zeit für Faulheit oder Langeweile, sondern eine Zeit, in der man sich auflädt, so wie die Schneeglöckchen sich verstecken, bis das wärmere Wetter sie an die Oberfläche ruft.

## Vision

Da ist so ein Gefühl von etwas Neuem. Eine Chance, anders zu denken, neue Dinge auszuprobieren, auf Verhaltensweisen und Ideen aufzubauen. Was siehst du vor dir? Und was würdest du gern sehen? Stelle dir die Zukunft vor, in der du leben möchtest, und plane behutsam, wie du die nächsten Monate besser für dich nutzen kannst. Denke positiv und wisse, dass sich die Dinge, die du dir wünschst, nur verwirklichen lassen, wenn du aktiv etwas dafür tust.

## Brutzeit

Fichtenkreuzschnäbel gehören zu den Vögeln, die am frühesten im Jahr ein Nest bauen und ihre gesprenkelten Eier ausbrüten. Umarme die kalte Welt draußen und suche die Wärme in dir selbst, indem du Ideen ausbrütest, als wären sie deine kostbaren, zerbrechlichen Jungen. Kümmere dich um deine eigenen Gedanken und Ziele und halte sie in den letzten Wochen des Winters warm, bis sie im Frühling schlüpfen und die Welt endlich wieder zum Leben erwacht.

## Wiedergeburt

Der Kohlweißling überwintert als Puppe, bevor er im Frühjahr als Schmetterling schlüpft. Dies ist das letzte Stadium im Lebenszyklus des Schmetterlings, aber das kann nur geschehen, wenn die Raupe in den kalten, dunklen Tagen des Winters Schutz findet und sich ausruht. Wenn die Jahreszeit fortschreitet und die lange Nacht der Sonnenwende vergeht, bereite dich darauf vor, wie du wieder auftauchen möchtest. Denke daran, dass wir zart wie der Schmetterling sind und uns ausruhen müssen, bevor wir wieder in die Welt hinausspringen.

## Erwachen

Wenn der Frost taut und die Erde wieder zum Leben erwacht, schlüpfst du wie nach dem Aufwachen in den Vorfrühling. Gehe sanft und langsam vor, wenn das Licht hereinkommt. Überstürze nichts. Atme tief ein und nimm dir die Zeit, mit deinem Geist und Körper ins Reine zu kommen. Beobachte die ersten Blumen, die aus dem Boden sprießen. Lausche dem Wind, wenn er an den Bäumen zerrt und sie nach dem langen Winter ihre Glieder strecken.

# Der Landwirtschaftskalender

**NORDHALBKUGEL**

| | |
|---|---|
| **1. DEZEMBER** | ~ Erster Wintertag (meteorologisch) |
| **21. DEZEMBER** | ~ Wintersonnenwende |
| | ~ Julfest |
| | ~ Erster Wintertag (astronomisch) |
| **5. JANUAR** | ~ Wassail |
| **ANFANG JANUAR** | ~ Plough Monday |
| **1. FEBRUAR** | ~ Imbolc-Fest |

# First Footing

In der schottischen und manxischen Tradition gibt es an Silvester (auch Hogmanay genannt) den Brauch, den »ersten Schritt« zu feiern. Der »first footer« ist die erste Person, die am Neujahrstag nach Mitternacht ins Haus kommt und Geschenke verteilt, die Glück für das kommende Jahr bringen sollen, z. B. Shortbread, Whisky oder Kohle als Symbol für ein warmes Feuer. Traditionell war es am besten, wenn der »first footer« ein dunkelhaariger Mann war, während blonde Männer eher Pech brachten – möglicherweise rührt dieser Glaube aus alten Ängsten vor einer Wikingerinvasion. Auch Frauen galten als unglückliche »first footer«, vielleicht weil man sie mit der Cailleach in Verbindung brachte, der alten Göttin des Winters und des Todes, die nur anklopfte, um die Hausbewohner:innen in Gefahr zu bringen.

# Früchte der Jahreszeit

Achte in der dunklen Jahreszeit auf Winterpilze und erste grüne Triebe.

### LILASTIEL-RÖTEL-RITTERLING

Diese hübschen Pilze haben einen lila Stiel und wachsen von Ende November bis Januar auf Spielplätzen, in Parks und auf Weideland.

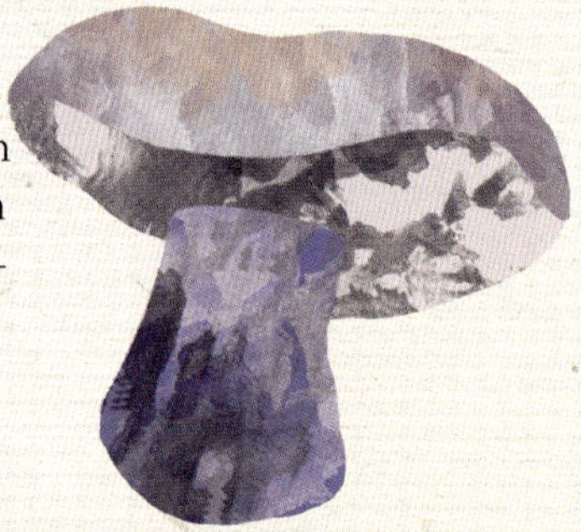

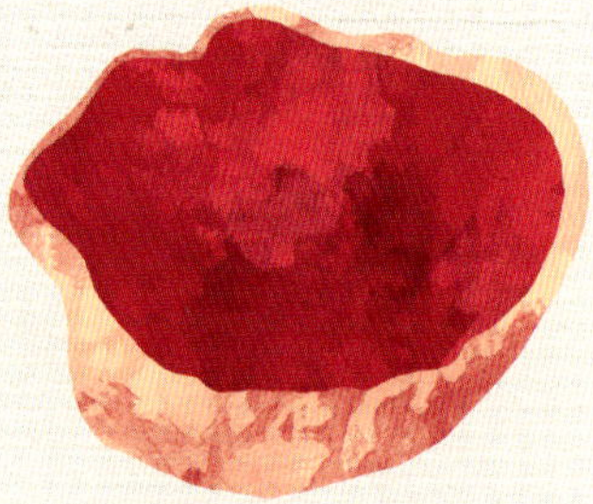

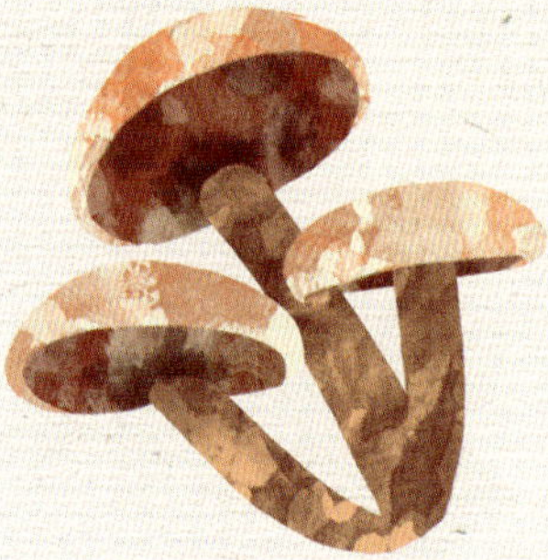

### SAMTFUSSRÜBLINGE

Mit ihren leuchtend orangefarbenen Kappen sind diese Kolonien schleimiger Pilze im tiefen Winter leicht zu erkennen. Sie wachsen auf abgestorbenen Bäumen wie Ulmen, Eschen, Buchen und Eichen.

### SCHARLACHROTER ELFENBECHER

Der Legende nach tranken Waldelfen Morgentau aus diesen roten, tassenförmigen Pilzen, die im späten Winter auf verrottenden Stöcken und Laub wachsen.

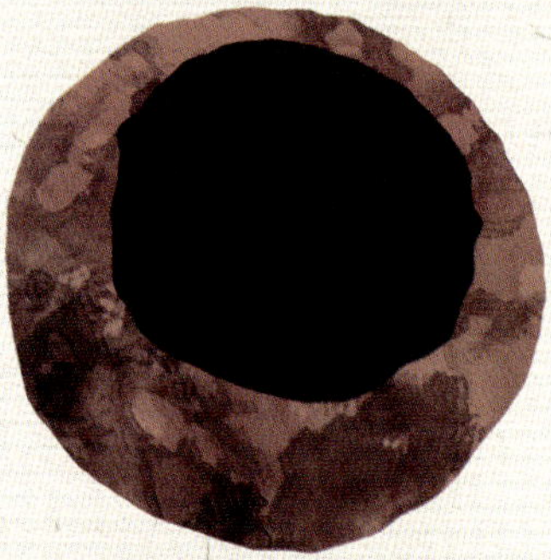

### SCHWARZER BULGAR

Ein Winterpilz, den man oft auf dem Totholz von Eichen findet. Diese gummiartigen, schwärzlich-braunen Scheiben sehen ein bisschen wie schwarze Gummibonbons oder Lakritzknöpfe aus.

### STECHPALMENBEEREN

Der Volksmund sagt, dass eine Fülle an Stechpalmenbeeren für einen eisigen Winter spricht – eine gute Nachricht für die Vögel, denn dann haben Rotkehlchen, Amseln und andere Drosseln die ganze Saison über zu essen.

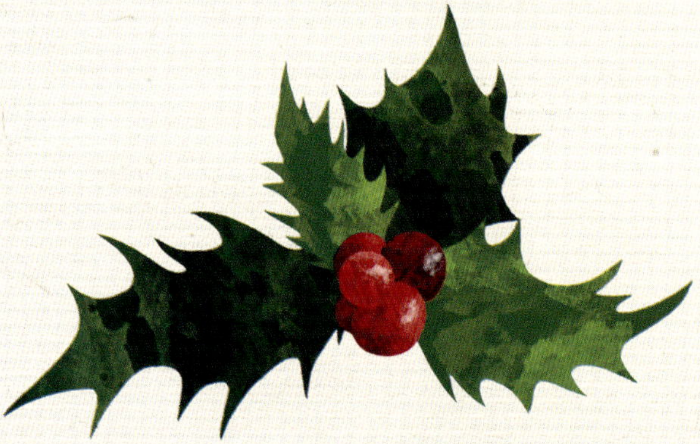

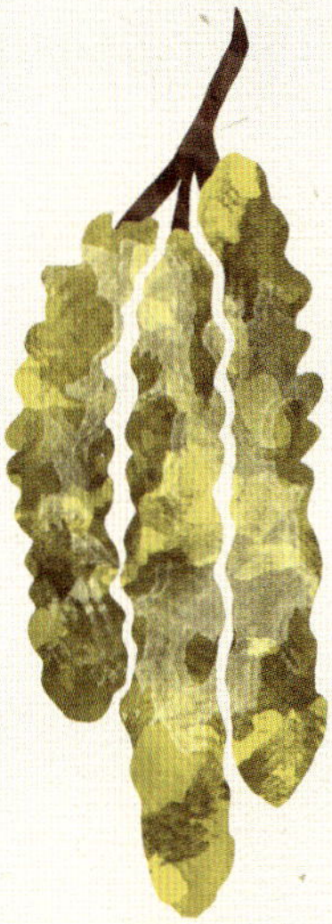

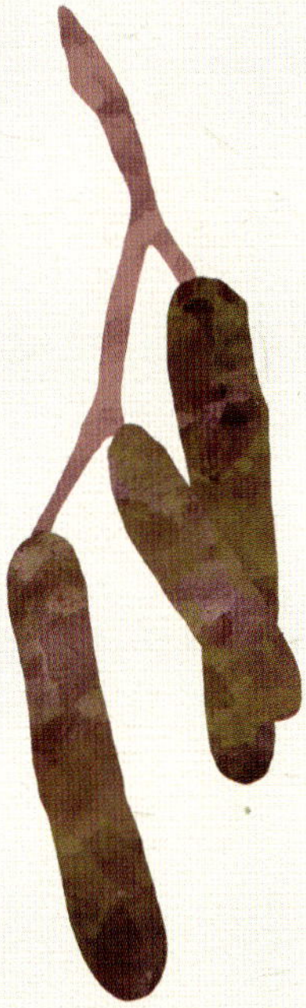

### HASELKÄTZCHEN

Schau mal nach Büscheln gelblicher Kätzchen, den männlichen Blüten des Haselnussbaums, die ab Januar von den Zweigen herabhängen.

### ERLENKÄTZCHEN

Auch die Erlenkätzchen sind zunächst grün, bevor sie gelb werden. Die Kätzchen bestäuben die weiblichen Blüten, aus denen später braungrüne Zapfen erwachsen.

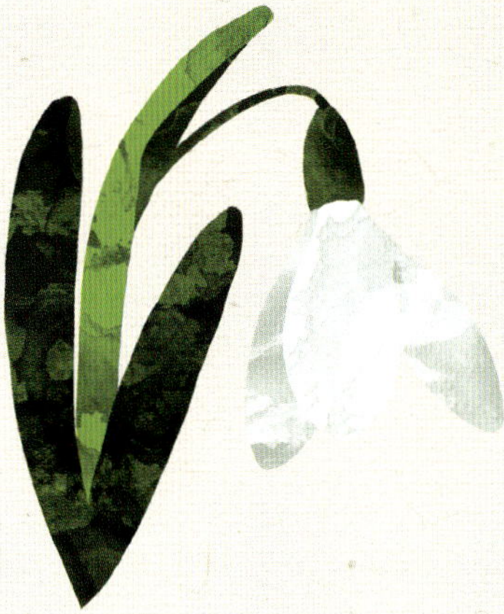

### SCHNEEGLÖCKCHEN

Diese winterharten Blumen sind ein erstes Zeichen dafür, dass sich der Winter dem Ende neigt.

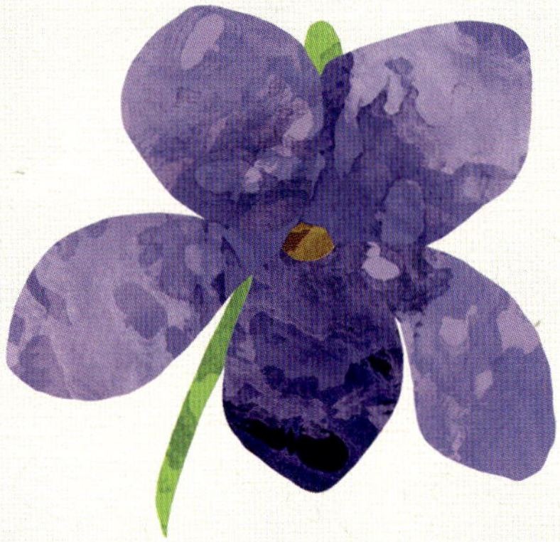

### SCHLÜSSELBLUME

Eine weiterer Frühblüher und eine wichtige Nahrungsquelle für aus dem Winterschlaf erwachende Bestäuber, insbesondere Zitronenfalter und kleine Schildpattfalter.

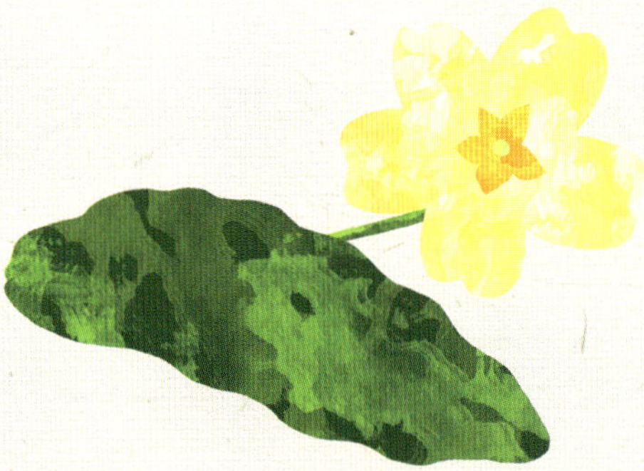

### VEILCHEN

Ab dem Spätwinter sprenkeln die sattvioletten Blütenblätter der Veilchen den Waldboden, auch sie sind eine wichtige Nektarquelle für Bienen und Schmetterlinge.

# Was gibt es zu essen?

Selbst mitten im Winter gibt es eine Menge frische Lebensmittel, von erdigen Pilzen und Wurzelgemüse bis hin zu blättrigem Grünzeugs und dicken Kürbissen. Alle stecken voller Vitamine und Mineralien, sodass wir uns das ganze Jahr über gesund ernähren und warme, nahrhafte Mahlzeiten genießen können. Im Dezember, wenn wir das Julfest und die Wintersonnenwende feiern, beginnt die Festtagszeit mit aromatischem Ofengemüse, herzhaften Puddings und süßen Früchten, während die späteren Monate uns die ersten Frühlingsfrüchte sowie Grünzeug und Zwiebeln bescheren. Winter ist auch die beste Zeit, um frische Milch, Käse und andere Milchprodukte zu genießen – eine wichtige Fettquelle, um uns bis zum Frühling warm zu halten.

### DEZEMBER

Äpfel, Birnen, Brunnenkresse, Chicorée, Cranberrys, Grünkohl, Karotten, Kartoffeln, Kastanien, Knollensellerie, Kohlrüben, Kürbis, Lauch, Mangold, Pastinaken, Pilze, Quitten, Rosenkohl, Rote Bete, Rotkohl, Schwarzwurzeln, Sellerie, Steckrüben, Topinambur, Weißkohl, Winterkürbis, Wirsingkohl, Zwiebeln

### JANUAR

Äpfel, Birnen, Chicorée, Frühlingskohl, Frühlingszwiebeln, Grünkohl, Karotten, Knollensellerie, Kürbis, Lauch, Pastinaken, Pilze, Rosenkohl, Rote Bete, Rotkohl, Schwarzwurzeln, Sellerie, Steckrüben, Topinambur, Weißkohl, Wirsingkohl, Zwiebeln

### FEBRUAR

Äpfel, Birnen, Frühlingskohl, Frühlingszwiebeln, Grünkohl, Karotten, Knollensellerie, Kohlrüben, Kürbis, Lauch, Pastinaken, Pilze, Purple-Sprouting-Brokkoli, Rote Bete, Rosenkohl, Rotkohl, Schwarzwurzeln, Topinambur, Weißkohl, Wirsingkohl, Zichorie, Zwiebeln

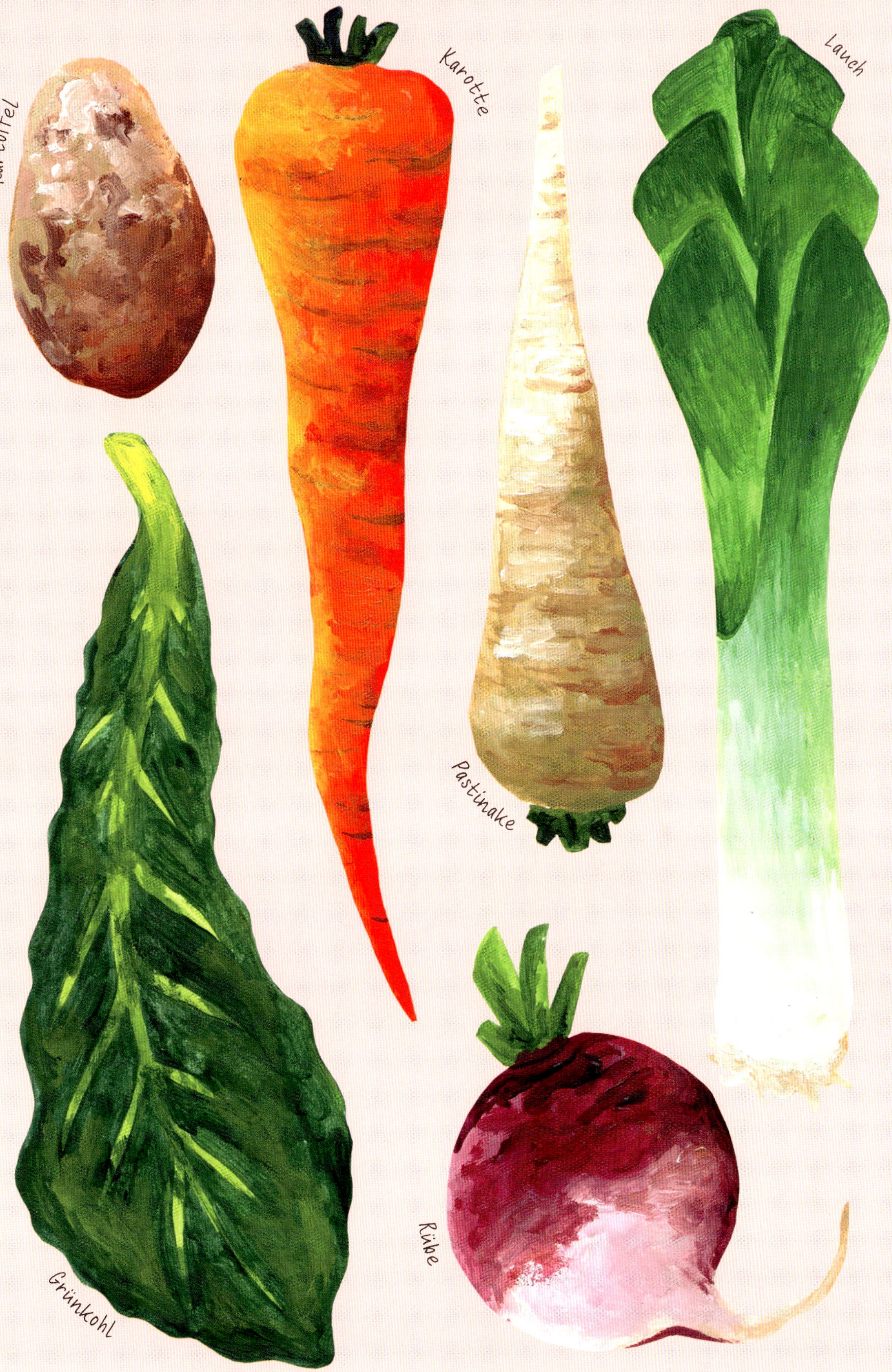
Kartoffel
Karotte
Lauch
Pastinake
Grünkohl
Rübe

# Der Wintergarten

Wer im Winter sät, wird im Frühjahr mit einer reichen Ernte belohnt. Die Bepflanzung der sonst leeren Beete hilft, den Boden zusammenzuhalten und Erosion zu verhindern, insbesondere bei starkem Regen. Mit der Investition in ein Wärmegewächshaus kannst du im Winter noch mehr Pflanzen anbauen, z. B. Auberginen und Chilischoten.

**Saubohnen** – Säe sie im Dezember aus, um schon im Mai oder Juni zu ernten. Sind die Temperaturen mild, kann man sie gleich draußen aussäen. Danach keimen und schlummern die Samen, bis sie im Frühjahr anfangen zu wachsen. Wenn es kälter ist, decke sie mit Vlies oder einer Haube ab oder lass sie auf der Fensterbank keimen.

**Knoblauch** – Pflanze die Knoblauchzehen bei mildem Wetter in gut durchlässigem Boden. Bei kalter Witterung oder hartem Boden kannst du die Zehen in Gewächshausschalen bis zur Auspflanzung im Frühjahr aufbewahren. Knoblauchzehen sind widerstandsfähiger als Samen und sollten daher auch kältere Perioden überstehen.

**Grünkohl** – Auch wenn Grünkohl ein robustes Gemüse ist, sät man ihn im Winter am besten drinnen aus, da die Außentemperaturen wahrscheinlich zu niedrig sind, als dass die Samen keimen könnten. Stelle die Sämlinge bis zur Auspflanzung im Frühjahr auf eine sonnige Fensterbank.

**Feldsalat** – Feldsalat ist eine gute Wintersaat, die man am besten in einem unbeheizten Gewächshaus aussät. Die Blätter sprießen schnell und sind sofort essbar.

**Zwiebeln** – Der zweite Weihnachtsfeiertag ist traditionell der Tag, an dem man Zwiebelsamen aussät, die man drinnen im Topf vorziehen kann, bevor man sie im Frühling raussetzt.

**Mikrogrün** – Dies sind junge Keimlinge von Kräutern und Pflanzen, die in den wärmeren Monaten zu voller Größe heranwachsen würden. Züchte sie im Haus, um sie den Winter über zu genießen, denn sie sind kleine Geschmacks- und Nährstoffbomben.

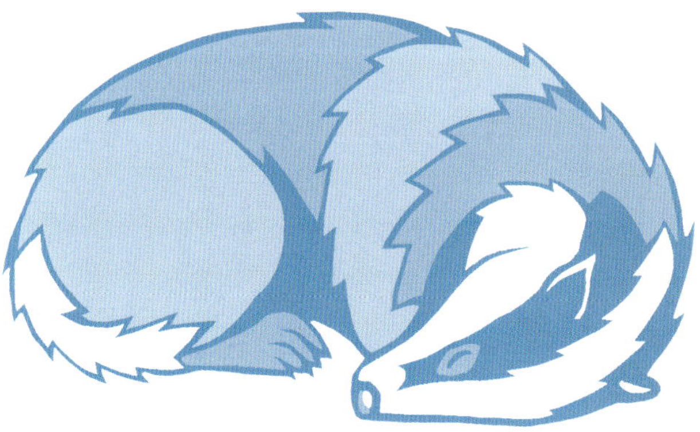

# Beetpflege

## Bedecke deinen Anbau

Wenn der Boden gefroren ist und du Gemüse wie Pastinaken, Lauch und Kohl ernten willst, bedecke den Boden mit Stroh. Das hilft beim Auftauen und erleichtert die Ernte.

## Beschneide Apfel und Birne

Beschneide Apfel- und Birnbäume im Dezember für einen höheren Ernteerfolg in der nächsten Saison. Strebe eine offen zentrierte, kelchförmige Krone mit gut verteilten Ästen an, sodass Licht und Wind alle Teile der Krone erreichen.

## Pflanze wurzelnacktes Obst

Im Gegensatz zu Bäumen im Topf werden wurzelnackte Fruchtbäume mit nichts außer einer Tüte um die Wurzeln verkauft und waren vermutlich bis kurz vor dem Kauf auf dem Feld. Dezember ist eine gute Zeit, um wurzelnackte Sträucher und Bäume zu pflanzen, da sie inaktiv sind und die Wurzeln nicht austrocknen, während sie an der Luft sind. Man sollte ihnen viel Zeit geben, sich im Boden breitzumachen, bevor sie im Frühling aufwachen.

## Bereite die Beete vor

Februar ist der perfekte Monat, um die Beete vor Frühlingsbeginn auf die Aussaat vorzubereiten. Belüften, Entwässern und Erwärmen des Bodens erleichtern das Wachstum. Verteile reichlich Kompost oder Mist zur Bodenanreicherung und investiere in eine Gartengabel oder einen Spaten, um den Boden zu bearbeiten. Eine gute Bewässerung mit dem Schlauch hilft dem umgegrabenen Boden, sich zu setzen.

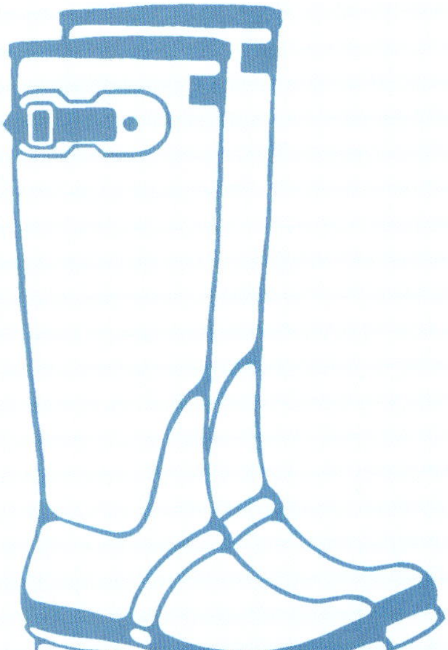

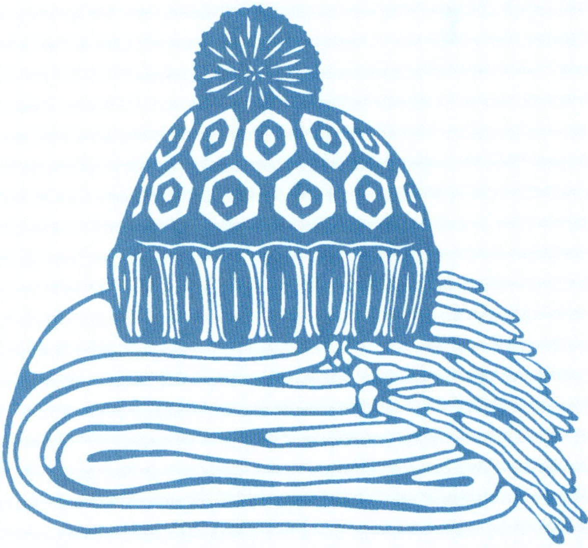

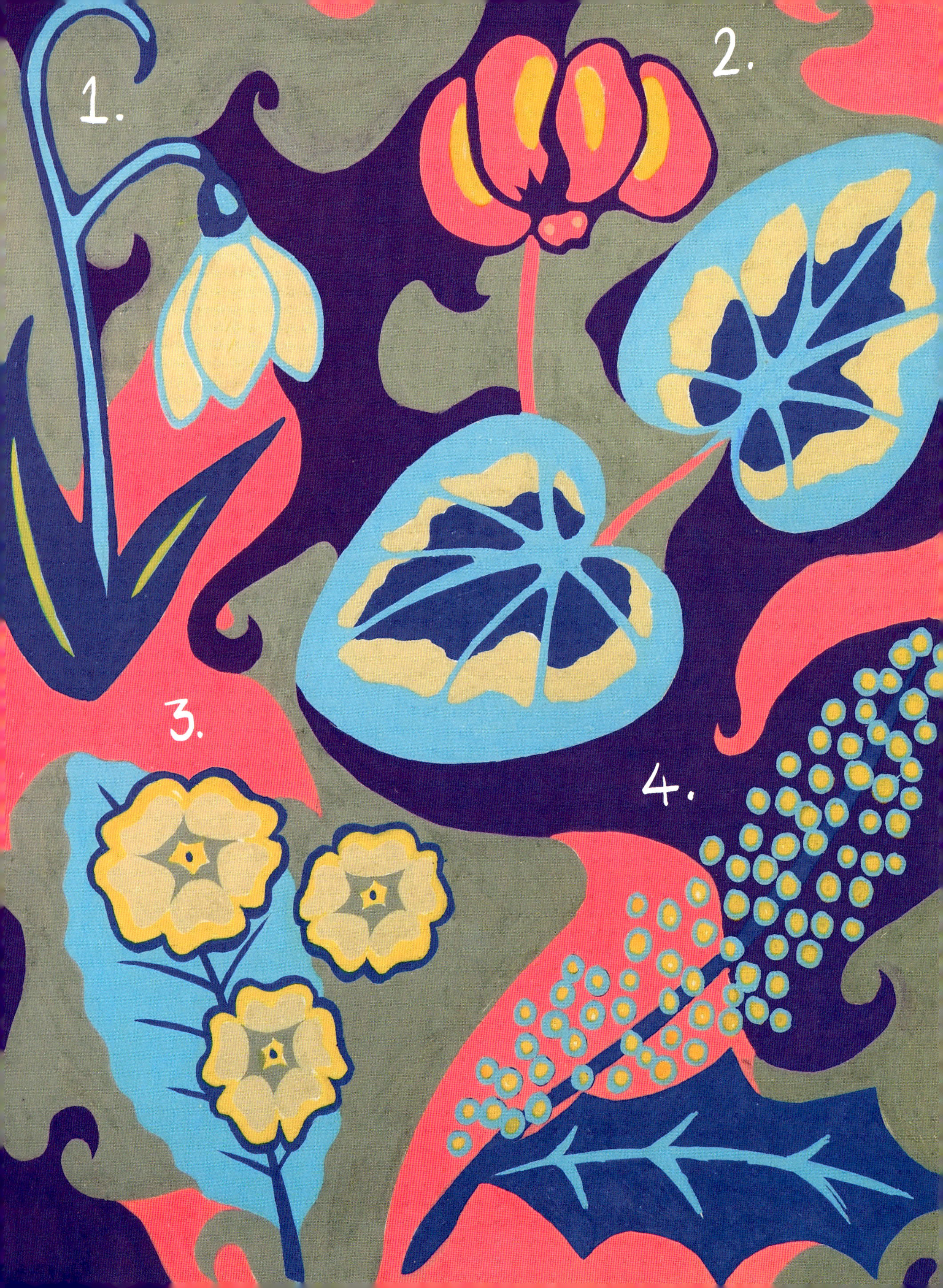
1.
2.
3.
4.

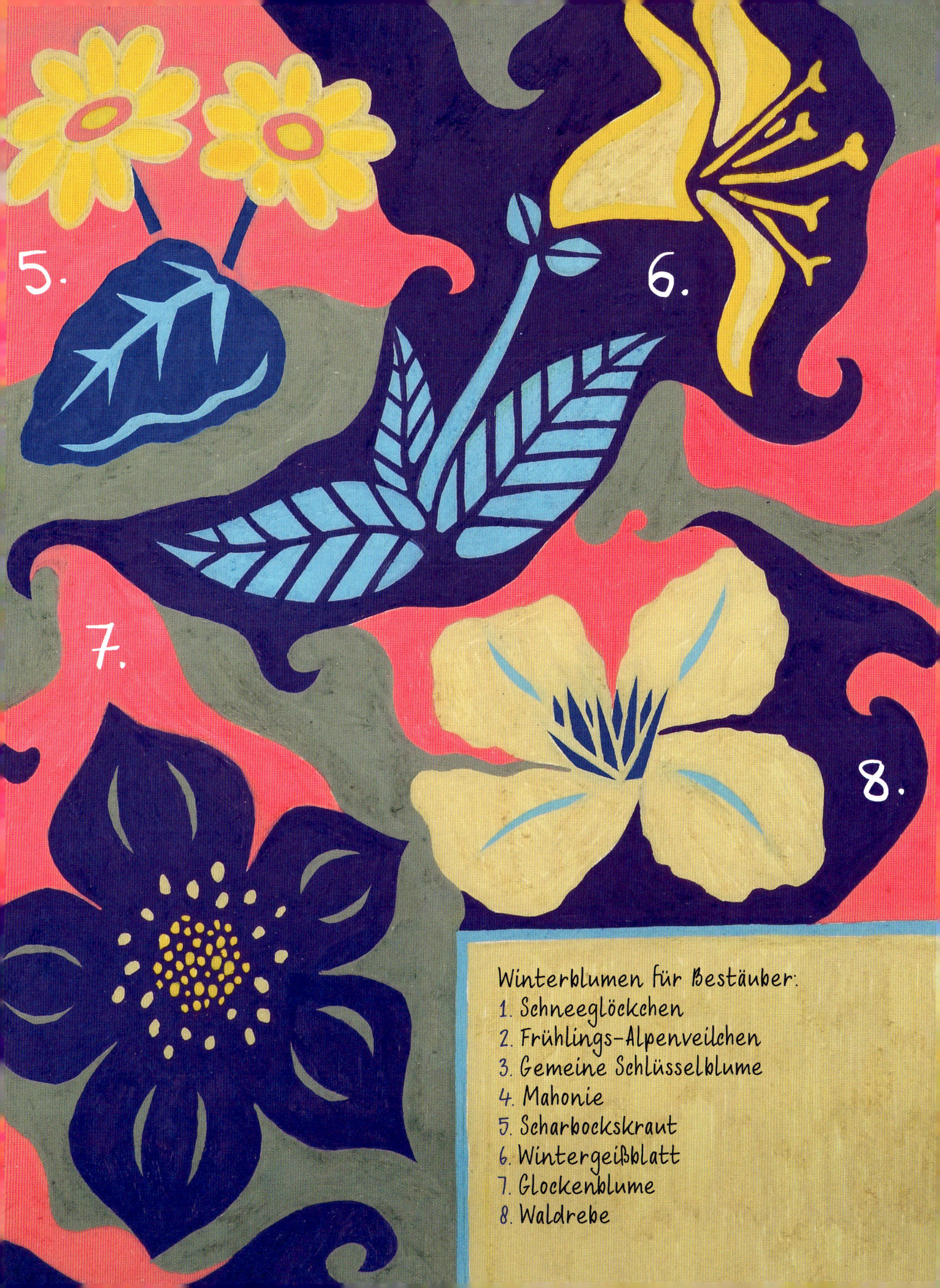


Winterblumen für Bestäuber:

1. Schneeglöckchen
2. Frühlings-Alpenveilchen
3. Gemeine Schlüsselblume
4. Mahonie
5. Scharbockskraut
6. Wintergeißblatt
7. Glockenblume
8. Waldrebe

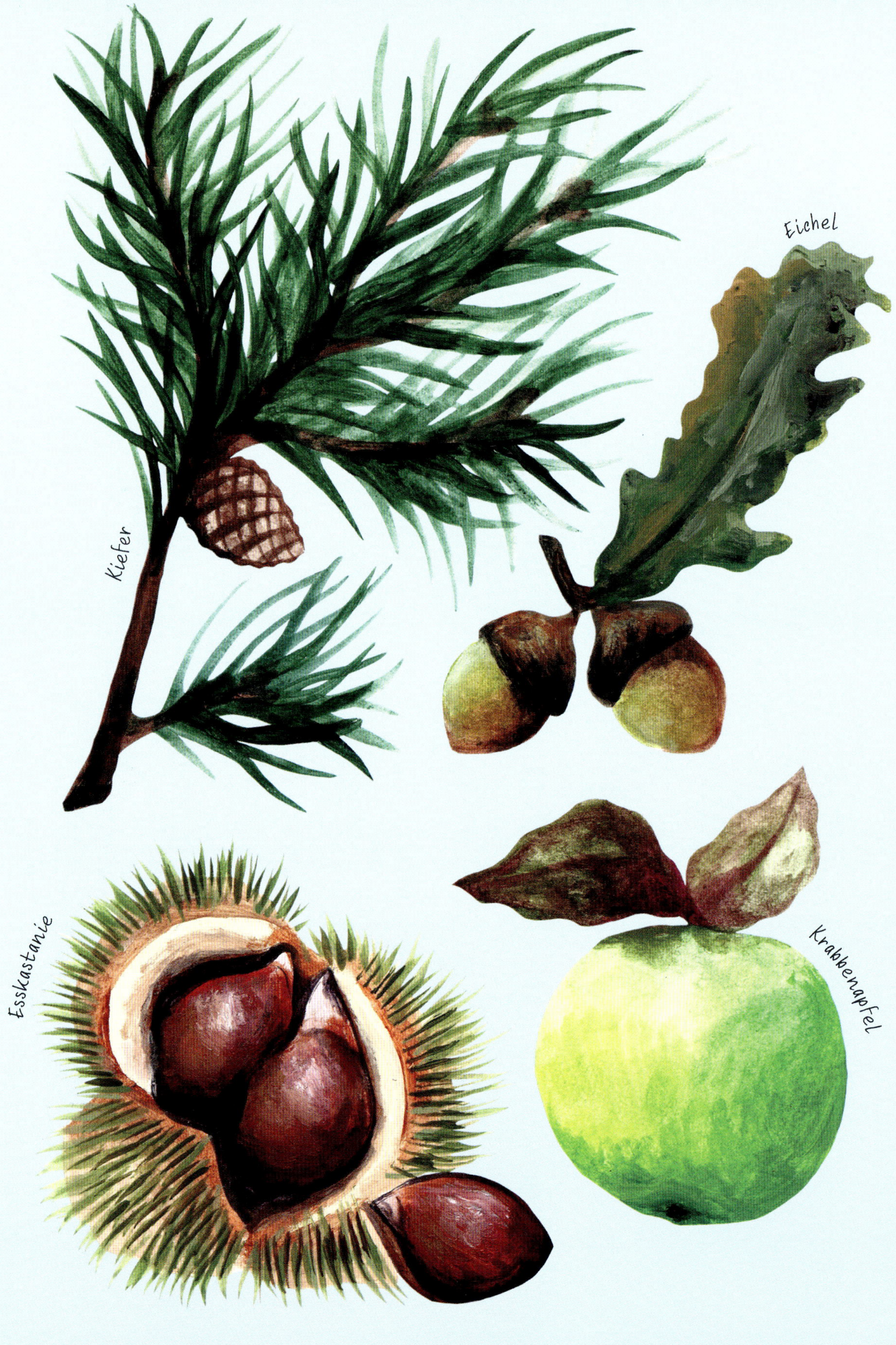
Kiefer
Eichel
Esskastanie
Krabbenapfel

# Nahrungssuche in der Natur

Die Winterlandschaft ist karger, aber es lässt sich eine Menge Essbares finden. Die meisten Hecken tragen noch ihre Herbstfrüchte, und wer genau hinsieht, findet auch Nüsse und Samen.

## Esskastanien

Mit Esskastanien sind für viele von uns schöne Kindheitserinnerungen verknüpft. Esskastanien tragen igelartige Hülsen, voll mit rötlich-braunen Nüssen, die zu Hunderten zu Boden fallen – nicht zu verwechseln mit Rosskastanien, deren Nüsse in harten, knubbeligen Hüllen stecken und nicht essbar sind. Ich liebe Esskastanien roh, aber sie enthalten Gerbstoffe, die sie trocken und bitter machen. Röste die Esskastanien über dem Feuer oder koche sie. Sie lassen sich auch pürieren und verfeinern Suppen, Eintöpfe und schokoladige Weihnachtskuchen.

## Kiefer

Anders als blühende Laubbäume vermehren sich Nadelbäume durch männliche und weibliche Zapfen, die Pollen abgeben und aufnehmen. In diesen Zapfen befinden sich kleine Kiefernsamen oder Nüsse, die durch Schütteln oder Trocknen der geschlossenen Zapfen, am besten in Kaminnähe, herausgelöst werden können. Man kann sie roh essen, aber besser noch schmecken sie geröstet zu Pesto, auf Suppen, Eintöpfe und Aufläufe gekrümelt, in Olivenöl getunkt oder mit heißem Wasser und Honig als Tee aufgebrüht.

## Eicheln

In Europa spielt die Eiche eine wichtige Rolle im Ökosystem Wald. Sie bietet Vögeln, Säugetieren und Insekten wie z. B. dem Purpur-Dickkopffalter im Süden Nahrung und Schutz. Zu Boden gefallene Eicheln sind kleine Schätze, wenn man mit Kindern spazieren geht, und auch ich freue mich jedes Jahr, wenn ich die vergrabenen Kostbarkeiten der Eichhörnchen in den Gemüsebeeten finde. Eicheln können bis zu 4 cm lang werden und stecken in einem schuppigen Becher. Wie Esskastanien enthalten sie Gerbstoffe, die sie bei falscher Zubereitung bitter machen. Vergrabe sie den Winter über in der Erde, damit die Gerbstoffe ausgelaugt werden, oder koche sie. Danach sind sie süßer und besser verdaulich. Ich habe sie mal geröstet und zu einer Kaffee-Alternative gemahlen, was man zu Kriegszeiten oft gemacht hat. Es war nicht so köstlich wie richtiger Kaffee, aber besser als nichts!

## Krabbenäpfel

Obwohl nicht ungewöhnlich, kann es schwierig sein, sie zu finden, da sie allein wachsen und oft die einzigen ihrer Art in einem ganzen Waldgebiet sind. Der Name rührt von ihrem »krabbeligen« Aussehen her, weil ihre Äste mit dem Wachstum knorrig werden und sich verdrehen. Die Früchte fallen als kleine, säuerlich-grüne oder rote Äpfel zu Boden. Roh schmecken sie nicht besonders gut, aber ihr hoher Pektingehalt macht sie zu einer tollen Zutat für Marmeladen und Gelees. Krabbenapfelgelee passt gut zu süßem Brot und Käseplatten.

# Die Tierwelt im Winter

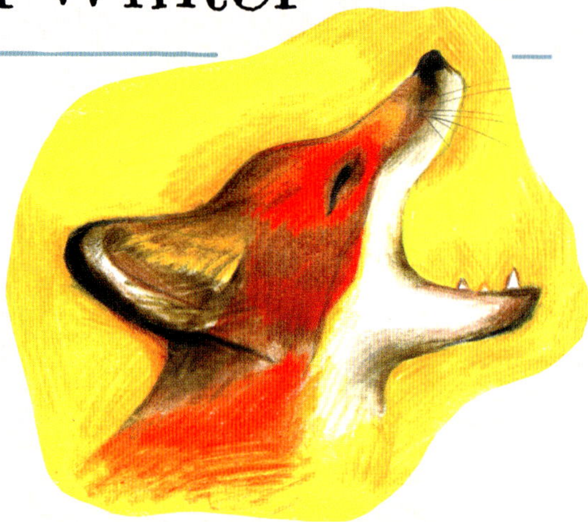

Draußen mag es verschlafen aussehen, aber an den kurzen, frostigen Tagen und in den langen, dunklen Winternächten lässt sich eine Menge entdecken.

## Weiße Hermeline

Nur eine Handvoll Tierarten hat die Fähigkeit, im Winter weiß zu werden. Dazu gehören das Schneehuhn, der Schneehase und das Hermelin. Von diesen drei Arten ist das Hermelin am weitesten verbreitet, obwohl nur die Tiere, die in nördlichen oder bergigen Regionen leben, den Wechsel von Kastanienbraun zu Weiß vollziehen. Das Winterfell des Hermelins ist bis auf die schwarze Schwanzspitze reinweiß. Als Georg VI. 1937 gekrönt wurde, ließ er rund 50 000 Hermelinfelle für sein Festtagsgewand importieren. Auch Königin Elisabeth II. trug Hermelin bei ihrer Krönung. Auf den Fotos sind die auffälligen schwarzen Schwanzspitzen der Tiere zu sehen, die die weißen Pelzränder des Gewandes unterbrechen. Nur Hermeline mit einem bestimmten Gen sind in der Lage, im Winter weiß zu werden. Wissenschaftler:innen glauben, dass dies nicht nur zur Tarnung im Schnee nützlich ist, sondern dass ein helleres Fell die Tiere auch wärmer hält. Denn durch das Fehlen von Melanin entstehen isolierende Luftpolster im Fell. Der Wechsel von braunem zu weißem Fell scheint durch die Verkürzung der Tage ausgelöst zu werden, wenn die Lichtmenge, die auf die Retina trifft, abnimmt.

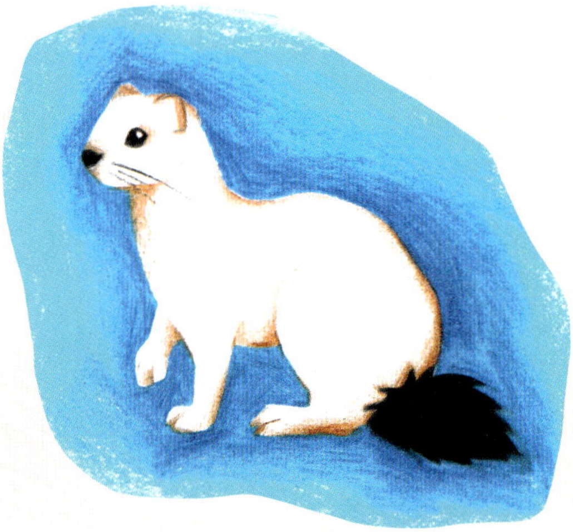

## Schreiende Füchse

Rotfüchse gehören zu den häufigsten Wildtierarten Europas. Daher ist es nicht verwunderlich, dass man ihnen begegnet, wenn sie über die Straße trotten oder sich einen Sonnenplatz auf dem Gartenschuppen gesucht haben. Aber in den Wochen nach Weihnachten ist die Wahrscheinlichkeit groß, dass man Füchse nicht nur sieht, sondern auch hört, denn dann beginnt die Balzzeit, und die Füchse kommunizieren mittels ohrenbetäubender Schreie. Sie machen einen solchen Krach, dass man manchmal denkt, etwas Schreckliches sei passiert. Fähen sind nur drei Tage im Jahr fruchtbar, üblicherweise im Mittwinter, daher nutzen die männlichen Füchse all ihre Kraft und Energie, um Nebenbuhler abzuschrecken und ein Weibchen anzuziehen. Zu dieser Show gehören sphinxmäßiges Anstarren, gegenseitiges Schubsen, das Stehen auf den Hinterpfoten, Absondern von Duftnoten und Krümmen des Rückens. Aber das markanteste Zeichen für die Paarungsbereitschaft ist ihr markerschütternder Schrei oder das rhythmische dreifache Bellen. In Folge werden im März die Jungen unter der Erde geboren und kommen später im Sommer nach oben.

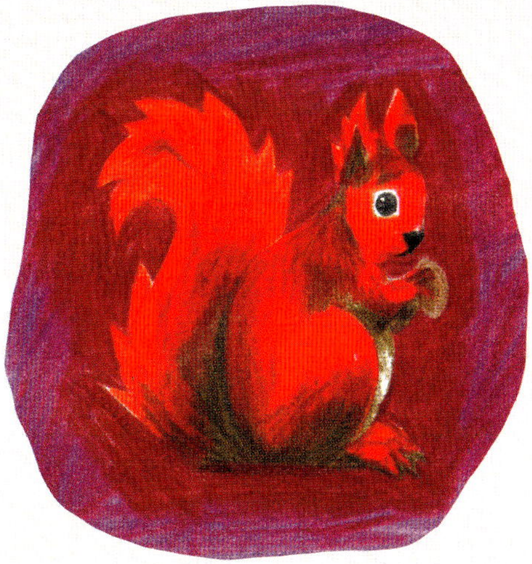

## Marienkäfer-Knäuel

Im Spätherbst und zu Beginn des Winters gehen viele Insekten in eine Art Winterschlaf, den man Diapause nennt, ihr Stoffwechsel wird langsamer, und ihre Temperatur sinkt. Ausgewachsene Marienkäfer tun dies, um die kalten Wintermonate ohne Nahrung zu überleben, indem sie sich in großen Gruppen von bis zu 1000 Individuen zusammenrotten. Einige suchen Schutz unter Baumrinde oder Laubstreu, andere finden warme Plätze in unseren Häusern. Das kann ein Problem sein, wenn die Heizung sie früh weckt, denn dann verbrauchen sie, solange es keine Nahrung gibt, ihre Energiespeicher und verhungern möglicherweise. Wenn du in diesem Winter einen Schwarm in deiner Wohnung findest, kannst du ihn vorsichtig mit einem Pömpel (einer Flasche zum Sammeln kleiner Insekten) oder einem weichen Künstlerpinsel an einen sichereren Ort bringen. Ideal ist ein frostfreier Platz im Freien, der nicht von Raubtieren heimgesucht wird, z. B. ein Schuppen, eine Garage oder ein Insektenhaus, das du auch leicht selbst bauen kannst.

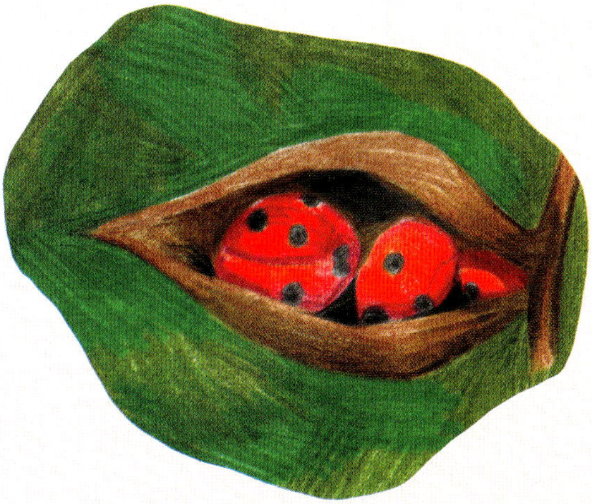

## Eichhörnchen in der Paarung

Die Paarungszeit von Eichhörnchen beginnt in den milden Januartagen. Sie machen das Beste aus dem schönen Wetter und jagen einander durch die Bäume. Diese »Balzjagd« kann sie über offenes Gelände, um Baumstämme herum und durch Äste führen und bietet die beste Chance, sie zu beobachten. Die Weibchen sind in jedem Zyklus nur einen Tag lang fruchtbar, weshalb oft mehrere Männchen miteinander konkurrieren. Die Jungen kommen nackt und blind auf die Welt. Wird die Mutter gestört, so trägt sie die Babys eins nach dem anderen im Maul in ein anderes Nest. Der Erfolg der Brutsaison hängt oft von der Ernte auf Eichen und Kiefern ab.

# Blick in den Himmel

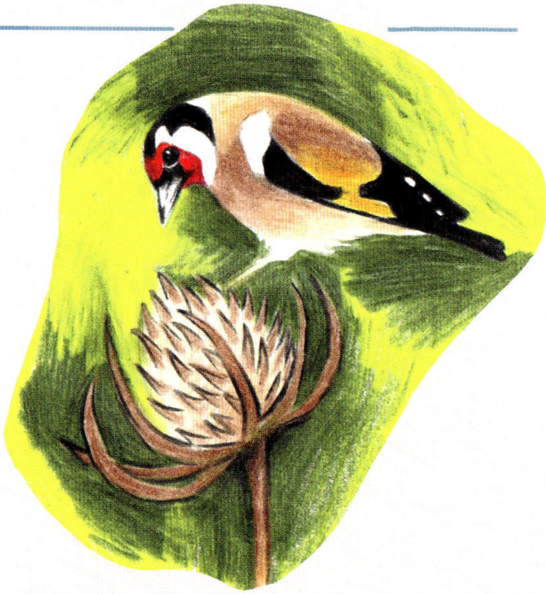

Für die zurückbleibenden Vögel, die der Kälte trotzen, ist der Winter eine Zeit zum Einrichten ihrer Reviere, für Zusammenhalt und Nahrungssuche.

## Waldkauzrufe

Es gibt eine Eulenart, die sich in den Wintermonaten besonders hervortut. Ab dem Herbst verbringen ausgewachsene Waldkäuze fast jede Nacht mit Schreien und Rufen, um ihr Revier festzulegen. Junge Vögel sind auf der Suche nach einem neuen Zuhause, ältere Vögel versuchen, ihr bisheriges zu behalten. Achte auf das charakteristische »Kuwitt-Huhu«-Duett von Waldkauzpaaren; die Weibchen rufen »Kuwitt«, die Männchen antworten mit »Huhu«. Obwohl überwiegend nachtaktiv, kann man Waldkäuze auch tagsüber entdecken, besonders wenn sie von ihren Schlafplätzen aus krakeelen. Die beste Zeit, sie zu beobachten, ist die Morgen- und Abenddämmerung, hauptsächlich in der Nähe von Wäldern, aber auch in Stadtparks, bewaldeten Gärten, Ackerland, Hecken und Gehölzen. Sie nisten am liebsten in Baumhöhlen, nutzen aber auch Nistkästen oder natürliche Nistplätze wie alte Krähennester, Baumstammgabeln, Eichhörnchen- und sogar Kaninchenhöhlen. Jedes Jahr gibt es nur ein Gelege, meist im Spätwinter, wenn die Reviere etabliert sind.

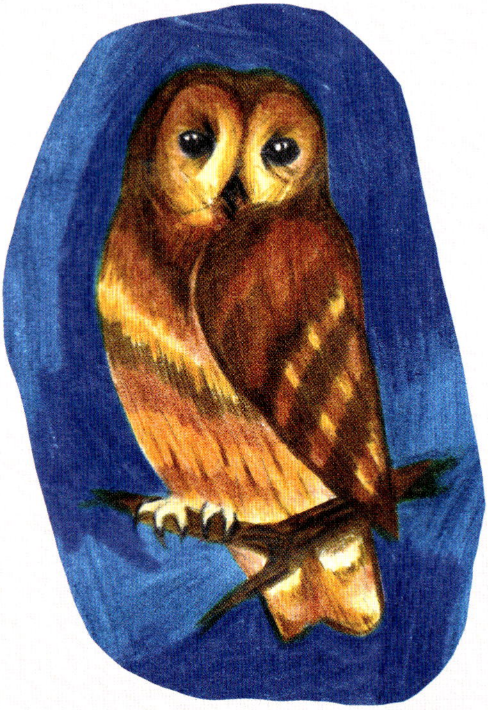

## Pickende Stieglitze

Im Sommer ist die Kratzdistel eine schöne Wildblume, die an Straßenrändern wächst und eine wertvolle Nektarquelle für Bestäuber bietet. Im Winter nimmt sie eine ganz andere Form an.

Die Samenköpfe trocknen aus und locken Vögel wie den Stieglitz auf der Suche nach Wintervorräten an. Dessen dünner Schnabel ist ideal, um die winzigen Samen zwischen den Ähren herauszuklauben. Die Pflanzen werden bis zu anderthalb Meter hoch, mit Dornen an den Stängeln und einem kegelförmigen Kopf, der sich im Winter braun färbt. Ihr auffälliges Aussehen macht sie zu einer Attraktion in wildtierfreundlichen Gärten, vor allem wenn sie sich vorsichtig von Samenkopf zu Samenkopf bewegen und die winzigen Samen herauspicken. Aufgrund dieses Verhaltens werden Stieglitze auch Distelfinken genannt. Mit ihrem scharlachroten Gesicht, dem gelben Flügelfleck und ihrem zwitschernden Gesang sind sie stets eine Quelle der Freude im grauen Winter.

## Starenschwärme

Starenschwärme gehören zu den größten Naturspektakeln. Sie sehen aus wie eine wirbelnde Wolke von Staren, die sich in den Herbst- und Wintermonaten versammeln, um Raubtiere abzuschrecken, die durch die schiere Anzahl der sich bewegenden Vögel verwirrt werden. Stare sind durch ihre schnelle Reaktionsfähigkeit in der Lage, sich in Sekundenbruchteilen zu drehen und die Richtung zu ändern. Diese Flugshows finden meist in der Morgen- und Abenddämmerung statt. Die größten Schwärme bestehen aus einheimischen Vögeln und Zugvögeln, die aus kälteren Gebieten Europas kommen und die heimischen Schwärme verstärken. So besteht für die einzelnen Vögel eine geringere Gefahr, von einem Raubtier wie Habicht, Sperber, Wanderfalke, Habicht und Turmfalke erwischt zu werden. Studien haben sogar gezeigt, dass sich die Tiere innerhalb des Schwarms hin und her bewegen, um ihre Zeit am Rand, der am meisten gefährdet ist, zu minimieren. Am beeindruckendsten sind die Starenschwärme zwischen November und Februar, besonders in Küstennähe.

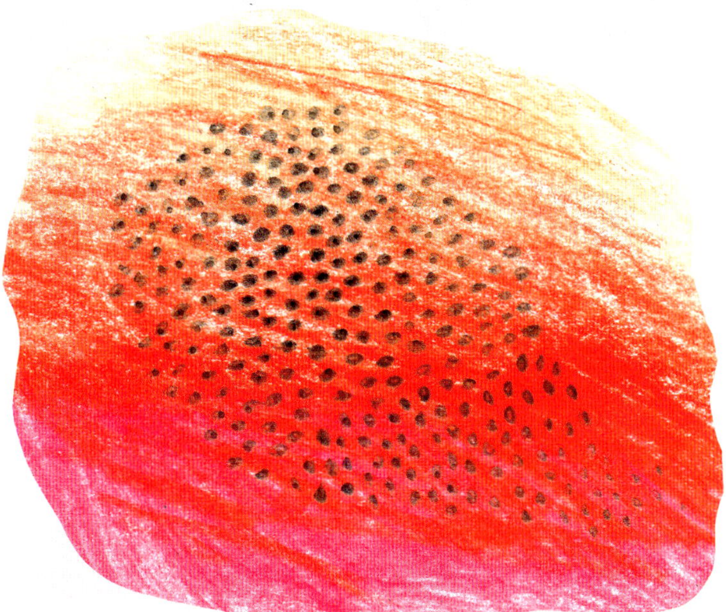

## Winterschwäne

In Großbritannien gibt es drei einheimische Schwanenarten, von denen zwei – Sing- und Höckerschwan – im Herbst ankommen, um zu überwintern. Tagsüber fressen sie auf landwirtschaftlichen Feldern Kartoffel- und Getreidereste, nachts schlafen sie auf dem offenen Wasser. Singschwäne sind ähnlich groß wie Höckerschwäne, haben aber große gelbe, keilförmige Schnäbel. Sie wandern von ihren Brutgebieten in Island ins Vereinigte Königreich, solange die Flüsse und Seen noch nicht zugefroren sind, und kehren im Frühjahr in einem einzigen Nonstop-Flug zurück. Ebenfalls auf dem Rückweg sind die Zwergschwäne. Sie sind kleiner als Singschwäne und ihre Schnäbel weniger gelb. Sie kommen aus ihren Brutgebieten in Nordrussland. Wegen der zunehmend wärmeren Winter wenden allerdings immer weniger Schwäne ihre Energie für die Überquerung des Kontinents auf, da sie unterwegs genügend Futterquellen finden. Nichtsdestotrotz sind die Zugschwäne in dieser Jahreszeit eine wunderschöne Erscheinung, wenn ihr weißes Gefieder im schwachen Wintersonnenlicht leuchtet.

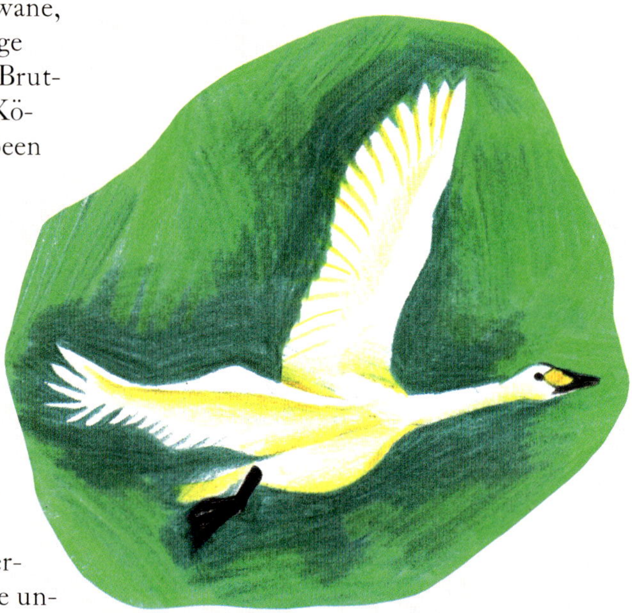

Zugschwäne sind eine wunderschöne Erscheinung in dieser Jahreszeit. Ihr weißes Gefieder leuchtet im schwachen Wintersonnenlicht.

# Inspiration für die Seele

## Bücher

**PROSA**

*Hercule Poirots Weihnachten* von Agatha Christie (1938)
*Die rätselhaften Honjin-Morde* von Seishi Yokomizo (1946)
*Schneeland* von Tove Jansson (1957)
*Das Winterbuch* von Tove Jansson (1957)
*Wenn ein Reisender in einer Winternacht* von Italo Calvino (1979)
*Der goldene Kompass* von Philip Pullman (1995)
*Der Nachtzirkus* von Erin Morgenstern (2011)
*Das Schneemädchen* von Eowyn Ivey (2012)
*Neuschnee* von Lucy Foley (2018)
*Animal Life* von Auður Ava Ólafsdóttir (2022)

**SACHBUCH**

*Die schlimmste Reise der Welt* von Apsley Cherry-Garrard (1922)
*Eine Frau erlebt die Polarnacht* von Christiane Ritter (1938)
*In die Wildnis* von Jon Krakauer (1996)
*In den Wäldern Sibiriens: Tagebuch aus der Einsamkeit* von Sylvain Tesson (2014)
*Überwintern. Wenn das Leben innehält* von Katherine May (2020)

## Filme & Serien

*Metropolitan: Verdammt, bourgeois, verliebt* (Regie Whit Stillmann, 1990)
*Batmans Rückkehr* (Regie Tim Burton, 1992)
*Cool Runnings – Dabeisein ist alles* (Regie Jon Turteltaub, 1993)
*Fargo* (Regie Joel Coen, 1996)
*Die Reise der Pinguine* (Regie Luc Jacquet, 2005)
*Snowpiercer* (Regie Bong Joon-ho, 2013)
*Höhere Gewalt* (Regie Ruben Östlund, 2014)
*The Revenant – Der Rückkehrer* (Regie Alejandro González Iñárritu, 2015)
*The Hateful Eight* (Regie Quentin Tarantino, 2015)
*I, Tonya* (Regie Craig Gillespie, 2017)

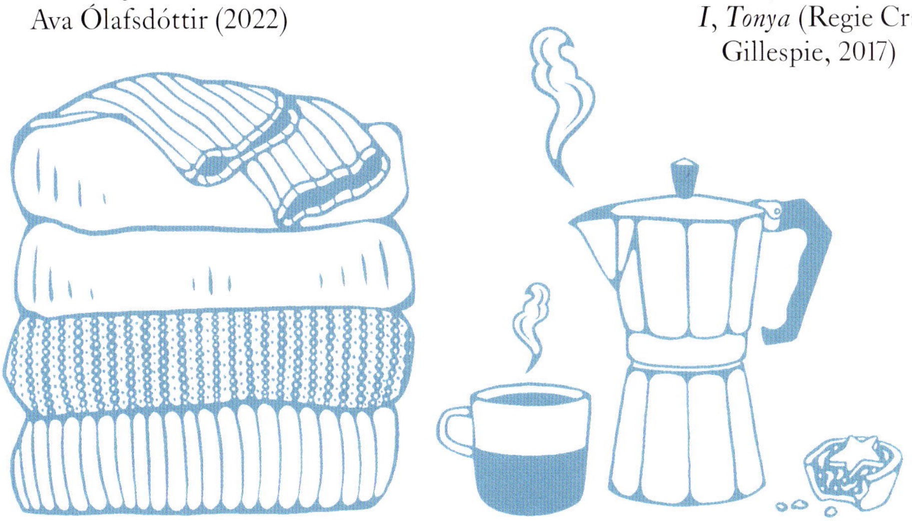

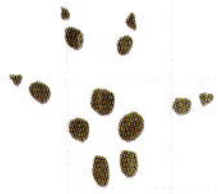

Waldmaus

*Apodemus sylvaticus*

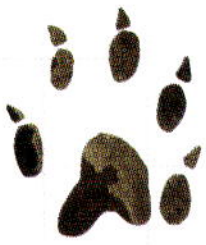

Mauswiesel

*Mustela nivalis*

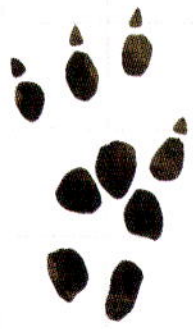

Wanderratte

*Rattus norvegicus*

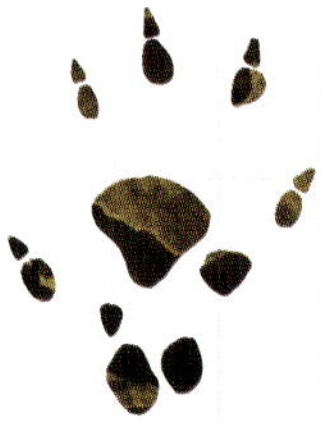

Braunbrustigel

*Erinaceus europaeus*

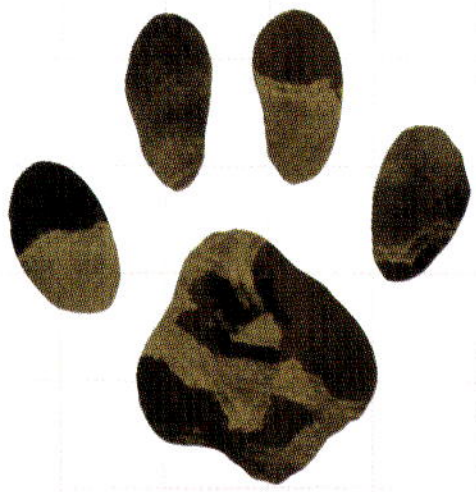

Hauskatze

*Felis catus*

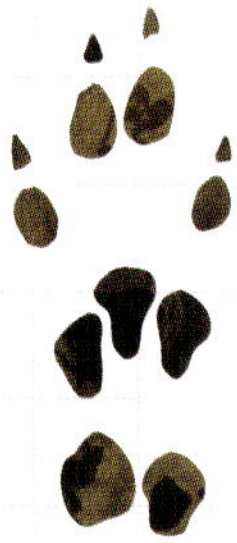

Grauhörnchen

*Sciurus carolinensis*

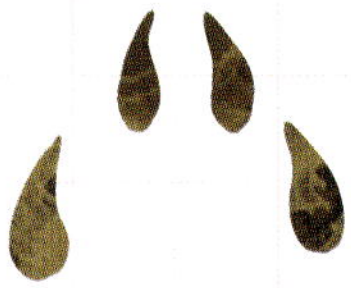

Wildkaninchen

*Oryctolagus cuniculus*

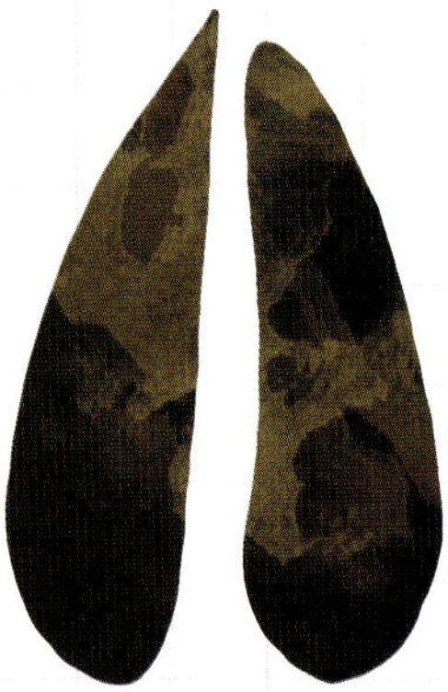

Zwergmuntjak

*Muntiacus reevesi*

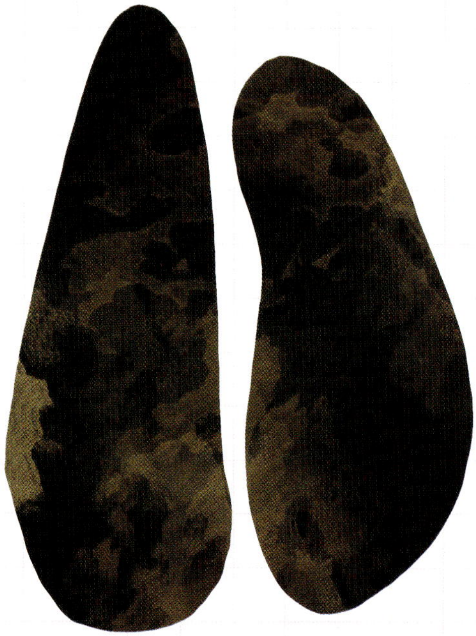

Hausschaf

*Ovis aries*

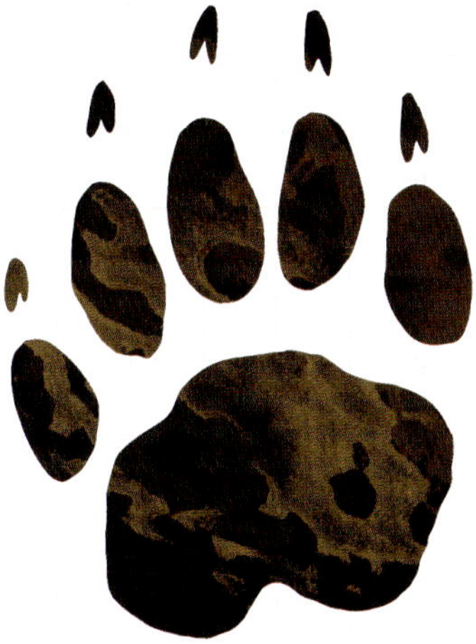

Europäischer Dachs

*Meles meles*

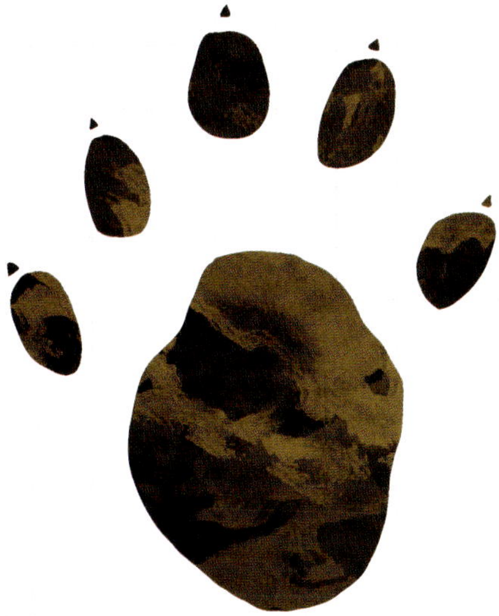

Fischotter

*Lutra lutra*

# Häufige Tierspuren

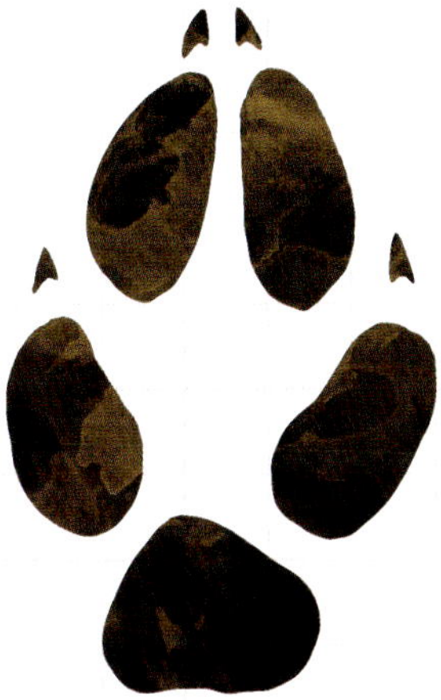

Rotfuchs

*Vulpes vulpes*

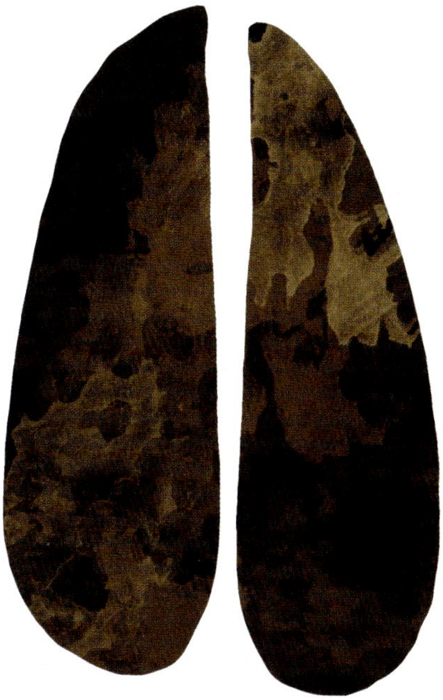

Damwild

*Dama dama*

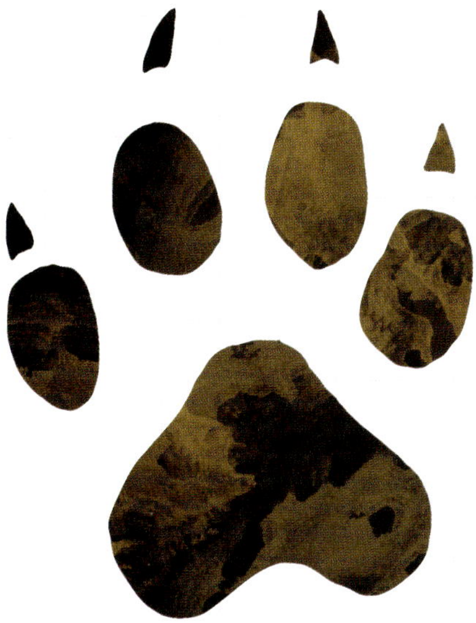

Haushund

*Canis familiaris*

# Rituale

## Feiern im Kerzenlicht

Am Abend der Wintersonnenwende, wenn die Nacht am längsten ist, schaltet man leicht unbedacht das Licht ein. Aber versuche mal, den Raum mit Kerzen oder Feuer zu beleuchten, um zu sehen, wie das deine Stimmung beeinflusst. Und wieso nicht mal eine ganze Nacht lang ohne künstliches Licht auskommen, ohne Handy, Computer und Fernseher, ohne Glühbirnen und Lampen, so wie es unsere Vorfahren Millionen von Jahren vor uns getan haben.

## Ein Salzbad nehmen

Ein warmes Bad mit aufgelöstem Bittersalz (auch bekannt als Magnesiumsulfat) kann deinem Körper und Geist einen kräftigen Energieschub geben. Bittersalz soll die Haut entgiften, Entzündungen lindern, Muskelkater lindern und bei Stress, Schlaf und Entspannung helfen. Nimm dir nach einem langen Tag Zeit für ein warmes Salzbad und zünde eine Kerze an; lass dein Handy in einem anderen Raum und konzentriere dich auf deine Gedanken und Ideen.

## Wildtierbäume schmücken

Der Winter kann für Wildtiere schwierig sein, vor allem wenn das Wetter extrem ist und Nahrung und Unterschlupf knapper werden. Wenn du Weihnachten mit einem echten Baum feierst, kannst du ihm auch eine Funktion als Futterstelle für Tiere geben. Stelle deinen Baum draußen in einen Topf, damit er stabil ist, und behänge ihn mit essbaren Tannenzapfen, die mit Schmalz und Vogelfutter gefüllt sind, einem halben Apfel oder einer halben Birne oder Kokosnuss voller Samen, Semmelbrösel und geriebenem Käse.

## Eine Nelkenorange basteln

Eine weihnachtliche Tradition, die bis ins Mittelalter zurückreicht, ist die Nelkenorange – im Grunde ein altmodischer Lufterfrischer. Ursprünglich waren es prächtige Kugeln aus Gold, Silber oder Holz, die mit Kräutern und Gewürzen gefüllt waren, um Krankheiten und Flüche abzuwehren. Später wurden sie aus Orangen und Nelken selbst gebastelt, die dann verschenkt und an Weihnachtsbäume gehängt wurden. Binde ein Band um eine frische Orange und befestige es mit einer Schleife. Stich Löcher in einem Muster deiner Wahl in die Orangenschale und stecke dann Nelken in die Löcher.

## Ein Weihnachtsscheit verbrennen

Das Weihnachtsscheit bestand traditionell aus Eschenholz, groß genug, um an den zwölf Tagen des Weihnachtsfestes zu brennen. Das verkohlte Holzscheit wurde aufbewahrt und zum Anzünden des Weihnachtsscheits im nächsten Jahr verwendet. Heutzutage haben nur wenige von uns einen so großen Kamin, um ein Holzscheit zwölf Tage lang brennen zu lassen, aber du kannst das Ende des Holzscheits aus der Sonnwendnacht aufheben, um damit das Sonnwendfeuer im nächsten Jahr zu entzünden. Oder du bewahrst den Stummel einer Weihnachtskerze auf, um damit die Kerze des nächsten Jahres zu entzünden.

# Winterdekoration

## Jahreszeitenkranz

Stechpalmenblätter und -beeren
Zimtstangen
Nadelbaumzweige
Krabbenäpfel

## Mistelzweige

Sammle eine Handvoll Mistelzweige und binde sie mit einem bunten Band zusammen. Hänge sie an Decken und Türöffnungen auf, um einen Kuss anzulocken! Wenn du keine Haustiere oder Kinder hast, kannst du auch Mistelbeeren einbinden. Sie sind hübsch, aber ihr Verzehr ist giftig.

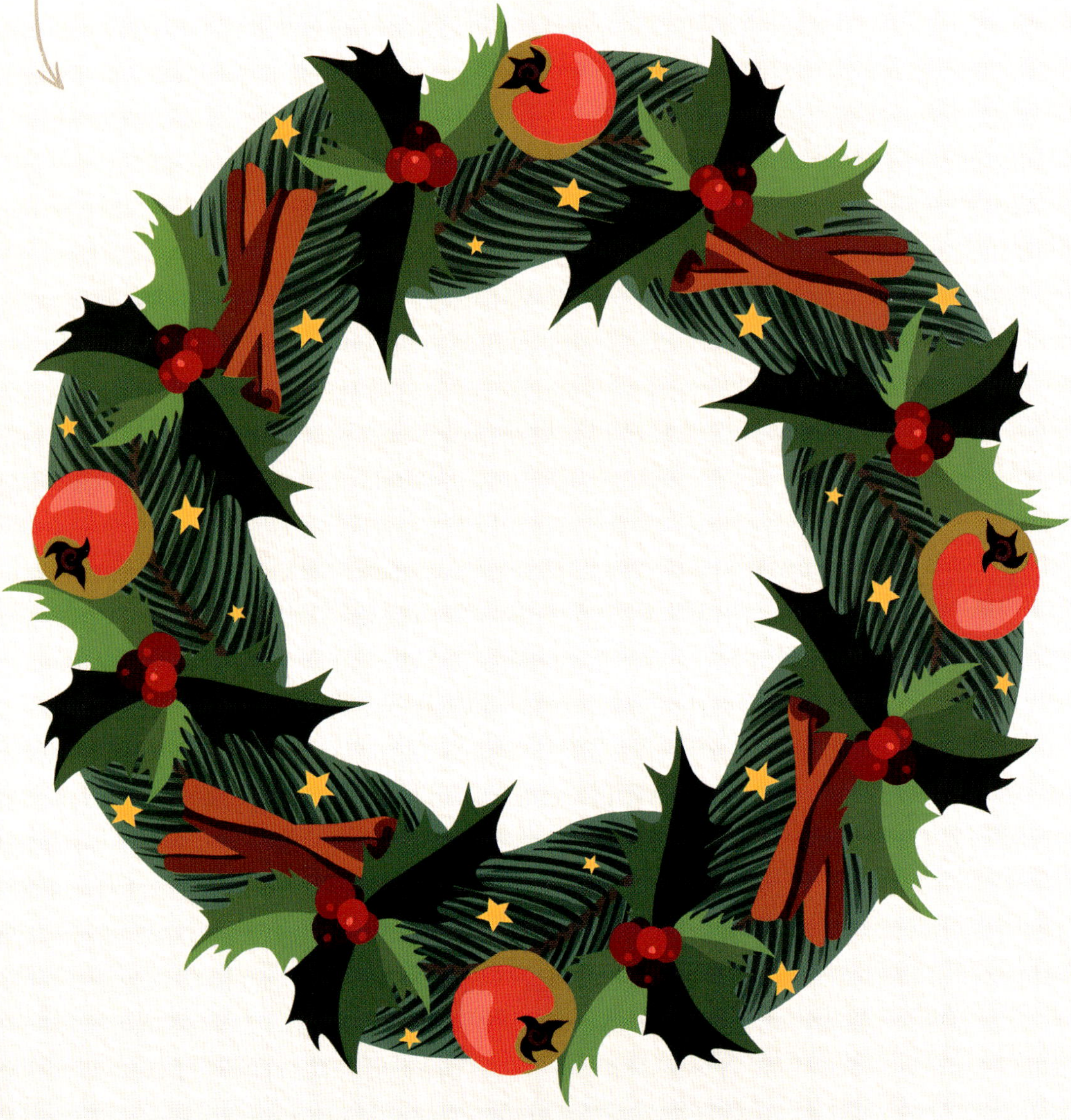

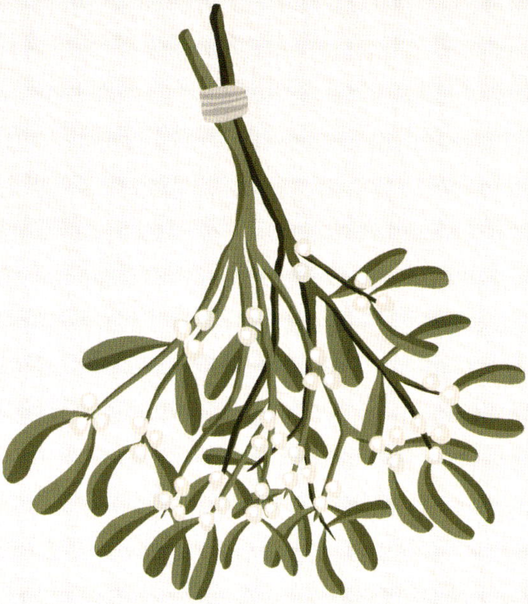

## Getrocknete Zitronen

Schneide ein bis zwei Orangen, Limetten oder Zitronen in dünne Scheiben. Lege sie in einer einzigen Lage auf ein Backblech und backe sie bei 110 °C (90 °C Umluft) etwa zwei Stunden lang, bis sie fest und trocken sind. Wende sie nach der Hälfte der Zeit einmal. Nach dem Trocknen lässt du sie abkühlen, fädelst sie auf Schnur oder Band und hängst sie im Haus auf.
Du kannst auch noch getrocknete Nelken oder Zimtstangen dazugeben.

## Weidensterne

Schneide im Spätherbst einen meterlangen Stiel von einer Weide oder Hartriegel. Halte den Stiel am dicken Ende und bastele den Stern anhand der Abbildung. Binde dann das Ende mit einem Bindfaden zusammen, damit der Stern nicht verrutscht. Stelle ihn in eine Vase oder hänge ihn an eine Schleife.

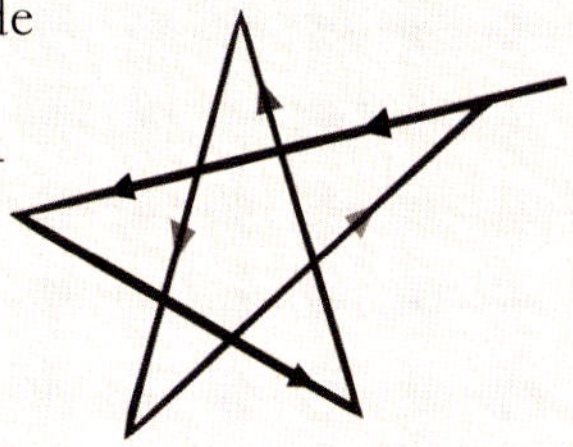

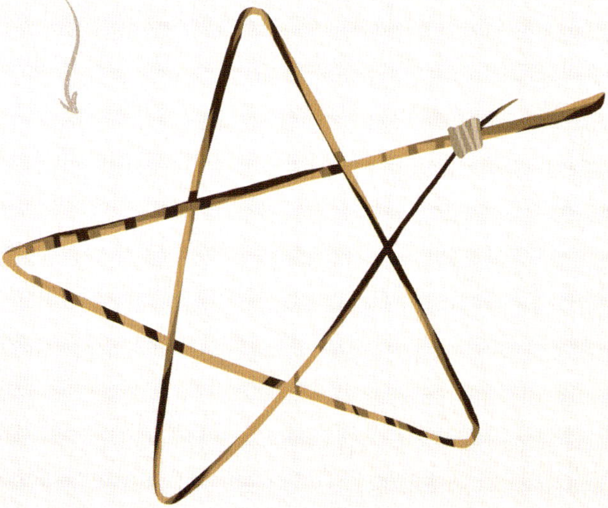

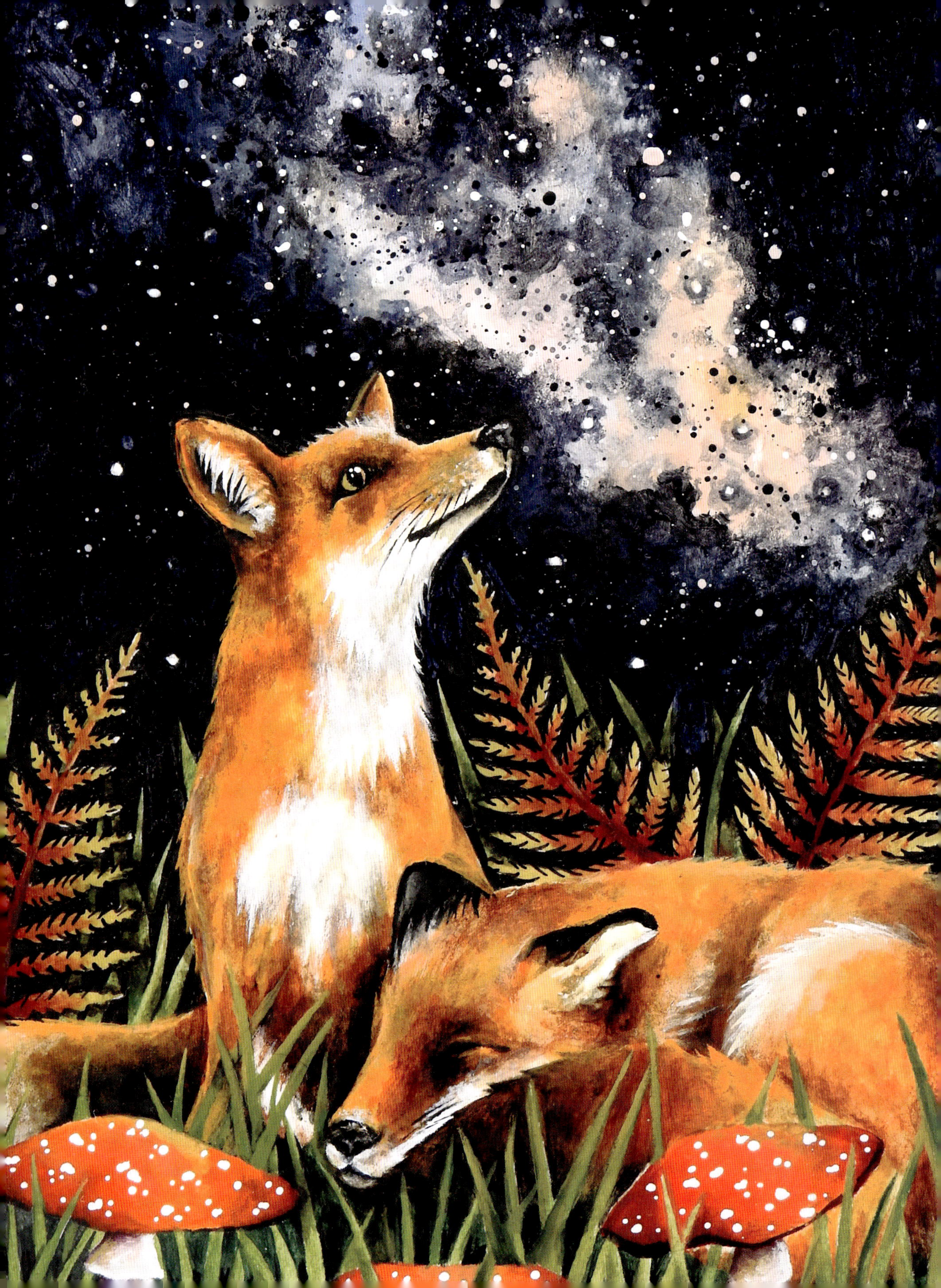

# Das Imbolc-Fest

Das Imbolc-Fest ist auch als Tag der heiligen Brigida bekannt, an dem das Erwachen der Erde gefeiert wird. Für Christ:innen ist es der Festtag der irischen Schutzpatronin (auch wenn, wie so oft bei christlichen Traditionen, Sankt Brigida von der heidnischen Göttin Brigid stammt, einer der mächtigsten im keltischen Pantheon). Traditionell wurde Imbolc am Vorabend des 1. Februar begangen, wenn sich die Gläubigen auf den Besuch von Brigid vorbereiteten, indem sie ein Bildnis aus Haferstängeln und Binsen anfertigten, einkleideten und über Nacht in einen Korb legten. Am nächsten Tag wurden Kerzen, Lampen und Freudenfeuer angezündet als Zeichen für die Rückkehr der Sonne. Man suchte heilige Brunnen und Quellen auf, um Reinheit und Fruchtbarkeit zu bekunden, und spritzte sich Wasser auf die nackte Haut.

In einem Jahr gingen meine Familie und ich am Tag von Imbolc an einem klaren, kalkhaltigen Kreidefluss entlang, der sich auf seinem Weg zum Meer durch das Dorf East Meon schlängelte. Der Meon fließt sanft durch Hampshire, bis er den kleinen Hafen von Hill Head erreicht, wo er sich in den salzigen Solent ergießt. Feuerstein-Pfeilspitzen und Messer aus eiszeitlichen und angelsächsischen Siedlungen wurden hier ausgegraben, und man glaubt, dass schon die Kelten den Meon als Hafen genutzt haben. Als die Römer um 43 n. Chr. eintrafen, bauten sie eine große Festung, die später als Portchester Castle bekannt wurde, um ihre Garnison zu schützen und den Hafen von Portsmouth gegen Eindringlinge zu verteidigen. Im Mittelalter wurde die Gegend zu einem florierenden Seehafen, in dem Getreide aus Hampshire gegen französischen Wein getauscht wurde, bevor man sich anderen profitablen Branchen wie dem Schiffsbau, dem Erdbeeranbau, der Herstellung von Schornsteintöpfen, Ledergerberei, Töpferei und Ziegelherstellung widmete. Der Ton wurde für die Herstellung der berühmten Fareham-Red-Ziegel genutzt, aus denen die Londoner Royal Albert Hall erbaut wurde.

Aber wir waren 20 Meilen vom Hafen entfernt; 20 Meilen vom Meer, in einem ruhigen Dorf, wo wir, auf einer Steinmauer am Fluss sitzend, Zaunkönige und Meisen beobachteten, die über das mit Brombeerranken bewachsene Ufer flogen. Und während der Rest der Welt schlief, schauten wir zu, wie der Fluss alles in Bewegung hielt. Wir sahen eine graue Bachstelze auf der Suche nach Insekten die Mauer entlangfliegen. Ihr gelber Unterschwanz leuchtete beim Vorbeitanzen wie ein Zitronenbonbon. Ein Stück weiter wurde unsere Aufmerksamkeit auf einen rotkehlchengroßen Vogel gelenkt, der hinter der Bachstelze gelandet war und ins Wasser hinunterspähte. Er war schiefergrau, im Nachmittagslicht jedoch fast blau, und hatte einen roten Schwanz, der wie eine Sirene leuchtete. Ein schwarzer Gartenrotschwanz! Ein winterlicher Besucher im südlichen England, der später zum Brüten nach Europa fliegen würde. Er huschte zwischen Ziegeln und Ufer hin und her, hinauf zur Stechpalme und wieder hinunter zu einer Pfütze, auf der Suche nach etwas Wichtigem.

Nur ein paar Wochen später würde diese Pfütze mit dem Regen größer werden. Unsere Flüsse würden mineralien- und sauerstoffreiches Wasser von den Bergen hinunter zum Meer transportieren. Es ist ein Kreislauf ohne Anfang und Ende, nur endlose Momente der Begegnung. Ein Gartenrotschwanz, der in einer Pfütze landet; Wellen, die sich am Ufer brechen; tauendes Eis auf meiner Windschutzscheibe; die Gischt von Bergwasserfällen. Kein Anfang und kein Ende, nur die süße Energie der Existenz, die von einer Form in die andere übergeht.

Ich stand auf und entdeckte ein Loch in meinen Gummistiefeln. So lange hatten sie gehalten, doch jetzt war über dem rechten Zeh ein Schlitz, durch den Wasser eindrang. Wasser wie Eis. Ich war von Kopf bis Fuß in Schichten eingepackt, warm und trocken, bis auf meinen rechten Fuß, der jetzt in einer grauen Pfützensuppe badete. Die Berührung von wildem Wasser hat seine eigene Note – der Geruch von nassem Hund und zermatschten Blättern, aber auch das unfassbare Gefühl, den ganzen Körper in den Fluss zu tauchen. Aufwachen bei wolkenlosem Himmel, das Sonnenlicht tanzt auf der Oberfläche des Flusses wie heißes Gold. Du läufst barfuß durch das Gras, deine Knöchel sind mit Tautropfen getränkt. Kaltes Wasser bis an die Schultern. Weiche Wedel, die sich um deine Füße winden. Sand, Kies und gallertartige Algen zwischen deinen Zehen.

Bald würde es wieder Frühling werden und dann Sommer, dieses ferne Paradies, die Luft erfüllt von Grillrauch und dem Duft frisch gemähten Rasens. Vielleicht würden wir ans Meer zurückkehren, um Chips zu essen, im Wasser zu paddeln und unsere Münzen in der Spielhalle zu verlieren. Vielleicht würden wir auch zum Minigolfplatz gehen oder mit dem Boot auf dem See fahren, wo jedes Jahr die Höckerschwäne brüten. Die Sonne würde auf dem Wasser glitzern und die Brise des Solent hereinwehen – so willkommen auf der nackten Sommerhaut. Aber jetzt, in diesem Moment, war die Welt still – bis auf den sich schlängelnden Fluss. Die einzige Bewegung in diesem gefrorenen Raum. Das war eine andere Art von Schönheit. Die Strenge des Lebens war auf dem Rückzug, bereit für die nächste Drehung des Rads. Der Frost bohrte seine Zähne in den Boden, färbte die Bäume im ersten Licht weiß und fädelte Perlen auf die Spinnennetze. Was lag in der tiefen Erde des Winters? Was schlief dort unten, unter dieser stillen Welt?

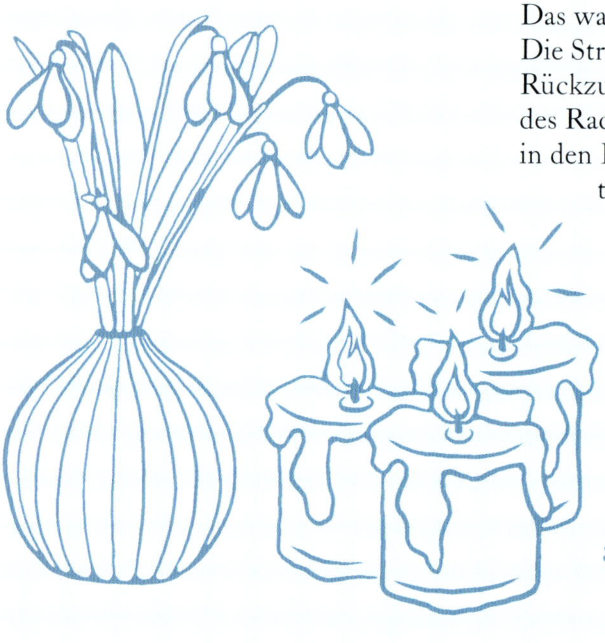

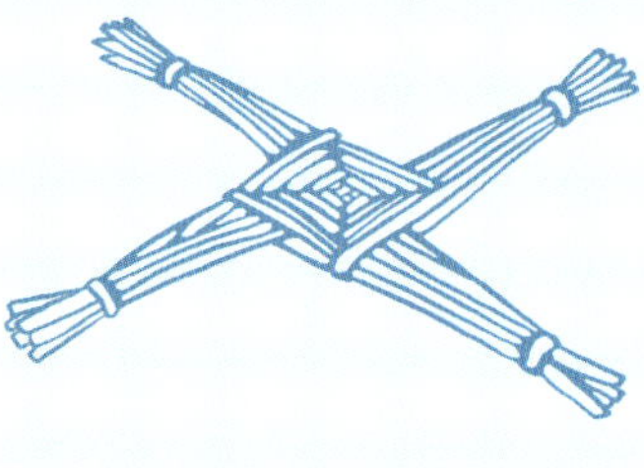

STRICKEN

# EINEN »TEMPESTRY-SCHAL« STRICKEN

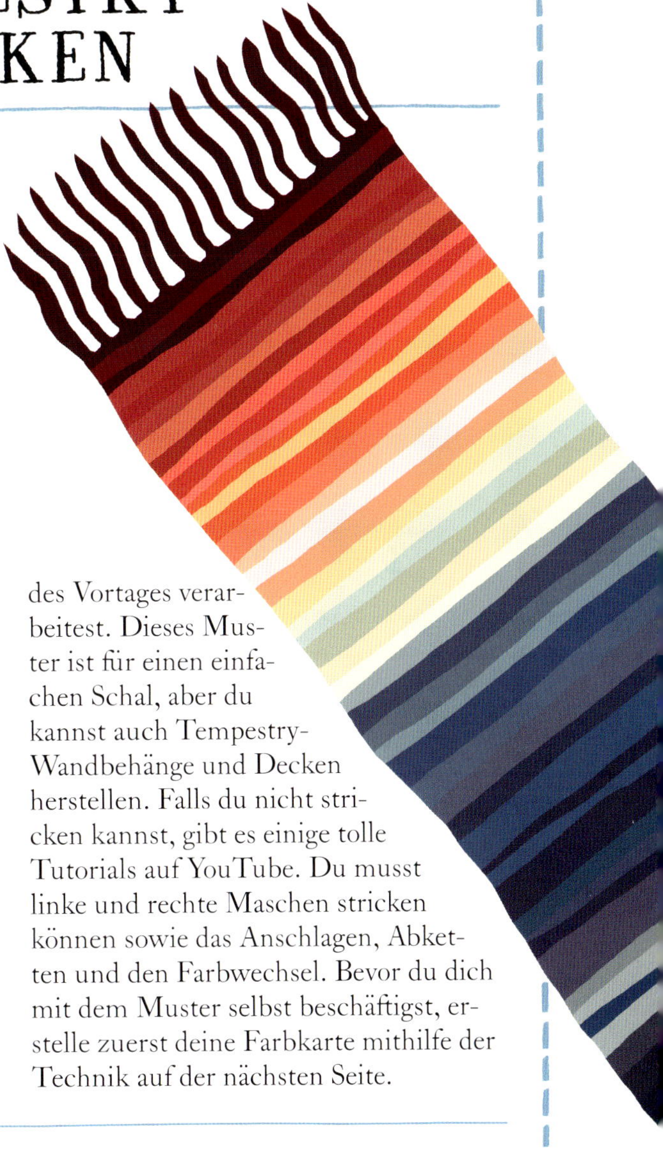

An einem kalten Winterabend gibt es nichts Schöneres, als zu stricken – aber dies hier ist nicht irgendein Strickprojekt! Es ist eine Möglichkeit, die sich verändernde Landschaft und unsere kollektive Geschichte durch Stricken und das Sammeln von Daten zu dokumentieren. Die ursprüngliche Idee hinter Tempestry (ein Kunstwort aus den englischen Begriffen »temperature« und »tapestry«, zu Deutsch »Teppich«) war es, Daten zur globalen Erwärmung durch Stricken und Häkeln visuell darzustellen. Das Projekt ist Teil einer wachsenden Bewegung, die sich Craftivism nennt und positive Veränderungen durch Kreativität vorantreiben will. Aber man kann auch eine bestimmte Zeit oder einen bestimmten Ort ehren, wie das Geburtsjahr eines Kindes. Die Idee ist, Temperaturdaten über ein bestimmtes Jahr, Jahrzehnt oder sogar Jahrhundert zu sammeln, sie in ein Farbspektrum zu übertragen und in einem Strick- oder Häkelstück zu verewigen. Du könntest sogar Tag für Tag daran arbeiten und einen Moment der Achtsamkeit einbauen, indem du eine Reihe strickst, in der du die Temperatur des Vortages verarbeitest. Dieses Muster ist für einen einfachen Schal, aber du kannst auch Tempestry-Wandbehänge und Decken herstellen. Falls du nicht stricken kannst, gibt es einige tolle Tutorials auf YouTube. Du musst linke und rechte Maschen stricken können sowie das Anschlagen, Abketten und den Farbwechsel. Bevor du dich mit dem Muster selbst beschäftigst, erstelle zuerst deine Farbkarte mithilfe der Technik auf der nächsten Seite.

Die ursprüngliche Idee hinter »Tempestry« war es, Daten zur globalen Erwärmung durch Stricken und Häkeln visuell darzustellen.

Bitte umblättern

## Wie man eine Farbkarte erstellt

Wähle zunächst 16 verschiedene Garnfarben aus. Jede steht für eine andere Temperatur. Du kannst also ein Spektrum von Blau (kalt) bis Rot (heiß) oder Ähnliches wählen oder auch ganz abstrakte Farben. Ordne deine Farben von kalt bis heiß an, wähle für jede Farbe eine Nummer und notiere sie.

Ermittle die Temperaturdaten für den von dir gewählten Zeitraum, z. B. die durchschnittliche Tagestemperatur in einer bestimmten Stadt. Dieses Beispielmuster umfasst ein Jahr mit täglichen Temperaturmesswerten, also 365 Tage und Zeilen. Am besten schreibst du jede Temperatur in monatlichen Abschnitten auf ein großes Blatt Papier, damit du sie nach und nach abhaken kannst. Am Ende brauchst du 365 einzelne Temperaturlinien für deinen Schal.

| | | | | | | | |
|---|---|---|---|---|---|---|---|
| Oktober | 15 | 15 | 16 | 12 | 16 | 16 | 16 |
| | 14 | 12 | 14 | 13 | 14 | 13 | 13 |
| | 15 | 15 | 13 | 14 | 14 | 13 | 14 |
| | 16 | 16 | 12 | 12 | 13 | 13 | 14 |
| | 11 | 14 | 13 | | | | |

Schreibe die Zahlen 1–16 in eine Spalte auf ein Blatt Papier, jede Zahl steht für eine von dir gewählte Garnfarbe. Schreibe die niedrigste Temperatur in deinem Datensatz neben die Farbe 1 und die höchste Temperatur neben die Farbe 16. Markiere dann die restlichen Farben in gleichen Abständen, damit die gesamte Temperaturspanne durch verschiedenfarbige Garne abgebildet wird.

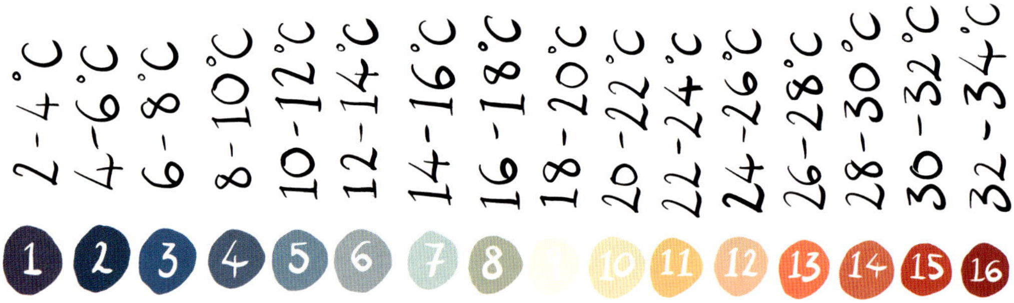

Jetzt kannst du deine Farbkarte beim Stricken heranziehen und für jede Temperatur die passende Farbe wählen. Alternativ lässt sich das Muster auch während des Strickens erstellen, wenn du jeden Tag die Temperatur aufzeichnest. Damit du genug Farben für die gesamte Bandbreite hast, recherchiere die durchschnittlichen Tagestemperaturen der letzten Jahre und erhöhe die Unter- und Obergrenzen um jeweils ein paar Grad, nur für den Fall, dass extreme Temperaturschwankungen auftreten. Oder du hast für weitere Temperaturen ein bis zwei Farben mehr auf Lager.

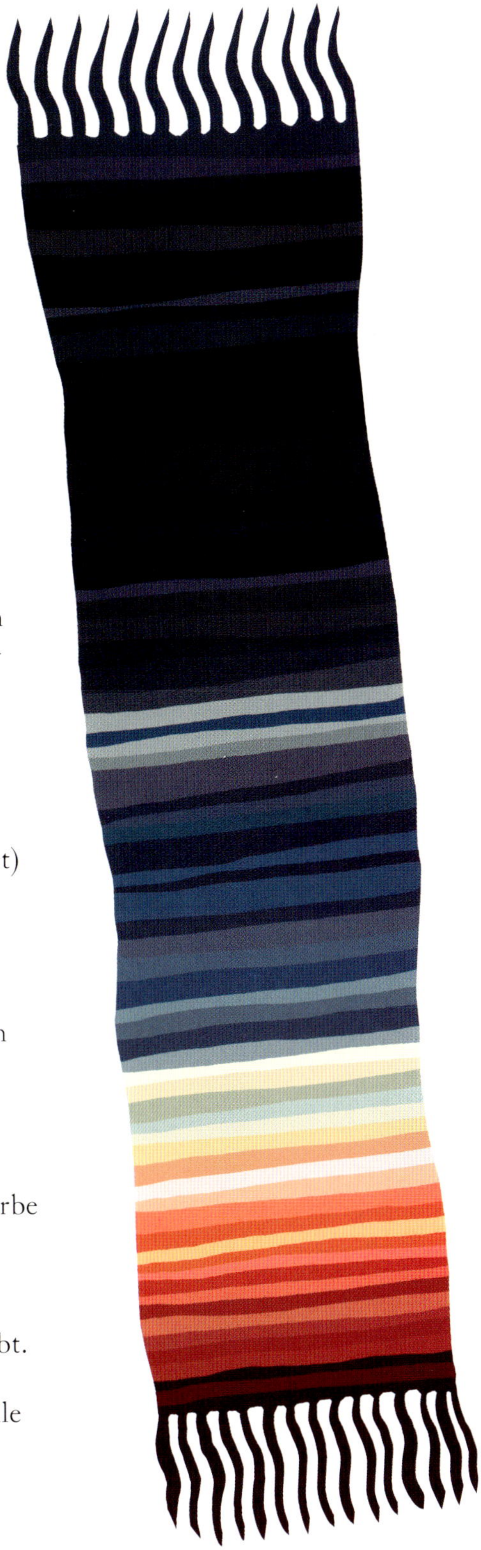

**Materialien**

Grobstrickgarn in 16 verschiedenen Farben
Du brauchst ungefähr 365 Meter Garn insgesamt
Stricknadeln (ø 4,5 mm)

**Maschenprobe**

Im Rippenmuster (1 M re, 1 M li)
7 Maschen x 5 Reihen = 2,5 cm² (ungedehnt)

**Abkürzungen**

re = rechte Masche
li = linke Masche
RM = Randmasche wie zum Linksstricken abheben
M = Masche

**Muster**

Wähle für jede neue Reihe die passende Farbe von deiner Farbkarte (siehe linke Seite).
Nimm die erste Farbe auf deiner Karte, schlage 38 M an (Kreuzanschlag).
Reihen 1–365: *1 re, 1 li* bis 1 M übrig bleibt. Letzte Masche RM.
Kette mit der letzten Farbe deiner Karte alle Maschen ab, vernähe die Fäden und knote Fransen in beide Enden deines Schals.

# Der erste Frost

Die winterliche Stille ist eine Botschaft der Natur, die uns anregt, einen Gang zurückzuschalten und Körper und Geist gesunden zu lassen. Wir schlafen, die Welt draußen schläft, und aus dieser ruhigen Landschaft entstehen neue Träume. Die Erde wird zur Leinwand für eines der größten Naturphänomene, das sich an den Boden klammert und in Windungen, Bändern und Blüten über das Gras tanzt. Frost bildet sich meist über Nacht, wenn winzige Eiskristalle oder gefrorene Tautropfen die Erdoberfläche bedecken. Er entsteht in klaren, kalten Nächten, wenn der Wasserdampf in der Luft kondensiert und Tröpfchen auf dem Boden bildet. Diese Tröpfchen gefrieren dann zu Eiskristallen, wenn die Bodentemperatur unter 0 °C sinkt. Die Bildung von Reif ist in der Regel ein Zeichen, dass die Außentemperatur unter den Gefrierpunkt gefallen ist. Vor Tausenden von Jahren glaubten unsere Vorfahren, dass der Mond und die Sterne in wolkenlosen Nächten eine eisige Hülle über die Erde gießen. Das ist zwar nicht ganz richtig, trotzdem ist an dem Glauben etwas dran, denn Wolken sind voller Wasserdampf, einer Art Treibhausgas, das die Wärme in der Erdatmosphäre einschließt. Das bedeutet, dass Frost nur in klaren Nächten auftreten kann, wenn Mond und Sterne nicht durch Wolken verdeckt werden. Die farnartigen Reifmuster auf den Fenstern an kalten Wintermorgen sollen von Jack Frost stammen, einer schelmischen, oft unheimlichen Figur aus der angelsächsischen und nordischen Folklore. In der amerikanischen Kultur des neunzehnten Jahrhunderts wurde er wieder populär. Man sagte ihm nach, dass er kleine Kinder bei kaltem Wetter in die Finger und Zehen zwicke. Manchmal wurde er auch mit Pinsel und Eimer gezeichnet, damit er die Herbstblätter rot, gelb, braun und orange anmalen kann. Leider sind seine farnähnlichen Fenstermuster in der modernen Welt nicht mehr so verbreitet, denn durch die Doppelverglasung ist die Außenfläche unserer Fenster nicht mehr kalt genug für Jacks Handarbeit. Frostige Gestalten finden sich seit ewigen Zeiten in den Sagen und Mythen rund um den Erdball, oft personifiziert als »der alte Winter«. Viele dieser Figuren zeigen Windgötter, zum Beispiel den griechischen Gott Boreas, der als geflügelter alter Mann mit gefrostetem, zotteligem Haar, einer Muschel und einem wallenden Mantel dargestellt wurde. Die Griechen glaubten, er wohne im fernen Norden, in Hyperborea, einem Land, in dem die Menschen ungewöhnlich lange und glücklich lebten. In der altnordischen Mythologie war der Windgott Kári der älteste Sohn eines alten Frostriesen und ein mächtiger Geist des Schneesturms und des Frosts. Er hatte zwei Söhne namens Jökul – was so viel wie »Eiszapfen« bedeutet – und Frosti, der viel-

Frost bildet sich nur in klaren, frischen Nächten, wenn der Mond und die Sterne nicht von Wolken verhangen sind.

leicht das Vorbild für Jack Frost war. Je nach Überlieferung zeugte entweder Jökul oder Frosti Snær den Alten, einen legendären skandinavischen König und die Personifikation von Schnee im nordischen Pantheon.

In alten irischen Überlieferungen geht es um die Winterkönigin Cailleach, die zwischen Samhain im Herbst und Beltane im Frühling regierte. Sie hatte rote Zähne und weißes Haar, und in ihrer rechten Hand hielt sie einen Zauberstab, mit dem sie Grashalme in Eissplitter verwandelte. Am ersten Februartag, so hieß es, sammelte die Cailleach ihr Feuerholz für den Rest des Winters und sorgte dafür, dass das Wetter an diesem Tag hell und sonnig war. War das Wetter hingegen schlecht, freuten sich die Menschen, denn das bedeutete, dass Cailleach verschlafen hatte, ihr bald das Brennholz ausgehen würde und der Winter endlich vorbei war.

Da die Erderwärmung das Ökosystem immer weiter verändert, weichen die ersten Frosttage im Herbst und die letzten Frosttage im Frühling immer mehr vom natürlichen Rhythmus ab. Für Gärtner:innen war es stets wichtig, zu beobachten, wann der Frost einsetzt, um den Wechsel der Jahreszeiten zu erkennen. Eine der wilden Heckenbeeren, die Schlehe, muss den ersten Frost überstehen, bevor sie gepflückt werden kann, aber durch die Verschiebung der Frostzeiten sind solche Regeln fast obsolet geworden. Wissenschaftler:innen vermuten außerdem, dass die Bäume aufgrund des Klimawandels früher austreiben und von späteren Frostperioden überrascht werden, was sie anfälliger für Blatt- und Nadelschäden macht. Wenn sich die Temperaturen weiter verschieben, können unsere Jahreszeiten fließender werden und sich zu neuen Wettermustern zusammenfügen. Mehr denn je müssen wir auf unsere Umwelt achten.

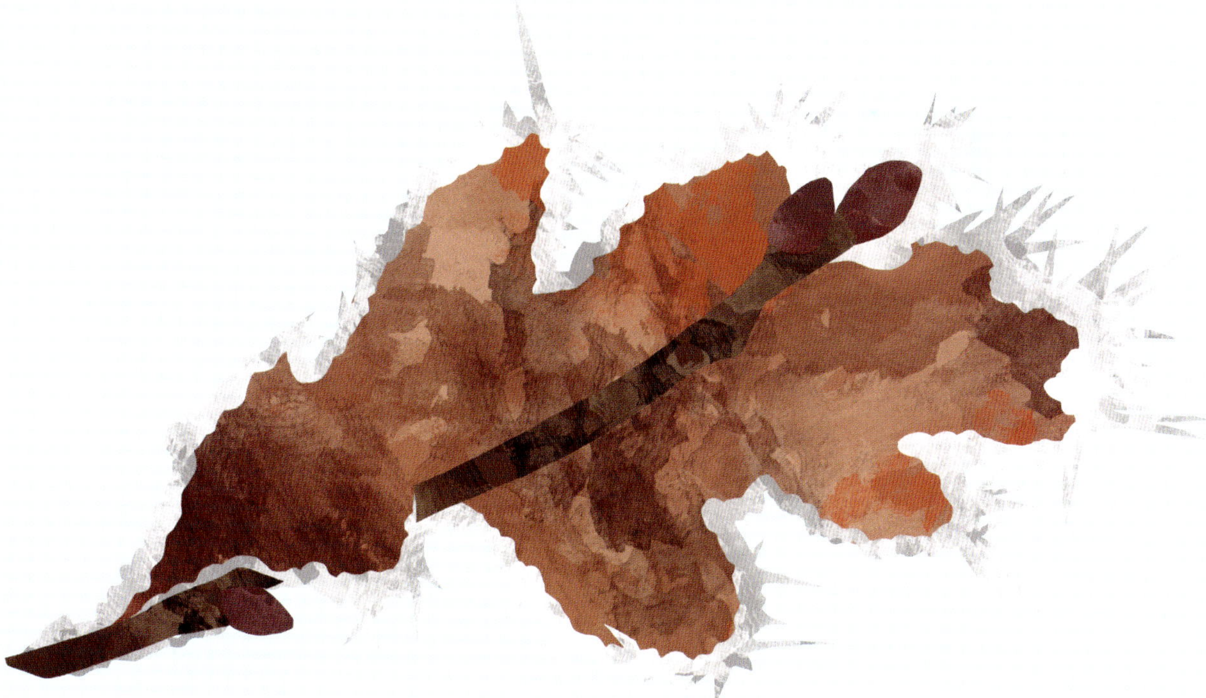

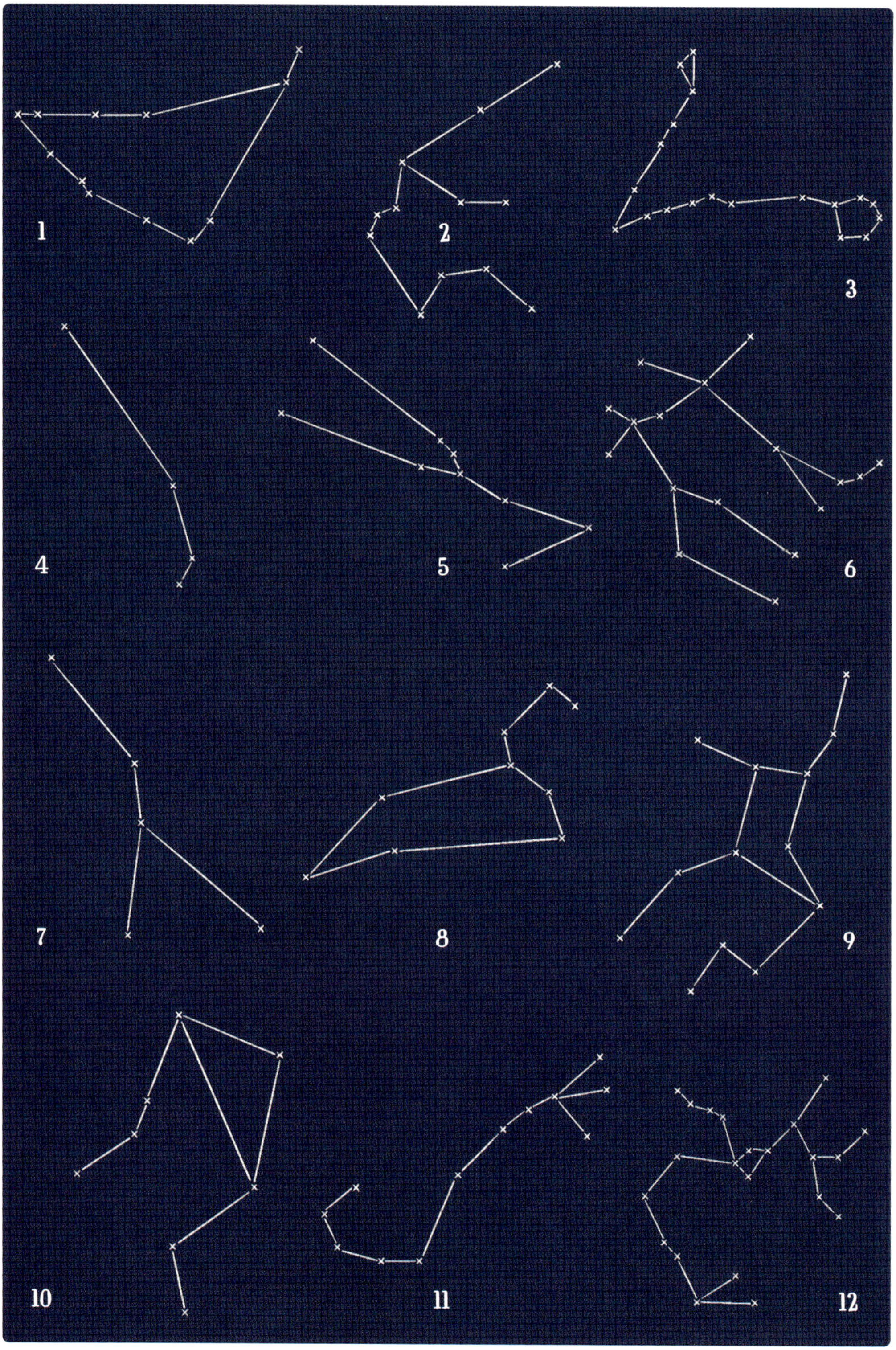
1
2
3
4
5
6
7
8
9
10
11
12

STICKEN

# KREUZSTICHE AM STERNENHIMMEL

Die langen Winternächte sind perfekt, um mit einer Handarbeit zwischen den Fingern den Nachthimmel besser kennenzulernen. Diese einfachen Projekte eignen sich hervorragend als Geburtstags- oder Weihnachtsgeschenke. Der Kreuzstich ist eine der einfachsten Formen der Stickerei. Man arbeitet auf einem gerasterten Stoff, bei dem jeder Stich wie ein kleines X aussieht. Die Grundtechnik für dieses Muster ist schnell und einfach zu erlernen, sodass du vielleicht weitere Nachthimmel-Muster ausprobieren möchtest. Du brauchst ein paar grundlegende Materialien, darunter Aida-Stoff – einen offen gewebten Baumwollstoff – und Baumwollgarn, das in sechsfädigen Strängen erhältlich ist. Du musst diese Stränge in einzelne Fäden aufteilen und zwei zusammenfügen, bevor du deine Nadel einfädelst. Dafür kannst du dir auch einen Fadensortierer kaufen oder basteln. Auch ein Stickrahmen, um deinen Stoff zu fixieren, ist ratsam, aber nicht unbedingt notwendig. Wenn du deine ersten Muster fertiggestellt hast, kannst du mit mehreren Farben arbeiten oder sogar damit experimentieren, deinen Aida-Stoff zu färben, um einen kosmischen Galaxienhintergrund zu schaffen!

Legende gegenüberliegende Seite:

1. Steinbock
2. Wassermann
3. Fische
4. Widder
5. Stier
6. Zwilling
7. Krebs
8. Löwe
9. Jungfrau
10. Waage
11. Skorpion
12. Schütze

### EINE KREUZSTICHKARTE LESEN

Viele Muster, die als gezählte Kreuzstichmuster bekannt sind, werden nach Tabellen auf einen gitterartigen Stoff wie Aida gestickt. Für jedes Symbol auf der Karte musst du einen Kreuzstich auf dem Stoff machen. Die Diagramme sind normalerweise in zehn Quadrate unterteilt, um das Zählen zu erleichtern. Der Schlüssel sagt dir, welches Symbol auf der Karte welcher Fadenfarbe entspricht, wie viele Fäden du verwenden musst und ob du andere Stiche im Muster verwenden musst. Die Mitte ist auf jeder Karte mit Pfeilen markiert; dies ist in der Regel die beste Stelle, um mit dem Nähen zu beginnen.

### DU BRAUCHST

DMC-Baumwollstränge in Weiß
14er Aida-Stoff in Dunkelblau
Gobelin-Nadel
Stickrahmen (optional)

Bitte umblättern

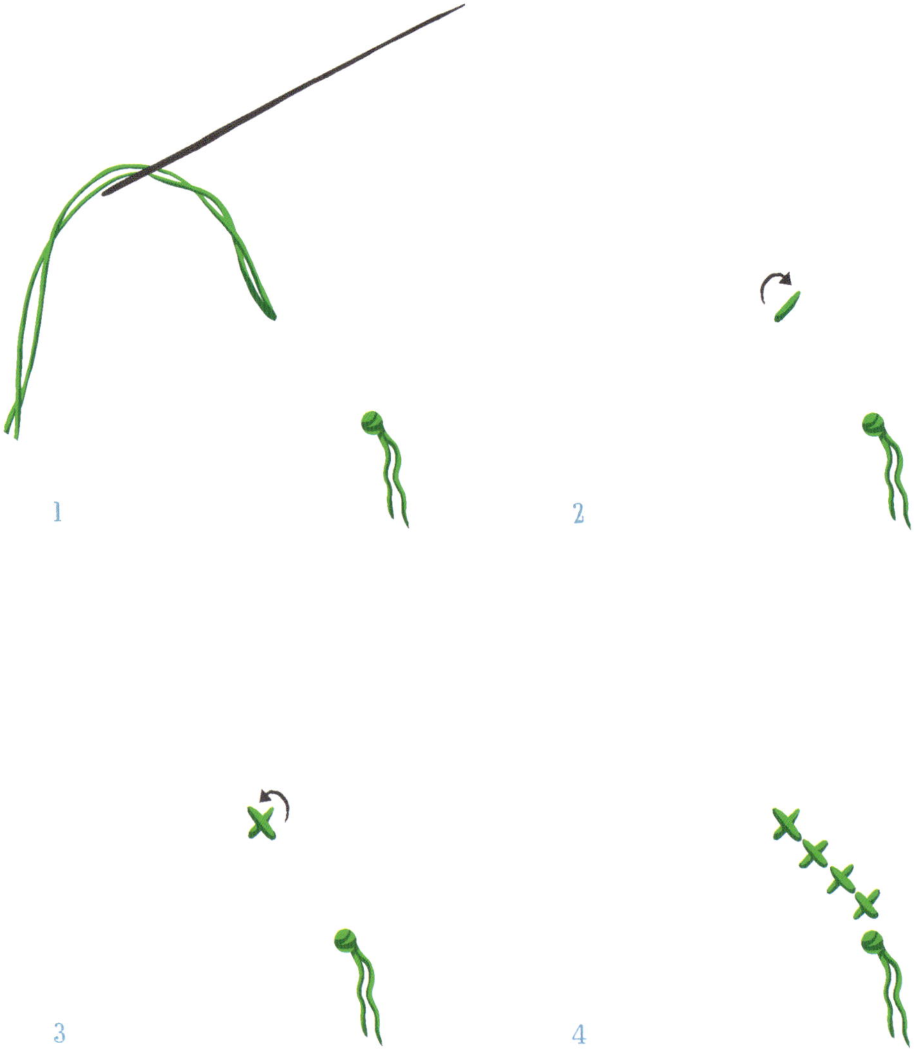


**1** Wenn du einen Stickrahmen verwendest, platziere deinen Stoff zwischen den beiden Ringen und ziehe dann die Schraube fest, um den Stoff gleichmäßig in den Stickrahmen zu spannen, bis er sich wie eine Trommel anfühlt. Fädle zwei Fäden in die Nadel und verknote das andere Ende, damit sie nicht durchrutschen. Stich durch das Aida-Material bis kurz vor die Stelle, an der du mit dem Nähen deines Musters beginnen willst, und dann wieder durch den Stoff bis zu der Stelle, an der dein erster Stich beginnen soll. Dieser lange Faden wird später abgeschnitten.

**2** Für den ersten Kreuzstich machst du einen Diagonalstich von unten links nach rechts oben über einen einzelnen Aida-Block, dann einen zweiten Diagonalstich über den ers-

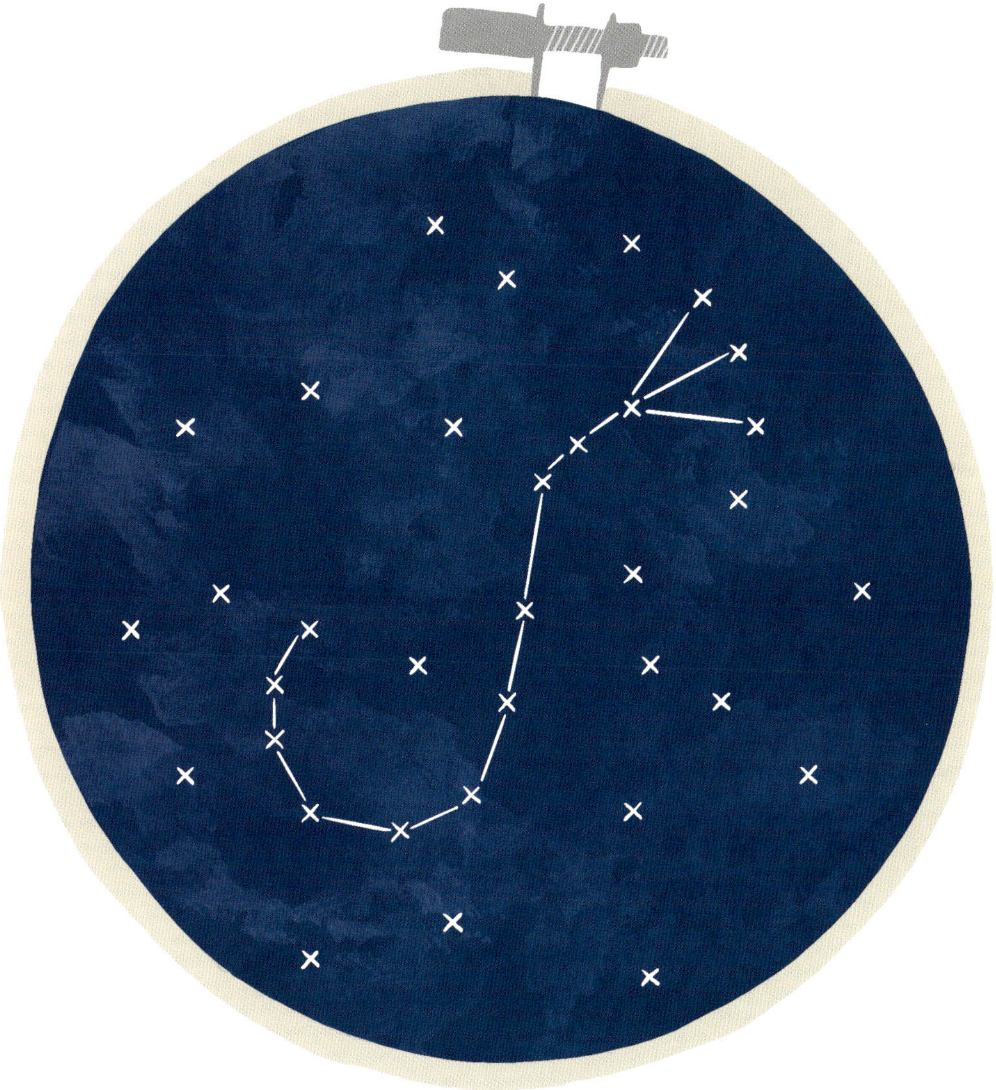

ten, dieses Mal von rechts unten nach links oben.

3 Um Linien zu nähen, ziehst du den Faden an einem Ende der Linie nach oben durch den Stoff und drückst ihn am anderen Ende wieder nach unten. Achte darauf, dass der Faden fest, aber nicht zu straff sitzt, damit sich der Stoff nicht verzieht.

4 Arbeite dich weiter durch das Muster und nähe dabei über den langen Endfaden auf der Rückseite, damit er schließlich vernäht ist. Um die anderen Fäden zu vernähen, lässt du ein weiteres langes Ende (mindestens 4 cm) auf der Rückseite des Stoffes. Fange ihn unter ein paar Stichen in der Nähe auf und schneide dann alle losen Enden mit einer Schere ab.

# Der Nachthimmel

Tausende Jahre lang hat der Nachthimmel unsere Fantasie explodieren lassen, weswegen der Kosmologe Stephen Hawking uns riet, »in die Sterne zu schauen und nicht auf unsere Füße«. Menschen aus allen Kulturen der Welt haben Geschichten in die Muster gewebt, die sie in den Sternen aufgespürt haben, Jäger:innen und Tiere, aber auch zornige Gött:innen. Durch wissenschaftliche Studien und Beobachtungen haben wir gelernt, den Nachthimmel und unseren Platz darin zu verstehen, aber bis zum letzten Jahrhundert blieb er für uns ein unerreichbares Meer von Lichtern. 1969 landeten drei Männer als erste Menschen auf einem anderen Himmelskörper und betraten die Oberfläche des Erdmondes, 384.400 km von dem Ort entfernt, an dem die Erdbewohner vor ihren Schwarz-Weiß-Fernsehern saßen. Dies gilt als eine der bemerkenswertesten Leistungen unserer Spezies, aber begonnen hat alles mit Sternenbeobachtung.

Das Wort Astronomie stammt aus dem Griechischen und bedeutet die Wissenschaft, die sich mit dem Gesetz der Sterne beschäftigt. Astronom:innen nutzen Mathematik, Physik und Chemie, um den Ursprung von Himmelsobjekten und -phänomenen zu erklären, darunter die Entwicklung unseres Planeten. Es ist den frühen Astronom:innen zu verdanken, dass wir verstehen, wie sich die Erde um die Sonne bewegt und dass alles aus einer einzigen kosmischen Explosion vor über 13 Milliarden Jahren entstanden ist. Die Astronomie lässt uns das Unbekannte erkennen. Indem wir die Grenzen dieses Wissens erweitern, können wir beginnen, die größeren Geheimnisse des Lebens und des Universums zu ergründen. Als die Raumsonde Voyager 1 im Jahr 1990 das berühmte Foto des blassblauen Punktes aufnahm, sahen wir unseren Planeten als das, was er wirklich ist – ein einzelnes Pixel in der Weite des Weltalls. Der Blick in den Nachthimmel erinnert uns daran, wie wertvoll unser Planet ist und wie wichtig es ist, unsere einzige Heimat zu schützen.

## Den Nachthimmel erkunden

- Die wichtigste Ausrüstung sind deine eigenen Augen, aber erst, wenn sie sich an die Dunkelheit gewöhnt haben. Das kann bis zu 30 Minuten dauern, besonders wenn sie vorher hellem Licht ausgesetzt waren. Suche einen Ort mit so wenig Lichtverschmutzung wie möglich.
- Der Mond kann ebenfalls eine Quelle der Lichtverschmutzung sein und schwächere Sterne verdecken. Überprüfe die Mondphasen, bevor du dich auf Sternenbeobachtung begibst; je näher du dem Neumond kommst, desto besser sind die Bedingungen.
- Wenn du etwas über Sternbilder und Muster lernen möchtest, gibt es viele nützliche Bücher. Du kannst auch eine App benutzen - meistens beinhaltet diese die Möglichkeit, dein Handy auf den Himmel zu richten und mithilfe der Kamerafunktion Sternbilder zu erkennen. Allerdings siehst du selbst

aufgrund der Lichtquelle dann nicht mehr so gut. Verringere also die Helligkeit deines Bildschirms oder suche dir eine App, die dein Display im Nachtmodus rot einfärbt.

- Mit einem Fernglas oder einem Teleskop bekommst du einen detaillierten Blick auf den Nachthimmel. Ein Fernglas ist großartig, besonders wenn du etwas Tragbares brauchst, das erschwinglich ist, oder du keinen Platz für ein Teleskop hast. Letztere sind fantastisch, um Planeten und den Mond zu beobachten, aber auch Deep-Sky-Objekte wie Galaxien oder Sternhaufen.
- Halte dich warm, im Freien ist es oft kühler, als man denkt – selbst im Sommer. Trage Thermowäsche und Schichten, packe eine Thermoskanne ein. Snacks nicht vergessen!

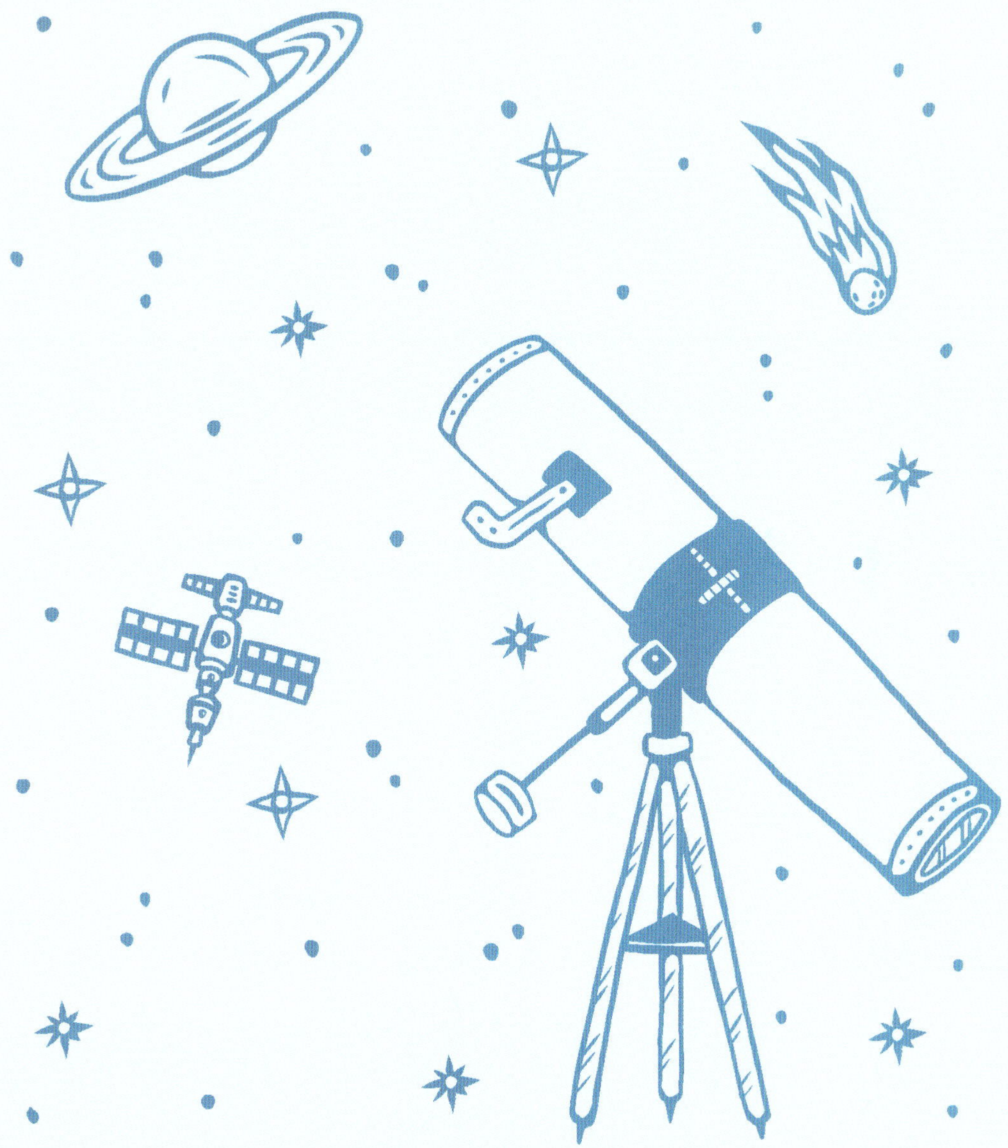

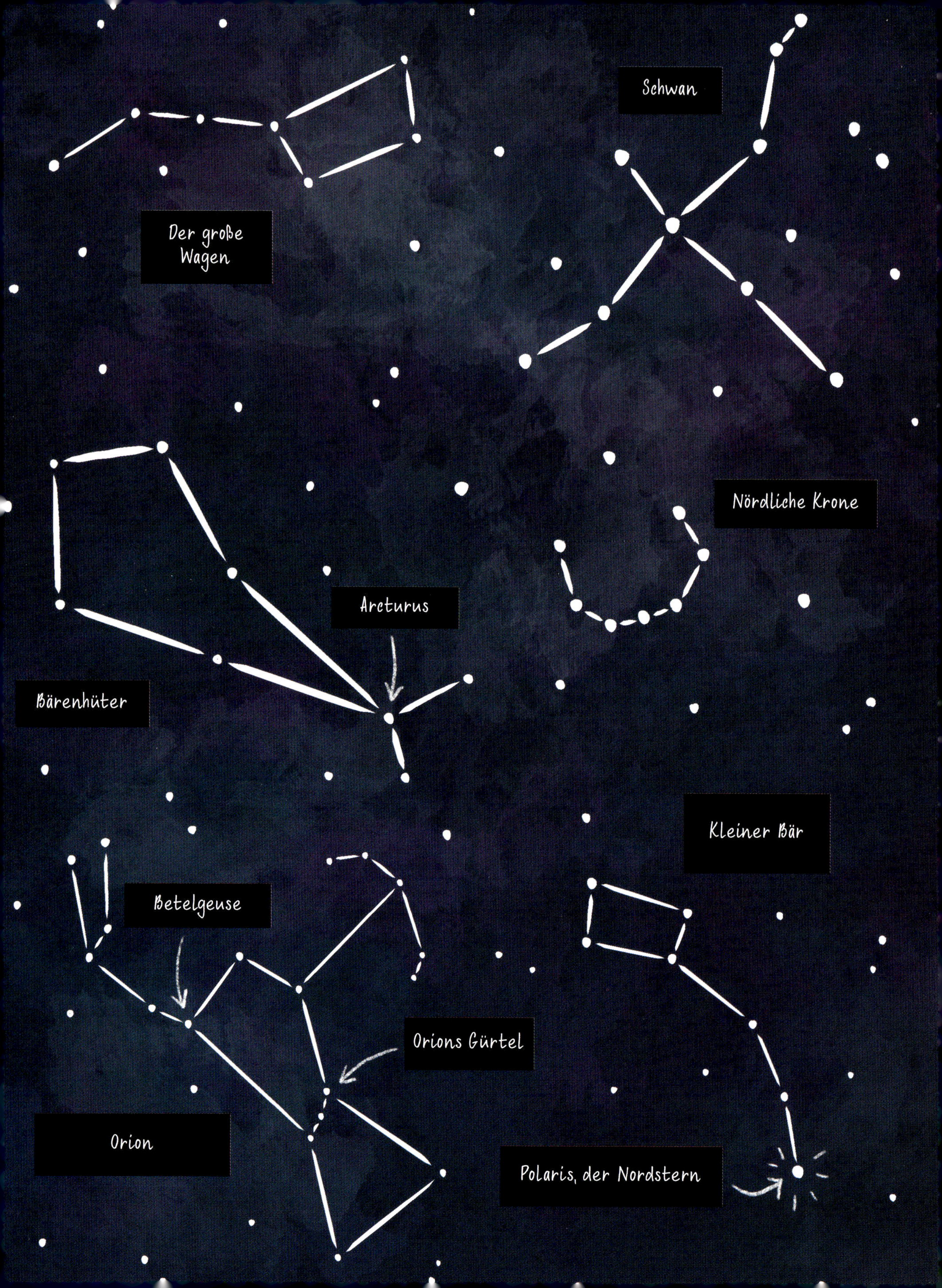
Schwan
Der große Wagen
Nördliche Krone
Arcturus
Bärenhüter
Kleiner Bär
Betelgeuse
Orions Gürtel
Orion
Polaris, der Nordstern

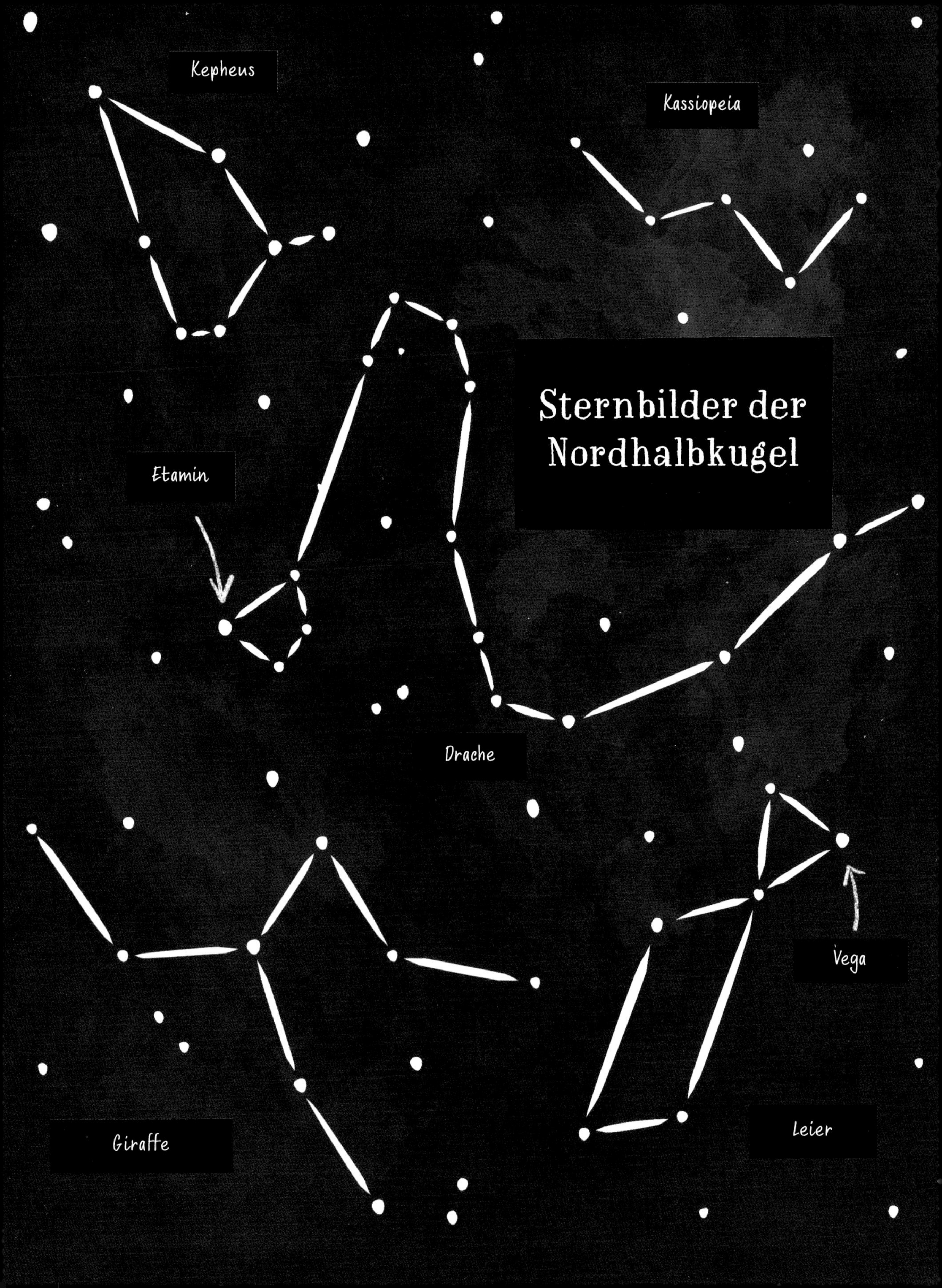
Sternbilder der Nordhalbkugel
Kepheus
Kassiopeia
Etamin
Drache
Vega
Giraffe
Leier

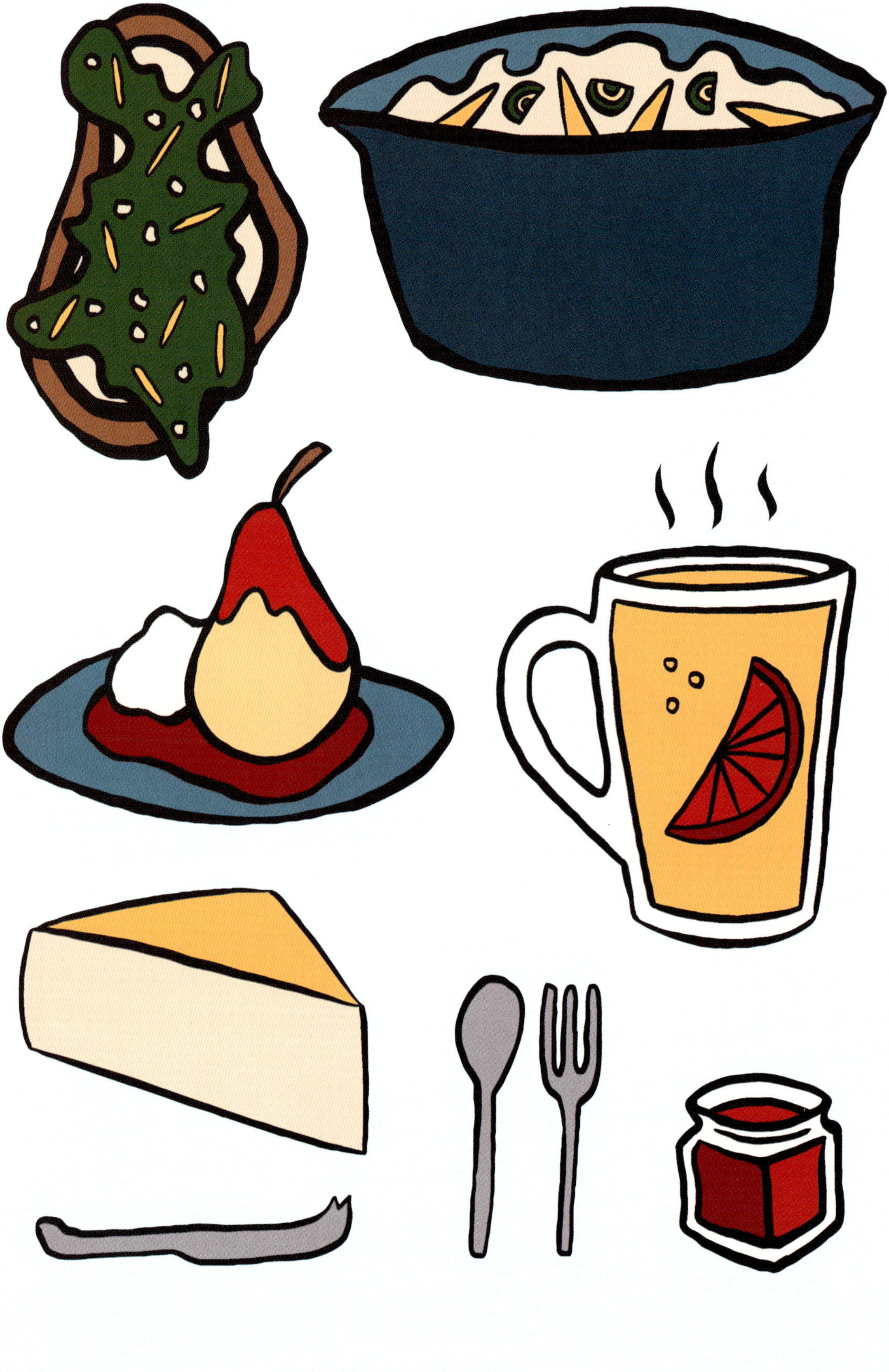

# Ein wärmendes Wintermahl

## Ein leckeres Menü

Wärme Herz und Seele im tiefsten Winter mit diesem alternativen Festtagsmenü. Grünkohl, Linsen, süße Pastinaken und Birnen sind nahrhaft, und der exotische Geschmack von Gewürzen, Mandeln und Vanille entführt in ferne Länder. Schenke außerdem einen Glühwein oder Tee ein, um richtig warm zu werden, und wenn du Lust auf ein bisschen Winterzauber hast, dekoriere den Raum mit Lichterketten, glitzernden Tannenzapfen und Papierketten.

**Vorspeise**: Grünkohl-Knoblauch-Bruschetta mit Muskatnuss und Parmesan
**Hauptgericht**: Cremiger Cottage Pie mit Linsen, Pastinakenpüree und knusprigem Lauch
**Dessert**: Pochierte Birnen in Rotwein und Zimt mit Vanillecreme
**Käse**: Comté mit Kirsche und Amaretto-Marmelade
**Cocktail**: Geglühter Apfelwein mit aromatischen Gewürzen, Vanille und Orangenschalen

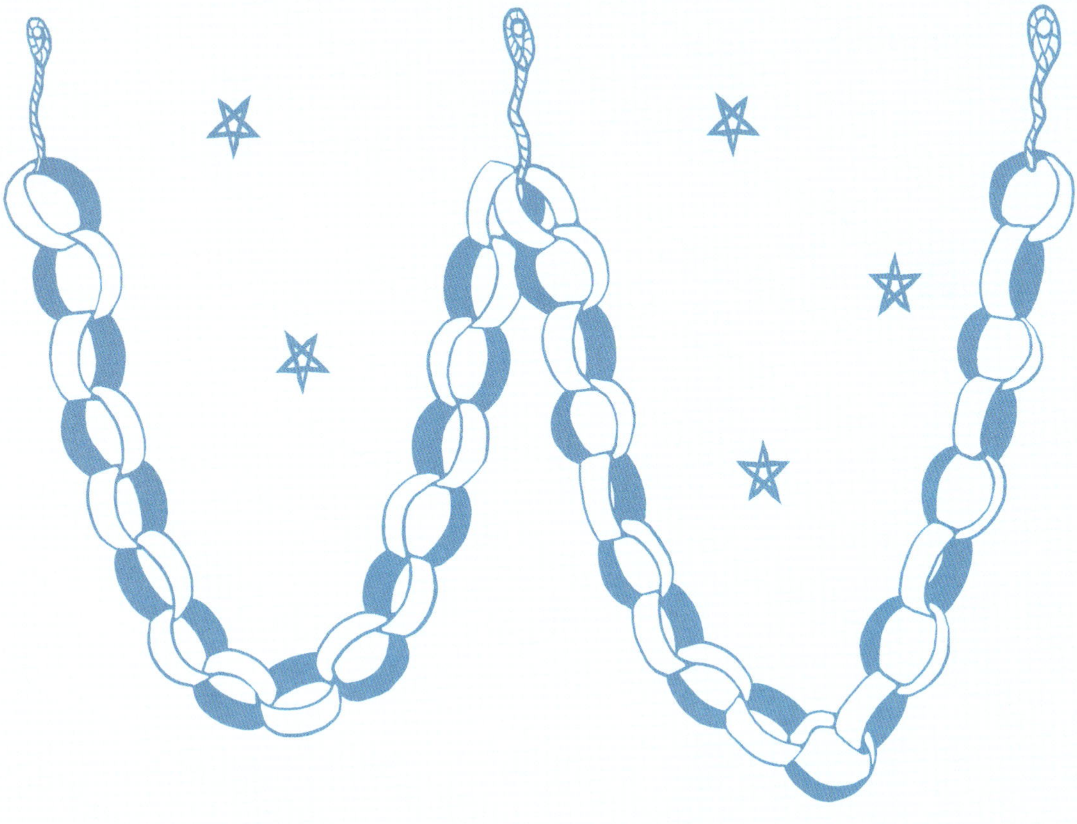

REZEPT

# APFELGLÜHWEIN

An einem kalten Winterabend geht nichts über einen Becher heißen Apfelglühwein, der nach knackig-knusprigem Apfel und aromatischen Gewürzen duftet. Verwende möglichst hochwertigen regionalen Apfelwein oder Scrumpy, wenn du es etwas stärker magst. Scrumpy wird traditionell aus kleineren, windfallgereiften Äpfeln gewonnen und darf oft länger gären, was ihm einen stärkeren Geschmack und ein trüberes Aussehen gibt. Traditionell wird ein Getränk wie Apfelglühwein in einer großen Schüssel in der Mitte des Tisches serviert, aber man kann ihn auch am Ende einer Mahlzeit trinken, am besten zu Bratäpfeln, die zusätzlich Wärme spenden. Oder man nimmt den Apfelglühwein abends mit nach draußen und genießt die Sterne am Winterhimmel. Wer es süßer und fruchtiger mag, kann den Glühwein auch mit Birnenwein herstellen. Oder man mischt beide, für einen Geschmack wie frisch aus dem Obstgarten.

**8 PORTIONEN**

2 Liter trockener Apfelwein
75 g dunkler brauner Zucker
6 Gewürznelken
2 Zimtstangen, entzweigebrochen
½ Muskatnuss, fein gerieben
1 Vanilleschote, halbiert
Saft und Schale einer Orange

1. Gib den Apfelwein in einen großen Topf und erwärme ihn ein paar Minuten bei geringer Hitze.
2. Füge den Zucker hinzu und rühre vorsichtig, damit er sich auflöst.
3. Gib alle Gewürze und den Orangensaft zum Apfelwein und erhöhe die Temperatur etwas, bis das Ganze kocht. Dann drehe die Temperatur wieder herunter, sodass der Wein vor sich hin köchelt, und lass das Gebräu 10–15 Minuten lang ziehen.
4. Gieße den Glühwein zum Servieren in Becher oder durch ein feines Sieb, wenn du die gröberen Zutaten entfernen möchtest.

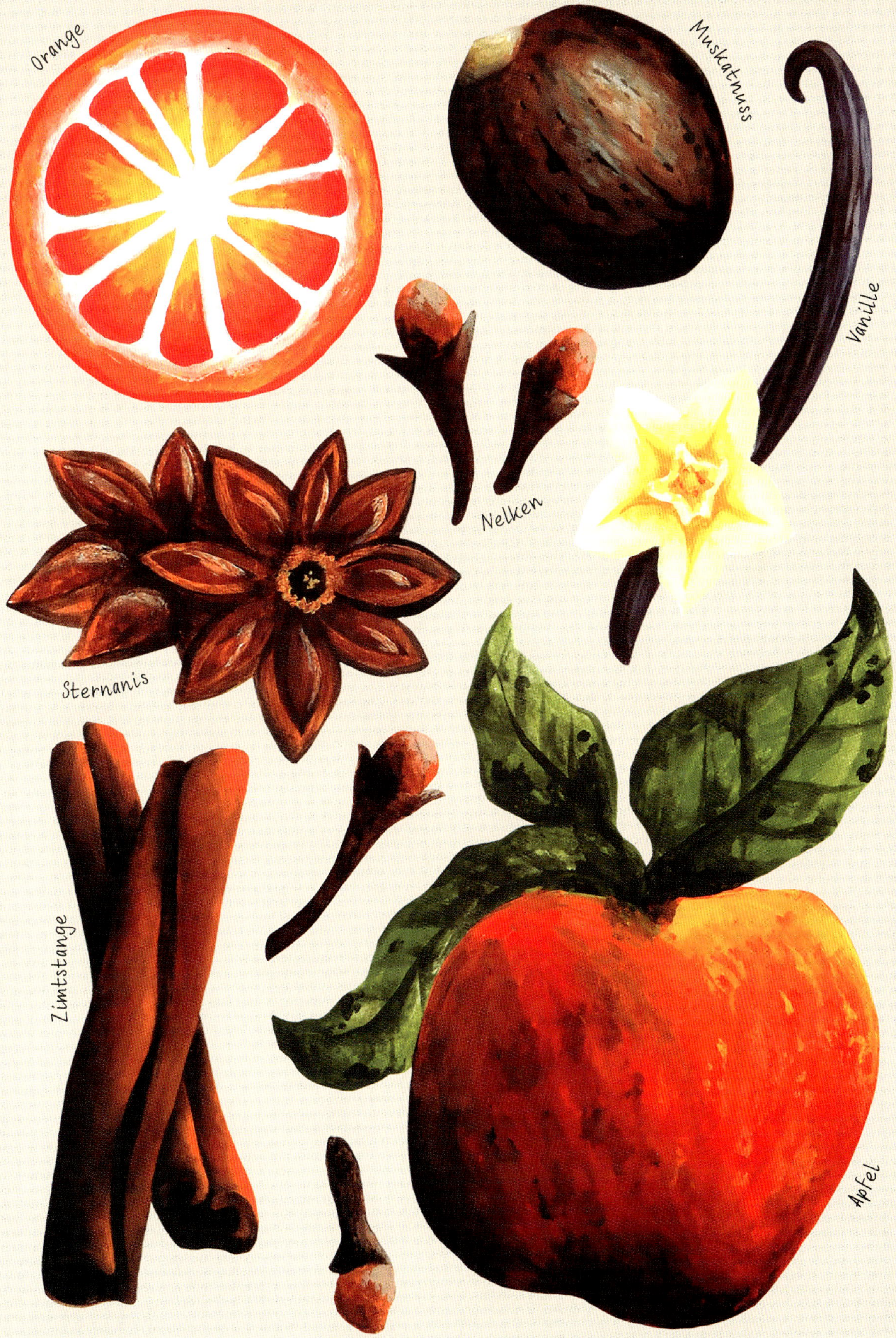
Orange
Muskatnuss
Vanille
Nelken
Sternanis
Zimtstange
Apfel

# Apfelbaum-Toast

Prost, du lieber Apfelbaum,
Blüh gut, trag gut,
Sei wohlauf,
Schenk Äpfel zuhauf.
Hut voll, Korb voll,
Und Taschen voll auch,
Und Taschen voll auch.

Apfelpunschfeiern sind ein jahrhundertaltes Ritual mit heidnischen Wurzeln und werden traditionell mit der Zwölften Raunacht in Verbindung gebracht, einer Feier nach Weihnachten, bei der die sozialen Rollen feuchtfröhlich auf den Kopf gestellt wurden. Die Apfelpunschnacht sollte die Geister ermutigen, die Dorfgemeinschaft im kommenden Herbst mit einer guten Ernte zu segnen. Dazu gehörte ein gemeinsamer Besuch im Obstgarten, wo gesungen, getanzt und aus einer Schale mit warmem, würzigem Apfel-, Birnenwein oder Bier getrunken wurde. Vor der Industrialisierung im 18. und 19.Jahrhundert sah die Weihnachtszeit ganz anders aus. Heute beginnen die Weihnachtsfeiern in der Regel Anfang Dezember und enden am Neujahrstag, aber früher wurde vom 1. bis zum 24.Dezember gefastet, dann folgten die zwölf Weihnachtstage, und erst am 5.Januar wurde geschlemmt und getanzt – in der berühmten Zwölften Nacht.

Die Apfelpunschfeier war ein wichtiger Teil der festlichen Tradition und ist es in Gegenden mit Apfel- und Birnenplantagen meist noch heute. Jeder Ort hat eigene Traditionen, gemein ist ihnen, dass man sich auf den Weg zu Obstplantagen machte, um Lieder zu singen und mit Töpfen und Pfannen Lärm zu schlagen. Manchmal führten ein König und eine Königin die Prozession von einer Obstplantage zur nächsten, indem sie mit Apfelpunsch getränktes Brot in die Äste der Bäume steckten und die Wurzeln mit Punsch begossen. Als Dankeschön für ihre Bemühungen, die bösen Geister zu vertreiben und eine gute Ernte einzubringen, belohnten die Besitzer:innen des Obstgartens die Gäste mit einem warmen alkoholischen Getränk aus einer gemeinsamen Schale oder einem Becher, manchmal mit einem Apfel obendrauf, den man Schafswolle nannte.

Es gibt Geschichten aus der englischen Folklore, die mit dieser Tradition verbunden sind und von einem »Apfelbaummann« handeln, einem Geist, der im ältesten Apfelbaum des Obstgartens wohnt. In einer dieser Geschichten bietet ein armer Mann den Bäumen in seinem Obstgarten an Heiligabend seine letzte Tasse Apfelwein an und wird dafür vom Apfelbaummann belohnt, indem er ihm ein Versteck mit Gold offenbart.

Bei den Apfelpunschfeiern wurde die Schale von Person zu Person weitergereicht, jede nahm einen Schluck und wünschte der nächsten ein gesundes neues Jahr. Apfelweinschalen gibt es seit mindestens 600 Jahren. Einige von ihnen waren kunstvoll verziert, doch meist nahm man gewöhnliche Ahornschalen, wie jede Bauernküche sie hatte, und band vielleicht noch ein Band darum. Im 17. Jahrhundert wurden viele prächtige Schalen aus Pockholz geschnitzt, einem Holz aus Südamerika, das mit der wachsenden Kolonialmacht Großbritanniens populär wurde. Pockholz ist das härteste und schwerste der handelsüblichen Hölzer, weshalb es sich besonders gut für heiße Flüssigkeiten eignet. Was den Apfelpunsch selbst angeht, gibt es je nach örtlichem Brauch viele verschiedene Rezepte. Die meisten sind eine Variation aus Glühwein, Ale oder Cidre, gemischt mit Äpfeln, Zitronen, Orangen, Brandy, Eiweiß und Gewürzen. Der perfekte Winterwärmer für eine lange Apfelpunschfeier unter einem mit Sternen übersäten Himmel.

REZEPT

# WÜRZIGER PASTINAKEN-CLEMENTINENKUCHEN

Wenn du Karottenkuchen liebst, aber den Frischkäsebelag zu leicht und sommerlich findest, ist diese würzige Winteralternative wahrscheinlich dein Traum. Die Süße der Pastinaken in Kombination mit dem Saft und der Schale der Clementinen ist köstlich dekadent und wird mit einer cremigen Butterglasur gekrönt – perfekt für die langen, dunklen Nächte des Winterschlafs. Pastinaken gibt es fast das ganze Jahr über, aber nach den ersten Frösten sind sie am süßesten. Dieser Kuchen lässt sich hervorragend mit selbst gemachtem Apfelmus toppen, das dem Biskuit zusätzliche Frische verleiht. Gib einfach geschälte und zerkleinerte Kochäpfel mit Zucker und Butter in eine Pfanne und rühre vorsichtig um, bis die Äpfel zu Mus zerfallen. Wenn du Gäste oder einfach nur Lust auf etwas Ausgefallenes hast, kannst du den Kuchen mit Clementinenscheiben und etwas Zitronenschale verzieren. Serviere ihn mit einer dampfenden Kanne Tee am Küchentisch und lass viel Platz für Nachschlag.

**Für den Teig**

400 g geriebene Pastinaken
300 g Weizenmehl Typ 405
100 g Haferflocken
200 g Zucker
4 TL Backpulver
1 TL Zimt
1 TL geriebene Muskatnuss
1 TL geriebener Ingwer
3 Clementinen, Schale und Saft
150 g Apfelmus
100 ml Olivenöl

**Für die Glasur**

150 g Butter
200 g Puderzucker, gesiebt
2 Clementinen, Schale und Saft

1. Heize den Ofen auf 180 °C (160 °C Umluft) vor und fette ein 30 × 20 cm großes Backblech ein.
2. Vermenge in einer großen Schüssel sorgfältig die Pastinaken, Mehl, Haferflocken, Zucker, Backpulver, Zimt, Muskatnuss, Ingwer, Schale und Saft der Clementinen.
3. Gib das Apfelmus und das Olivenöl in die Schüssel und rühre, bis ein weicher Teig entsteht. Ist der Teig zu trocken, füge mehr Apfelmus hinzu. Ist er zu weich, hilft ein bisschen Mehl.
4. Gieße den Teig in die Form und backe ihn 16–18 Minuten lang. Lass die Oberseite nicht anbrennen.
5. Nimm die Form aus dem Ofen und lass sie vollständig abkühlen.
6. Mische für die Glasur die Butter, den Puderzucker und die Clementinen. Sollte es gerinnen, ist das nicht schlimm. Der Saft verbindet sich mit dem Zucker, sinkt auf den Boden und bildet eine Unterschicht aus Glasur.
7. Wenn der Biskuit abgekühlt ist, nimm ihn aus der Form, bestreiche ihn mit dem Zuckerguss und schneide ihn in Quadrate.

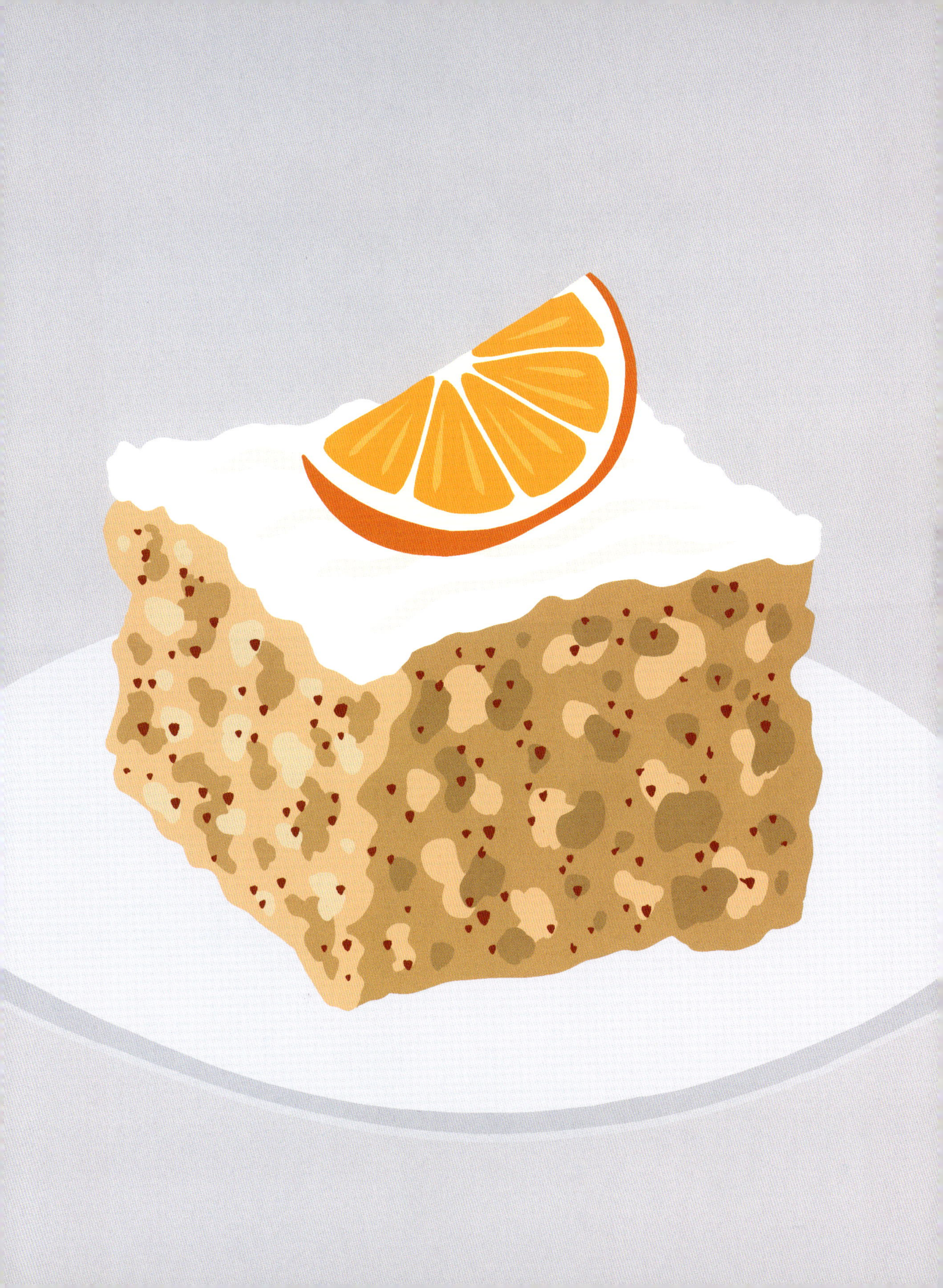

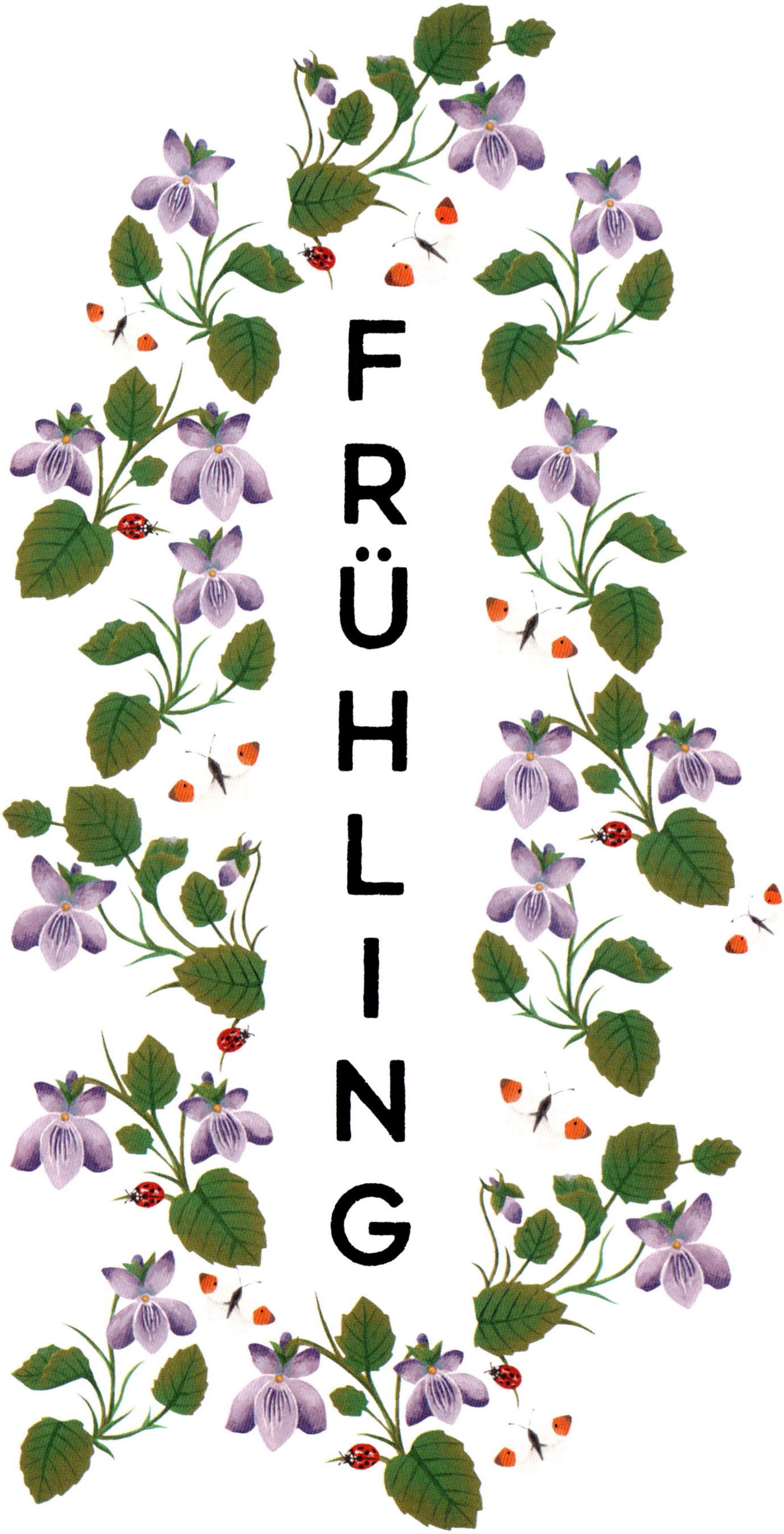
FRÜHLING

# Schutt

Müßige Wintertage, deren Nächte Sturm brachten, angekündigt unter großem Namen, um eine wilde Entrümpelung einzuleiten, Winde, die sich um die gläsernen Haken des immer dunkler werdenden Regens ranken – der Weg ausgehöhlt, rutschig, blockiert von zerbrochener Weide, deren knospige Äste totgeboren auf die Kreide fallen, eine Barrikade, die Unbefugte in die Knie zwingt und sie zu kriechen nötigt, wo sie einst aufrecht gingen. Und doch, diese vom Sturm gefällten Bäume klammerten sich an den kalten Boden, verankerten sich durch faserige Wurzeln, vor dem Tode gerettet, und als das Sonnenlicht auf die Erde fiel, halb ertränkt, verwandelten sich diese Barrikaden in Torbögen: schäumendes Wiedererwachen, die Maiblüte berauscht, süß mit dem Klang der Glocken von Cerulean.

# Frühjahrs-Tagundnachtgleiche

Ich höre den Sturm draußen. Seit einer Woche spuckt der Regen gegen die Fenster und überzieht die Hunde bei unseren Spaziergängen mit Schlamm. Egal, wie oft ich nach dem Staubsauger oder dem Wischmopp greife, das Haus bleibt schmutzig – und ich gebe auf. Lieber sitze ich am Kamin und beobachte das Gesicht meiner Tochter, die staunend in die Glut starrt. Ich koche Tee, nasche ein Stück Zartbitterschokolade und höre dem Sturm zu, der durch den Schornstein pfeift. Draußen nur ein schwarzer Himmel, aus dem Regen blutet, und der Sturm. Den Mond hat schon seit Tagen niemand mehr gesehen.

Am nächsten Morgen plötzlich ist der Sturm wie weggeblasen. Das Licht ist pfirsichfarben und verheißt Frühling. Ich gehe mit meiner Tochter und den Hunden spazieren. Wir folgen dem Fluss Rother entlang der Baumgrenze und lauschen dem Vogelgezwitscher im Sonnenlicht, dann bleiben wir neben einer Erle stehen, die bereits Frühlingskätzchen trägt. Dort, in den oberen Ästen, hockt der Verursacher meines absoluten Lieblingsklangs. Schwarzer Kopf, gelbe Weste. Die plumpe und bescheidene Kohlmeise mit ihrem einfachen Wippgesang.

*Tsi-da*, *tsi-da*, *tsi-da*.

Hast du jemals etwas gehört, das dich an einen anderen Ort, in eine andere Zeit versetzt? Für mich ist es der Gesang der Kohlmeise. Es ist der Klang des

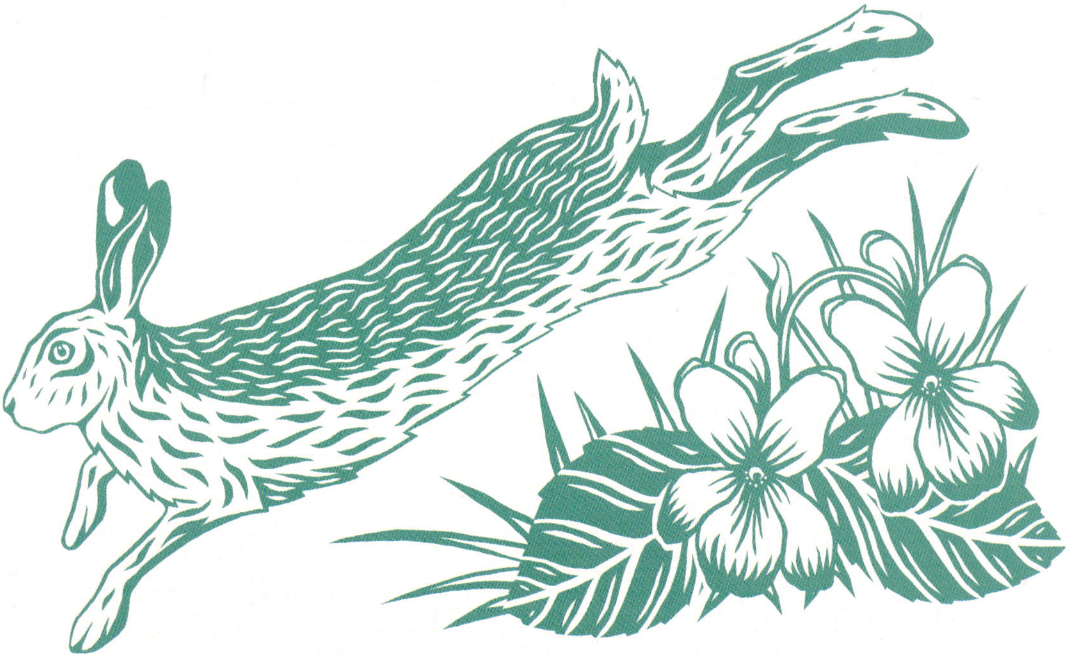

Frühlings nach dem Winter, des Lichts nach der Dunkelheit, der Sonne nach dem Regen. Die Kohlmeise zieht mich aus der grauen Leere des Februars in die sanfte Wärme des Frühlings. Ich denke an Charon, den Fährmann, der in der griechischen Mythologie die Seelen der frisch Verstorbenen in das Reich der Toten transportierte. Die Angehörigen steckten der Leiche eine Münze in den Mund, um den Fährmann zu bezahlen, sonst mussten die Seelen hundert Jahre lang am Flussufer umherwandern, bevor sie zur Ruhe kamen. Die Kohlmeise ist Charon in umgekehrter Form – sie trägt mich aus den Tiefen des Winters in das Land der Lebenden, in das Land der Schöllkrautblüten, des Bärlauchs und der Glockenblumen, die auf der gesprenkelten Erde tanzen. Die Kohlmeise weckt Erinnerungen an Frühling und Wärme. Das Zittern der aufbrechenden Knospen, die neuen Blätter, Luft auf den nackten Armen und blasser Haut – der erste herrliche Tag, an dem man keinen Mantel tragen muss. Ich kann die Schokoladeneier schmecken, die meine Großeltern an den Osterwochenenden in den Baumstämmen versteckten. Sie wohnten in einem großen Haus in Waldnähe. Ich rieche noch immer das heiße, feuchte Gewächshaus, spüre den Kompost zwischen meinen Fingern, dem Opa und ich Wasser hinzugaben, um Schlammpasteten zu machen. Ich höre das Trommeln der Buntspechte, und hinter dem Haus ist ein verlassener Swimmingpool mit leuchtend blauen Kacheln, wie von J. G. Ballard. Und dann kommen der Duft von gebratenem Lamm und Minzsoße, die meine Großmutter zubereitet hat, und die Wärme des Seifenwassers vom Abwasch danach. Aber im Gesang der Kohlmeise steckt mehr als nur Erinnerungen.

REZEPT

## FRÜHLINGS-KRÄUTERTEE

Diese aromatische Minzmischung mit Zitrus- und Brennnesselaromen gibt dir nach dem langen Winter einen Energieschub. Du kannst alle Arten essbarer Minze verwenden, aber gängige Gartensorten wie Minze, Pfefferminze und Apfelminze sind perfekt. Lasse sie 5–10 Minuten in kochendem Wasser ziehen und seihe dann die losen Bestandteile ab. Alle getrockneten Blätter können durch eine Handvoll frischer Blätter ersetzt werden.

- 1 TL Minzblätter, getrocknet
- 1 TL Brennnesselblätter, getrocknet
- 1 TL Zitronenmelisse, getrocknet
- 1 Scheibe frische Zitrone
- 1 Tasse frisch gekochtes Wasser

Etwas in diesem Lied fließt durch meine Adern, ein kollektives Gedächtnis, das von der Mutter an das Kind weitergegeben wird, immer und immer wieder, seit Tausenden von Jahren, bis es in den Stoff unserer Existenz eingenäht ist.

*Tsi-da, tsi-da, tsi-da.*

Es ist der Klang des Unbeschreiblichen. Der Boden rührt sich, das Grün wacht auf, die Sonne wärmt den feuch-

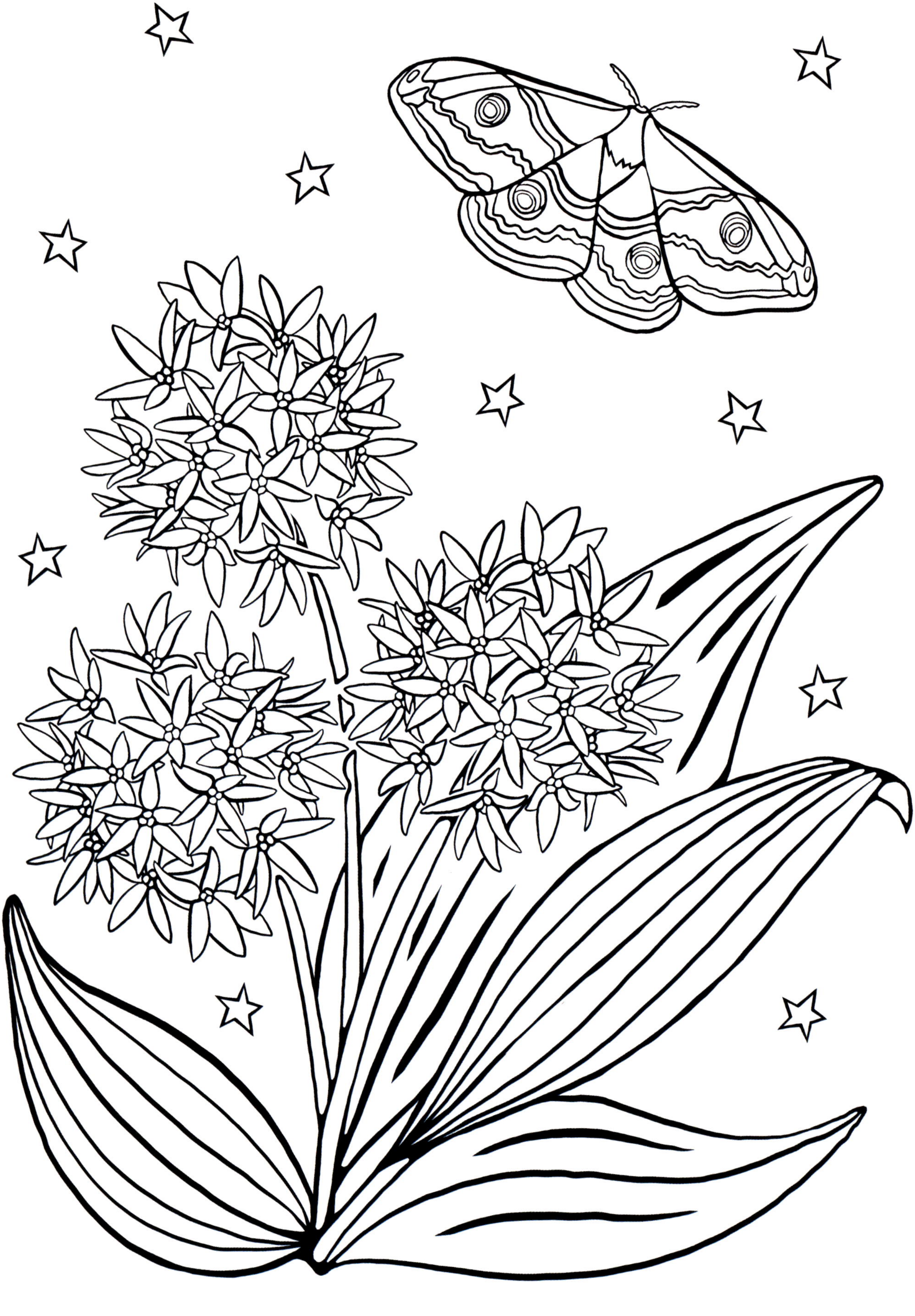

ten Boden. Und der Duft? Die übliche Waldverwesung, der Zyklus des Sternenstaubs – aber auch etwas anderes, Unbenanntes, das nur im Frühling auftaucht. Der sanfte Wind treibt es durch die Bäume und in meinen Körper. Ich atme es tief ein, und langsam erweckt es auch mich wieder zum Leben. Jetzt bin ich das neugeborene Kätzchen und die Schöllkrautblüte. Ich spüre die Sonne durch die geschlossenen Augenlider. Es gibt nichts, was so unglaublich ist, wie den Frühling zu erspähen. Als würde ein Tier, das aus seinem Winterschlaf erwacht ist und verzweifelt darauf wartet, freigelassen zu werden, um deine Brust herumlaufen. In Zeiten der Kälte und Dunkelheit ziehen wir uns in unseren Kokon zurück. Dann dreht sich das Rad, und wir sind wieder frei, erneuert, so wie jedes Jahr. Die Samen wachsen, der Regen fällt, der Kreislauf geht weiter. Es ist wieder einmal Frühling. Unsere Körper hören den Ruf der Wildnis, und wir tauchen von Neuem ins Licht.

*Tsi-da, tsi-da, tsi-da.*

# Der Landwirtschaftskalender

**NORDHALBKUGEL**

**1. MÄRZ** ~ erster Frühlingstag (meteorologisch)
**21. MÄRZ** ~ Frühjahrs-Tagundnachtgleiche
~ Ostara
~ erster Frühlingstag (astronomisch)
**1. MAI** ~ Beltane
~ Maifeiertag

Es ist der Klang des Ungreifbaren, des Unbeschreiblichen. Der Boden rührt sich, das Grün wacht auf, die Sonne wärmt den feuchten Boden.

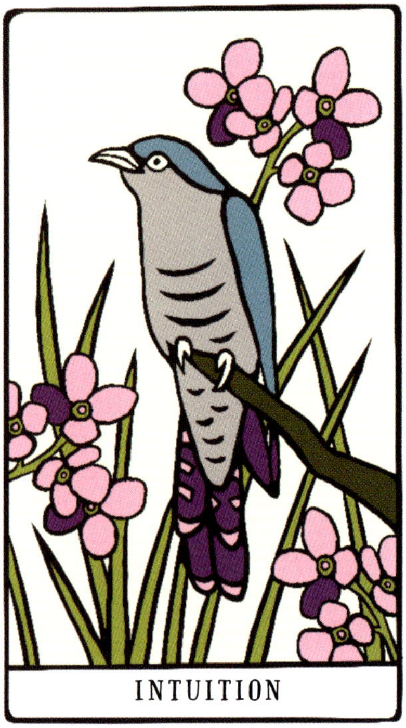
INTUITION

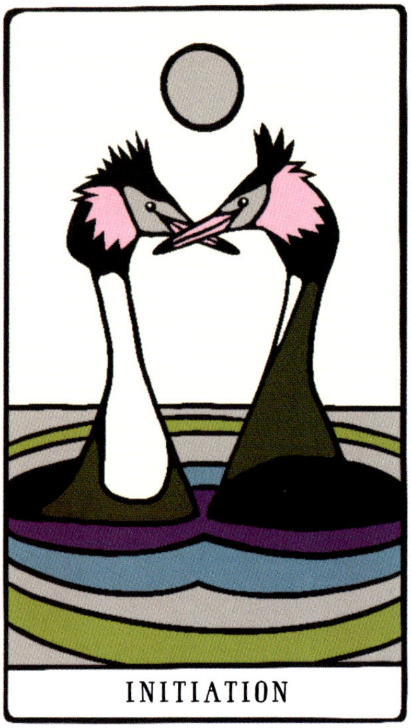
INITIATION

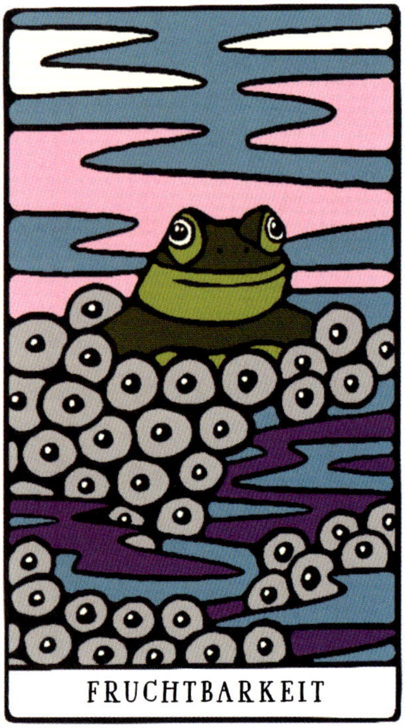
FRUCHTBARKEIT

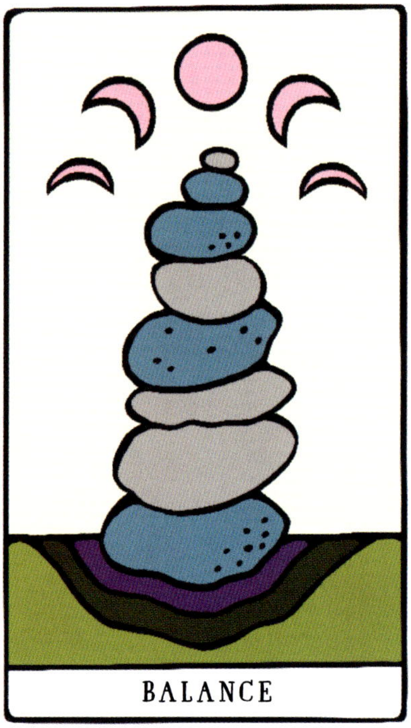
BALANCE

# Die Energie des Frühlings

Nach dem langen, kalten Winter wacht die Welt endlich wieder auf. Die ersten Wildblumen sprießen aus dem Boden, Vogelgesang liegt in der Luft, und die meisten Tiere sind mit Dating beschäftigt. Jetzt ist die Zeit für neue Ideen und neues Leben. Die im Winter gesäten Samen keimen. Der Frühling ist eine magische Jahreszeit voller Hoffnung und Möglichkeiten, ein Ausgleich zwischen der Härte des Winters und der Intensität des Sommers.

## Intuition

Was treibt die Zugvögel an? Warum ziehen Schwalben, Zwergsegler, Ziegenmelker und Kuckucke im Frühling durch Europa? Die einfache Antwort lautet: um sich nach Essen und Nistplätzen umzuschauen. Aber woher wissen sie so genau, wann sie wohin wollen? Wir alle tragen die Kraft der Intuition in uns, auch wenn sie manchmal im Lärm unseres modernen Lebens schwer zu hören ist. Vertraue diesen Frühling auf deinen Instinkt und höre auf Geist und Körper.

## Initiation

Der Frühling steckt voller Leben und Aktivität, aber er ist auch eine Zeit, in der man hart für seine Ziele arbeiten muss. Das Ziel der Gartenvögel besteht jetzt darin, Partner:innen zu finden und sich fortzupflanzen, um dann ihre ganze Energie darauf zu verwenden, Nester zu bauen, zu singen, Eier zu legen und Küken großzuziehen. Es ist Schwerstarbeit, die aber aufs Schönste belohnt wird, wenn der Sommer kommt und der Nachwuchs gesund und flügge ist. Nutze du die Frühlingsenergie für deine eigenen Pläne und Projekte. Konzentriere dich und genieße die längeren, helleren Tage. Die Zeit des Planens ist vorbei – jetzt ist Action angesagt.

## Fruchtbarkeit

Zu dieser Jahreszeit paaren sich viele Vögel, Säugetiere und Insekten. Bäume und Blumen erblühen. Der Frühling wird seit jeher mit Fruchtbarkeit und Geburt in Verbindung gebracht, und selbst das alte Frühlingsfest Ostara ist nach der Göttin der Fruchtbarkeit Eostre benannt. Symbole wie Hasen, Blumen und Eier stehen für die Zeit des Erwachens. Wenn du also ein Projekt in der Schublade hast, ist jetzt die Zeit, es in die Tat umzusetzen. Pflege, gieße und dünge deine Idee. Es gibt nichts Besseres als die Wärme und das Sonnenlicht des Frühlings, um sie zum Blühen zu bringen.

## Balance

Zwischen der kargen Winterzeit und der Sommerhitze fungiert der Frühling als Mittler, eine Zeit zwischen Regenschauern und sonnigen, milden Nachmittagen – oft an ein und demselben Tag. Nimm dir Mitte März, zur Tagundnachtgleiche, einen Moment Zeit, um innezuhalten und die harmonische Energie des Planeten zu genießen. Finde inneren Halt, während die Erde sich dreht und Tag und Nacht gleich lang sind. Atme den Duft des frischen, tauenden Bodens ein. Nimm die Gleichzeitigkeit zwischen deinem inneren Selbst und der Außenwelt wahr. Und wage den großen Sprung in Richtung deiner Träume.

# Früchte der Jahreszeit

Siehst du, wie die Insekten aufwachen, die Bäume anfangen zu blühen und die Frösche balzen?

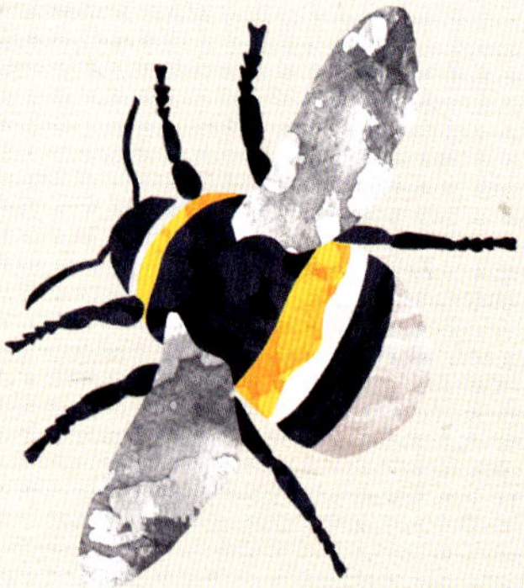

**DUNKLE ERDHUMMEL**
Sie sind die ersten Hummeln, die im Frühjahr auftauchen und im Zickzack-Flug tief über dem Boden nach Nestern suchen.

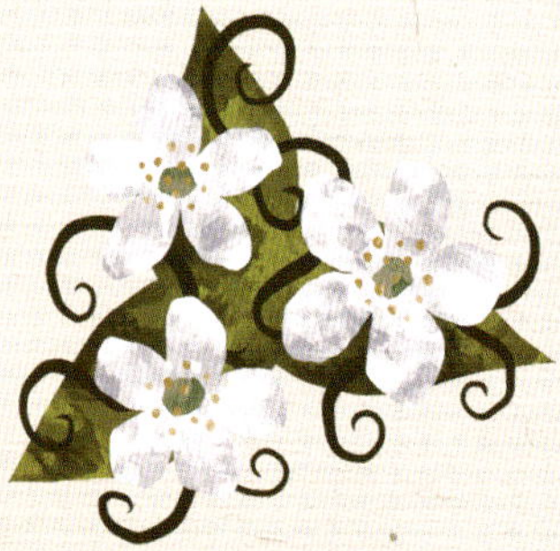

**SCHWARZDORN**
Mit seiner schwarzen Rinde und der weißen, mandelartigen Blüte ist der Schwarzdorn eine der ersten Heckenarten, die nach dem langen Winter blühen.

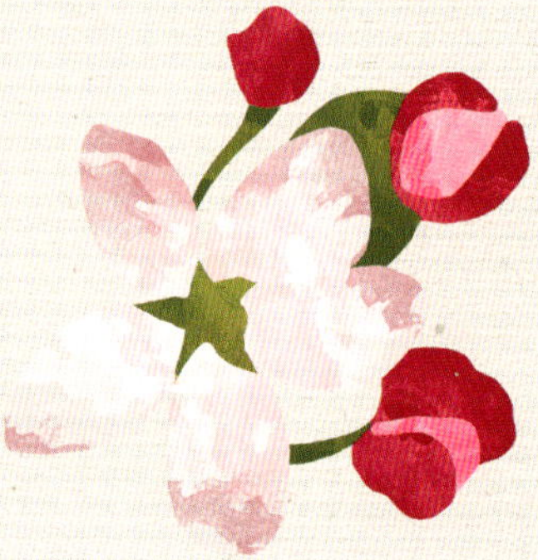

**KRABBENAPFEL**
Ein süß duftender, blühender Baum, von Bienen und anderen Insekten bestäubt und für seine verdrehten Zweige bekannt.

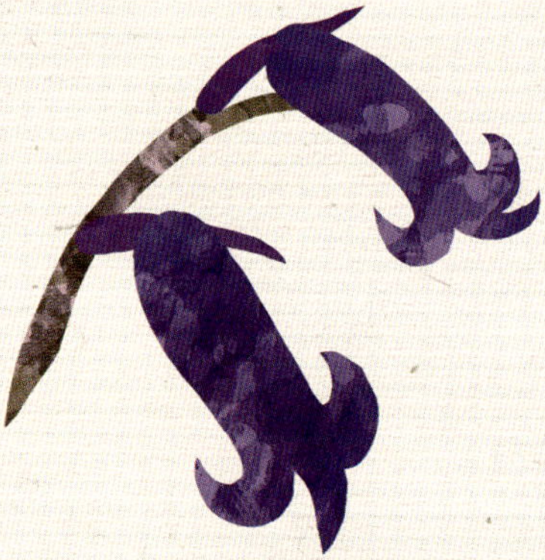

**BÄRLAUCH**
Der Duft von Bärlauch gehört zum Frühling einfach dazu. Mit seinen langen, elliptischen Blättern und den weißen Blütendolden bedeckt er ganze Waldböden.

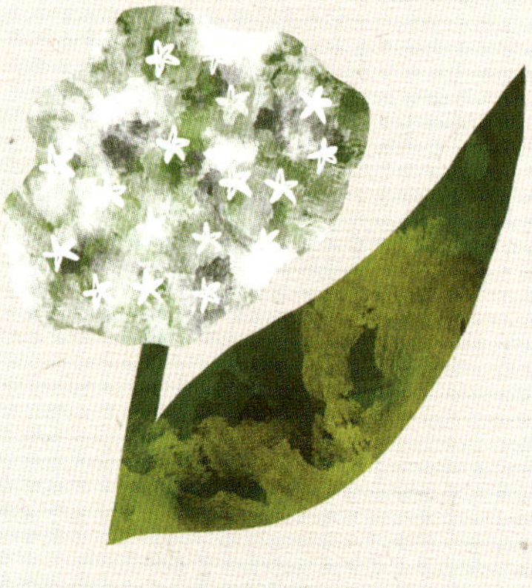

**HASENGLÖCKCHEN**
Diese schönen Blumen blühen in alten Wäldern. Sie bilden blaue Teppiche unter den Bäumen und leuchten im Frühlingslicht.

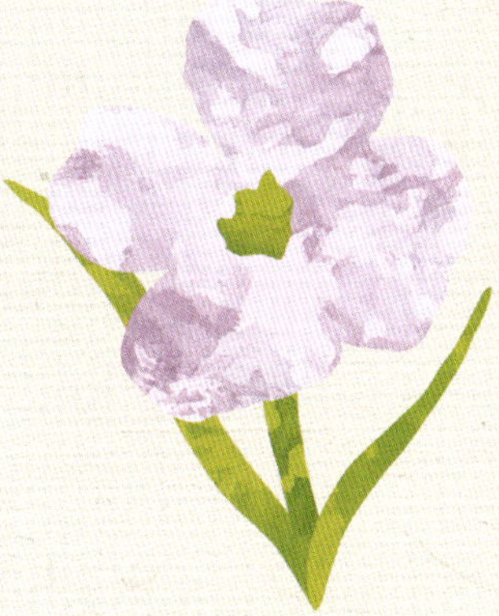

### WIESENSCHAUMKRAUT

Diese hübschen Blumen, die blühen, wenn der Kuckuck zurückkommt, findet man an feuchten, grasbewachsenen Stellen wie Auen und Flussufern. Sie sind auch bei Orangenzipfelfaltern sehr beliebt.

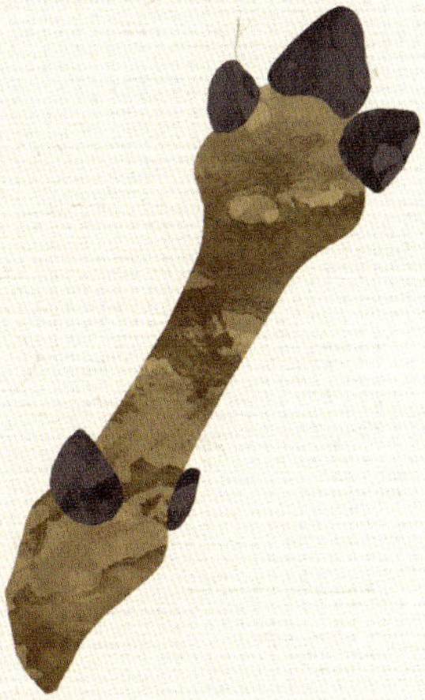

### WEISSBIRKE

Entdeckst du die ersten säuerlich-grünen Blätter der Weißbirke? Viele Waldvögel fliegen von Ast zu Ast und suchen nach Raupen, um ihre Jungen zu füttern.

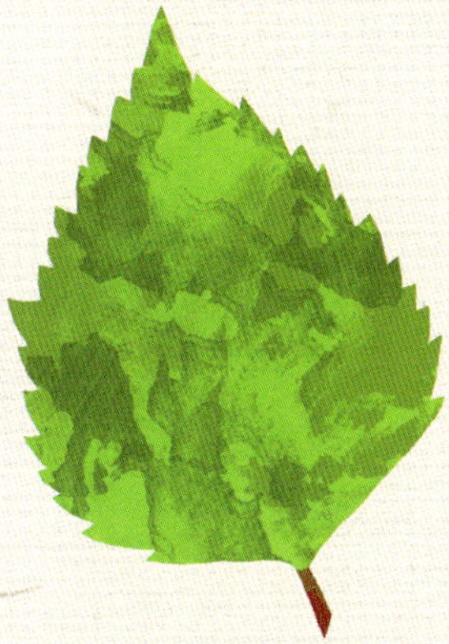

### AUFBLÜHENDE KNOSPEN

An den Zweigen von Esche, Buche, Eiche und Eberesche sprießen neue Knospen, die im Laufe der Saison zu Blättern und Blüten werden.

### FROSCH- UND KRÖTENLAICH

Am Uferrand von Teichen und Bächen kannst du bereits ab Januar Froschlaich und lange Krötenlaich-Bänder entdecken.

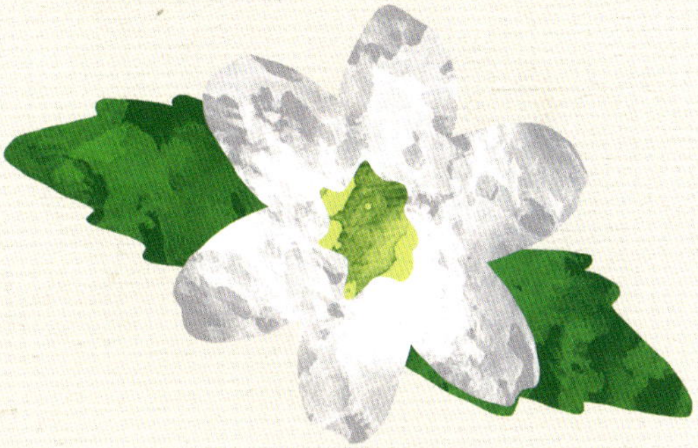

### BUSCHWINDRÖSCHEN

Diese langsam und am liebsten unter schattigen Baumkronen wachsenden Blumen sind ein Anzeichen für alten Wald.

# Was gibt es zu essen?

Wenn der Winter in den Frühling übergeht, erwacht die Welt zum Leben. Plötzlich füllen sich unsere Küchen mit frischen Produkten aus der Region, wenn auch noch nicht so reichhaltig wie im Sommer. Im Moment blühen die Obstbäume, und die Setzlinge keimen. Verwöhne dich mit frühlingsfrischen Produkten wie Artischocken, Roter Bete, Grünzeug, neuen Kartoffeln und Salaten, wenn die Tage länger werden und unsere Teller sich mit Farbe füllen.

## MÄRZ

Artischocken, Brokkoli, Brunnenkresse, Chicorée, Frühlingskohl, Frühlingszwiebeln, Karotten, Lauch, Pastinaken, Radieschen, Rhabarber, Rote Bete, Sauerampfer.

## APRIL

Artischocken, Brunnenkresse, Chicorée, Frühkartoffeln, Frühlingskohl, Frühlingszwiebeln, Grünkohl, Karotten, Pastinaken, Radieschen, Rhabarber, Rote Bete, Rucola, Sauerampfer, Spargel, Spinat.

## MAI

Artischocken, Aubergine, Brunnenkresse, Chicorée, Chili, Erbsen, Erdbeeren, Frühkartoffeln, Frühlingskohl, Frühlingszwiebeln, Herzblattkohl, Kopfsalat, Kürbis, Meerfenchel, Paprika, Radieschen, Rhabarber, Rote Bete, Rucola, Sauerampfer, Spargel, Spinat.

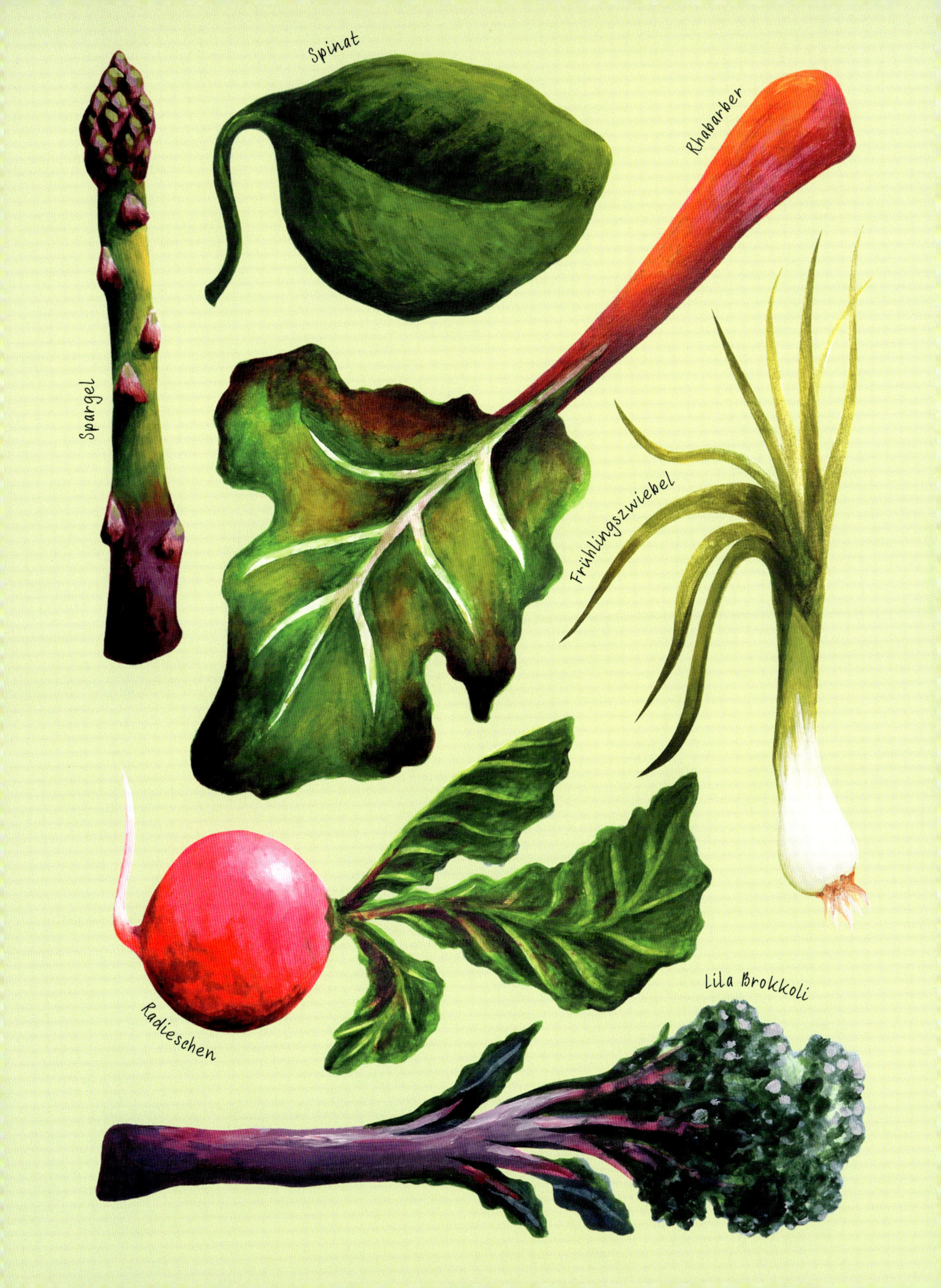
Spinat
Rhabarber
Spargel
Frühlingszwiebel
Lila Brokkoli
Radieschen

# Der Frühlingsgarten

Die Zeit nach dem letzten Frost eignet sich hervorragend, um Saatgut auszusäen und Gemüse anzubauen. Mit den länger werdenden Tagen ist es für die meisten Samen warm genug, um auszutreiben. Für den Anbau anderer Pflanzen wie Chilis, Tomaten und Paprika kann ein beheiztes Zimmergewächshaus nützlich sein.

**Saubohnen** – lassen sich leicht anbauen und können ab März direkt in den Boden gesät oder in Töpfen gezogen werden.

**Karotten** – Säe direkt in einen gut vorbereiteten Boden, der frei von Steinen ist, da diese die Möhren aufspalten können. Etwa drei bis vier Monate nach der Aussaat sollten die Pflanzen erntereif sein.

**Schnittlauch** – Ein leckeres Gewürz und ein Genuss für Bestäuber, wenn man ihn blühen lässt. Schnittlauch kann im Topf oder in der Erde angebaut werden. Säe eine Prise Samen in kleine Töpfe, bedecke sie mit Kompost, gieße sie gut und lasse sie auf einer sonnigen Fensterbank keimen, falls es draußen noch nicht frostfrei ist.

**Zucchini** – Säe die Samen Ende Mai in den gut vorbereiteten Boden und gieße sie regelmäßig. Achte dabei auf Schnecken, die die jungen Pflanzen anknabbern könnten. Wenn die Zucchini zu blühen beginnen, kannst du sie düngen. Ernte sie, bevor sie zu groß werden und eher wie Kürbisse aussehen.

**Grünkohl** – Eine gute Pflanze für halbschattige Plätze. Grünkohlblätter können je nach Bedarf immer wieder abgeschnitten werden. Säe die Samen in Töpfe mit reichlich Kompost, wässere sie gut und lasse sie auf einer sonnigen Fensterbank stehen, bis du sie in einen größeren Topf oder direkt in die Erde pflanzen kannst.

**Kartoffeln** – Lege die Knollen in Eierkartons auf eine kühle, helle Fensterbank, damit sich Triebe bilden können. Ende April, wenn der letzte Frost vorbei ist, pflanzt du die keimenden Knollen in Töpfe oder Säcke und deckst sie mit Kompost ab.

**Stangenbohnen** – Säe die Samen ab Mai direkt im Freien aus, wenn sich der Boden erwärmt hat, und stütze die Kletterpflanzen mit einem Tipi aus Gartenstöcken. Schütze die jungen Pflanzen vor hungrigen (Nackt-) Schnecken.

**Erdbeeren** – Pflanze die jungen Triebe Mitte des Frühjahrs in gut durchlässigen Boden, am besten in voller Sonne und mit reichlich gut verrottetem Kompost am Boden.

**Mangold** – Säe ihn in Töpfe oder direkt in den Boden, bevor du ihn mit Kompost bedeckst. Die kleinen Babyblätter sind süß und zart, die größeren lassen sich kochen wie Spinat.

# Beetpflege

## Unkraut jäten

Grabe unerwünschte Pflanzen aus, vor allem mehrjähriges Unkraut. Wenn du das früh im Jahr machst, sind die Chancen größer, es für den Rest des Jahres unter Kontrolle zu halten. Hacke regelmäßig, und wenn du keine Zeit zum Jäten hast, entferne die Köpfe blühender Pflanzen wie Löwenzahn, damit sie nicht aussamen und sich verbreiten.

## Schädlinge bekämpfen

Wenn es wärmer wird, ziehen wachsende Pflanzen Schnecken, Fliegen und Vögel an, aber man muss deswegen nicht zu aggressiven Chemikalien greifen. Schütze Kohlpflanzen vor Tauben, indem du sie mit Vlies bedeckst, und mach dir nicht zu früh Sorgen über Blattläuse, denn sie sind eine wichtige Nahrungsquelle für Marienkäfer, Schwebfliegen und kleine Vögel. Achte auf die Kriebelmücke an Saubohnen, die Blattlaus an Erbsen und die Möhrenfliege an Karotten, die alle entweder von Hand oder durch Besprühen mit Seifenwasser entfernt werden können.

## Stützen für Kletterpflanzen

Wenn du Kletter- und Stangenbohnen anbaust, solltest du die Stützen frühzeitig vorbereiten, damit die Pflanzen während des Wachstums klettern können. Kaufe entweder eine fertige Stütze oder baue einen Wigwam aus Bambusrohren oder Haselstöcken.

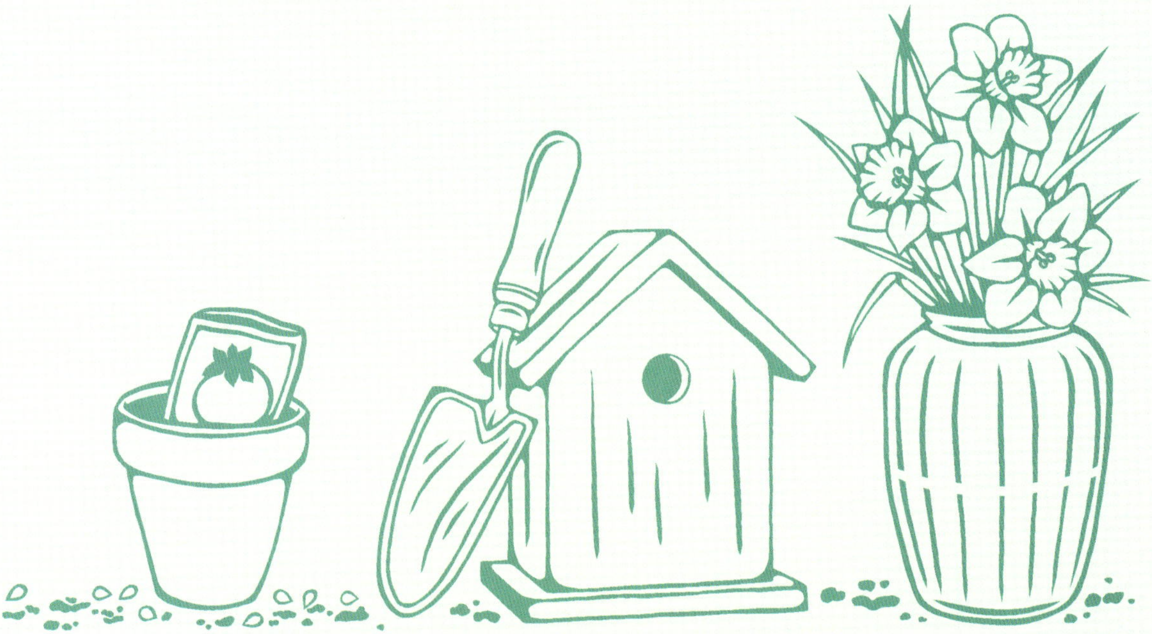

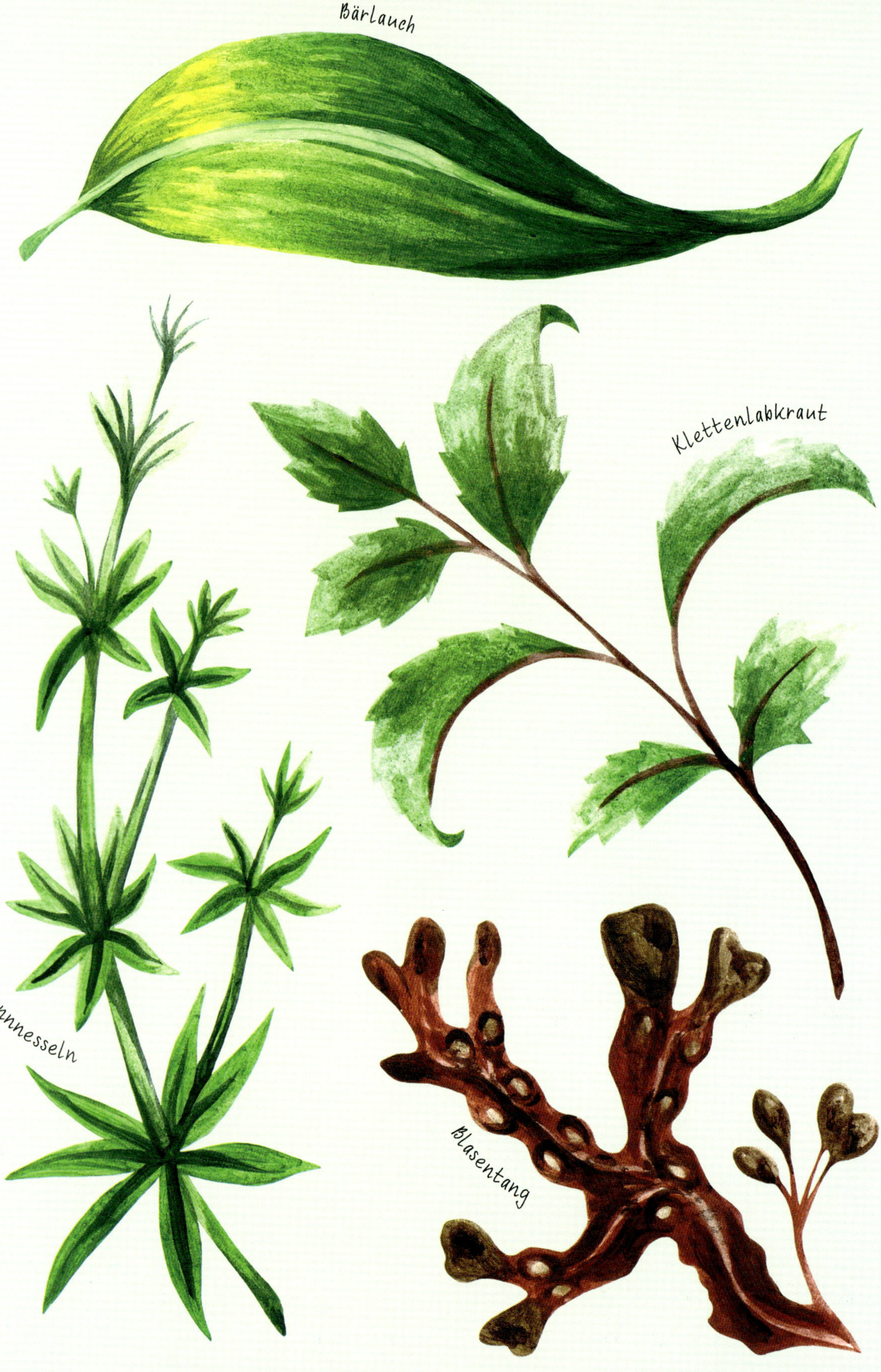
Bärlauch
Klettenlabkraut
Brennnesseln
Blasentang

# Nahrungssuche in der Natur

Die Jahreszeit des Wachstums bringt frisches Grün in allen Formen und Größen, von den Wäldern und Wiesen bis hin zu den salzigen Ufern des Meeres. Im Frühling ist alles reich an Vitaminen, also gönne dir einen Energieschub nach dem langen Winter.

## Klettenlabkraut

Als Kinder nannten wir sie schlicht Kletten – man warf sie sich gegenseitig auf den Rücken und hoffte, dass der andere sie möglichst lange nicht bemerken würde. Dass sie so »klebrig« sind, liegt an den Tausenden kleinen Haken an Blättern, Stängeln und Früchten, die der Pflanze helfen, sich an Tierfelle zu hängen und ihre Samen zu verbreiten. Klettenlabkraut gehört zur selben Familie wie die Kaffeebohne, wird über einen Meter hoch und macht sich gern breit. Sammle junge Triebe und Blätter, solange die Samen noch weich sind. Gehackt schmecken sie lecker in frischen Salaten oder als Spinatalternative in gekochtem Gemüse. Um einen weniger koffeinhaltigen Kaffeeersatz zu erhalten, röste die Samen bei niedriger Temperatur und mahle sie für die Cafétiere.

## Bärlauch

Kein Waldspaziergang ohne den unverkennbaren Geruch von Bärlauch, dessen lateinischer Name *Allium ursinum* auf den Braunbären verweist, der sich für einen herzhaften Snack gern über die Bärlauchzwiebeln hermacht. Die Blüten erscheinen als wunderschöne cremige Büschel im Unterholz und lassen den Boden aussehen wie mit Sternen übersät. Bärlauch ist großartig für hausgemachtes Pesto, kann aber auch für alles andere verwendet werden, wofür man ansonsten Knoblauch oder Frühlingszwiebeln nutzen würde. Mein Favorit sind duftende Bärlauch-Scones mit überbackenem Käse. Ein herrlicher Nachmittagssnack.

## Brennnesseln

Köstlich, gesund und ein bisschen bitter: Brennnesseln schmecken im Frühjahr am besten. Es gibt kaum jemanden, der sie nicht kennt. Es gehört fast dazu, als kleines Kind in die Nesseln zu fallen und mit rotem, juckendem Ausschlag wieder aufzutauchen. Die gemeine Brennnessel ist hier der Übeltäter, aber auch die rote und weiße Taubnessel sind essbar, und zwar ganz ohne zu brennen – trotzdem empfehlen sich Handschuhe. Koche die jungen Blätter wie Spinat, brate sie mit Butter, Knoblauch und ein bisschen Salz an oder füge sie heißen Suppen, Soßen oder Eintöpfen hinzu.

## Blasentang

Dies ist eine der verbreitetsten Algenarten, die du an der Küste findest oder die bei Flut im Wasser treibt und sich an Felsen, Muscheln und Gehölz klammert. Blasentang hat die Farbe von dunklen Oliven, mit einer lederartigen Textur und Lufttaschen (Blasen), die an den Enden der Wedel geschwollen sind. Sie haben einen sehr hohen Eisengehalt und sind ein unglaublich gesunder Snack. Sammle die Algen im Frühling und Frühsommer für den besten Geschmack und backe sie mit Knoblauch und Rosmarin im Ofen zu gesunden Algenchips.

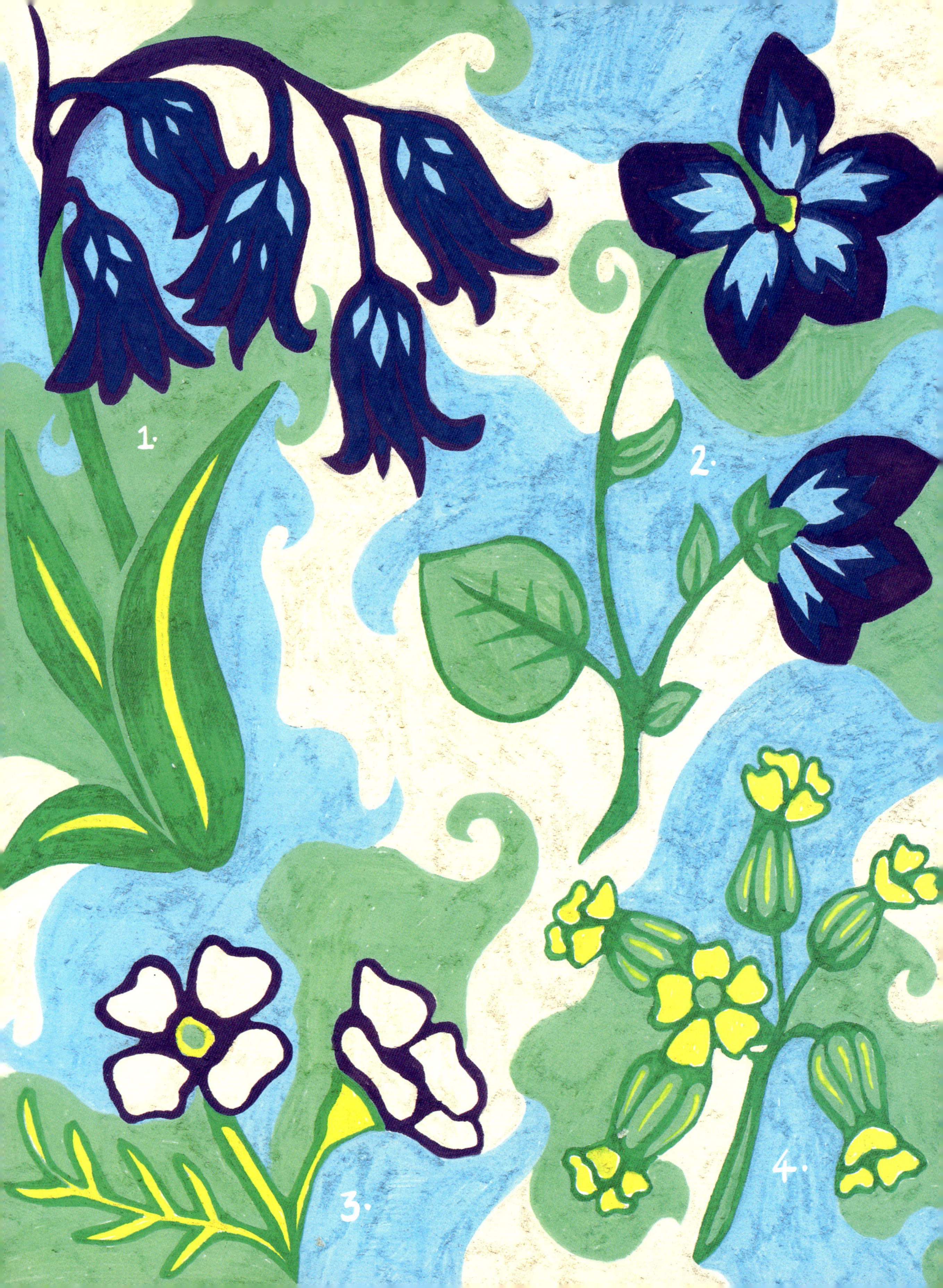
1.
2.
3.
4.

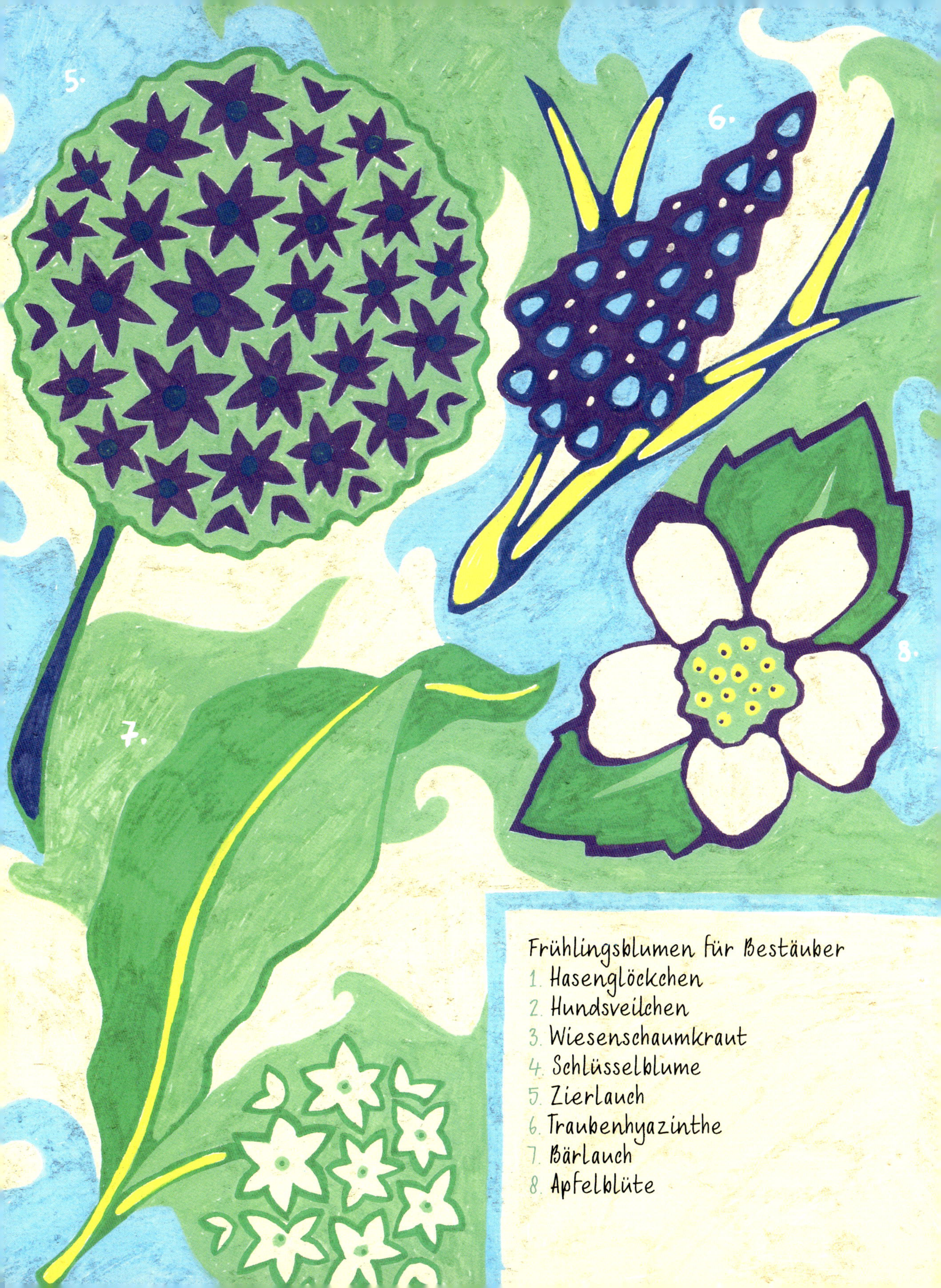


Frühlingsblumen für Bestäuber

1. Hasenglöckchen
2. Hundsveilchen
3. Wiesenschaumkraut
4. Schlüsselblume
5. Zierlauch
6. Traubenhyazinthe
7. Bärlauch
8. Apfelblüte

# Die Tierwelt im Frühling

Mit der ersten warmen Frühlingssonne wacht das Tierreich auf und kommt wieder in Bewegung.

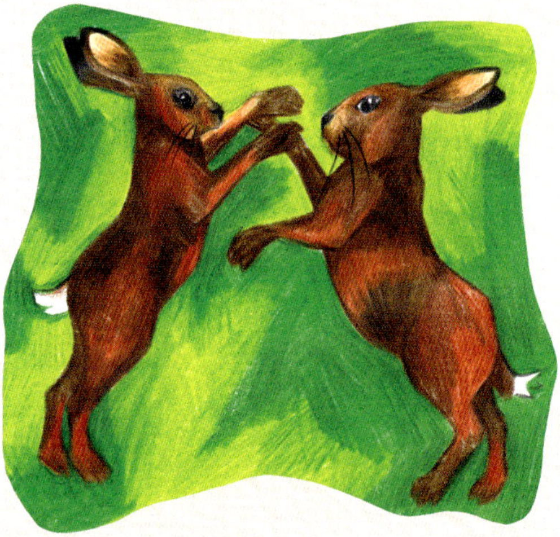

## Sonnenbadende Reptilien

Sobald es wärmer wird, kann man die heimischen Reptilien beim Sonnenbaden beobachten. Im Vereinigten Königreich gibt es sechs verschiedene Reptilienarten: die Kreuzotter, Ringelnatter und Schlingnatter und die Blindschleiche, die Gemeine und die Zauneidechse. Die Schlingnatter und Zauneidechse sind selten, auf die die anderen vier trifft man häufiger. Frühling ist die perfekte Zeit, sie zu beobachten, denn sie kommen direkt aus dem Winterschlaf und suchen die Sonne, um sich aufzuwärmen. Je nach Art balzen die Männchen eventuell auch, das heißt, ihre Farben sind heller und leuchtender. Reptilien sind ektotherm, das bedeutet, dass sie ihre Körpertemperatur nicht regulieren können und Sonne absorbieren müssen, um sich aufzuwärmen. Sonnige Morgen oder Frühabende sind eine gute Zeit, um nach sonnenbadenden Reptilien Ausschau zu halten, besonders in hohem Gras oder in der Heide. An sehr heißen Tagen bevorzugen die Tiere allerdings Schattenplätze mit gesprenkeltem Sonnenlicht, wo sie etwas kühlere »Mosaikbäder« genießen können. Gib allen Tieren, die du beobachtest, immer genügend Raum, aber besonders der Kreuzotter, denn sie ist giftig. Auch wenn ihre Bisse bei Erwachsenen selten schwerwiegende Verletzungen hervorrufen, sind sie doch schmerzhaft. Und für Kinder und Hunde ist die Schlange eine Gefahr, wenn sie gestört wird.

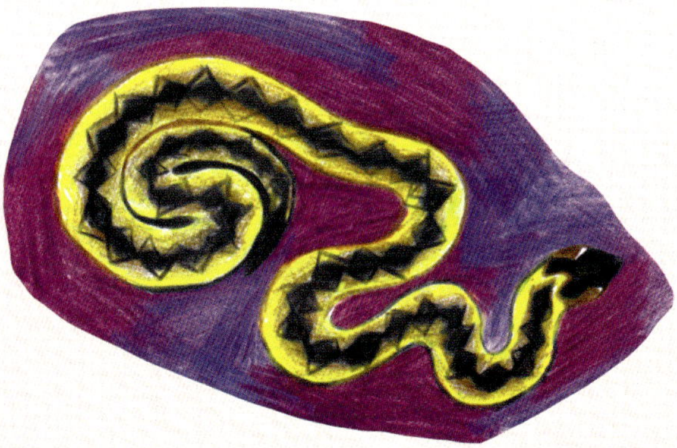

## Boxende Hasen

Frühling bedeutet die Zeit der »verrückten Märzhasen« – so werden die schnellsten Landsäugetiere Großbritanniens, die Feldhasen, landläufig gern genannt. Die Tiere mit den langen Ohren und Beinen sind berühmt für ihr lebhaftes Verhalten, besonders im März, wenn sie gegeneinander »boxen«. Das ist Teil ihres Balzrituals. Entgegen landläufiger Meinung kämpfen hier aber nicht zwei Männchen um ein Weibchen. Nein, geboxt wird üblicherweise, wenn ein Männchen einem Weibchen gegenüber zu aufdringlich ist, sie über die Felder jagt, bis sie irgendwann genug hat, sich umdreht und versucht, ihn abzuwehren. Die beste Zeit, dies zu beobachten, ist bei Sonnenauf- oder untergang, auf offenen Feldern oder am Waldesrand. Hasen haben ein extrem gutes Gehör, also wahrt man am besten Abstand und nutzt ein Fernglas. Man muss aufpassen, wo man hintritt, denn manche Babyhasen werden früh, schon im März, geboren und von ihren Müttern ins dichte Gras gelegt.

## Dachsnachwuchs

Obwohl sich weibliche Dachse zu jeder Jahreszeit paaren können, beruht der Prozess auf einer verzögerten Einnistung der befruchteten Eizelle, die erst im Dezember stattfindet. Im Februar wird dann ein Wurf von zwei oder drei Jungen geboren, die in den nächsten Monaten die Gänge und Kammern im Bau erkunden, bis sie im April zum ersten Mal, meist spätnachts, an die Oberfläche kommen. Die Mutter bleibt zu ihrer Sicherheit in der Nähe. Mit der Zeit kommen sie dann aber immer früher raus, bleiben länger und entfernen sich weiter vom Bau. Die Kleinen sind verspielt und voller Energie. Es ist eine Freude, ihnen aus sicherer Distanz zuzuschauen. Am besten sieht man sie, wenn man ein spezielles Beobachtungsgehege besucht oder das Glück hat, dass sie Gartenbesuche machen. Versuche, die Jungen im Frühling oder Sommer zu entdecken. Im Herbst sind sie dann schon fast so groß wie ihre Eltern, weniger verspielt und mehr darauf aus, sich genügend Körperfett anzufressen, um ihren ersten Winter zu überstehen.

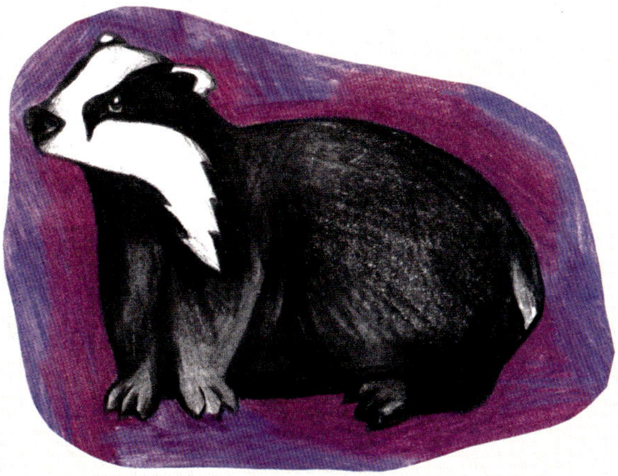

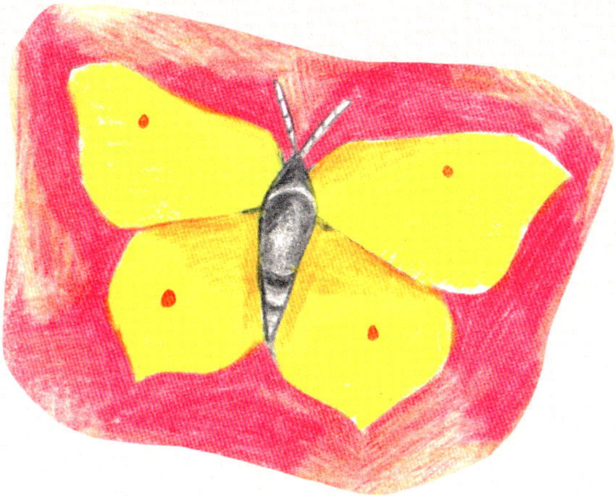

## Erste Zitronenfalter

Diese gelben Schmetterlinge sind die ersten, die im Frühling auftauchen, nachdem sie Winterschlaf gehalten haben. Schau ihnen zu, wie sie sich mit ihren Partner:innen in den Himmel schrauben, bevor sie zur Paarung ins Gebüsch stürzen. Oder sie hocken mit geschlossenen Flügeln auf Blättern, damit man sie nicht sieht. Die Tiere ernähren sich von lila Blüten, wie Hasenglöckchen, Disteln, und Frühblühern wie Löwenzahn, Schlüsselblume und Primel. Mit ihrem langen Rüssel reichen sie tief in die Blüten, um ihren Nektar zu sammeln. Schwefelschmetterlinge können bis zu ein Jahr alt werden und legen ihre Eier gern an der Unterseite von Sanddornblättern ab. Nach dem Schlüpfen ernähren sich die Raupen davon.

# Blick in den Himmel

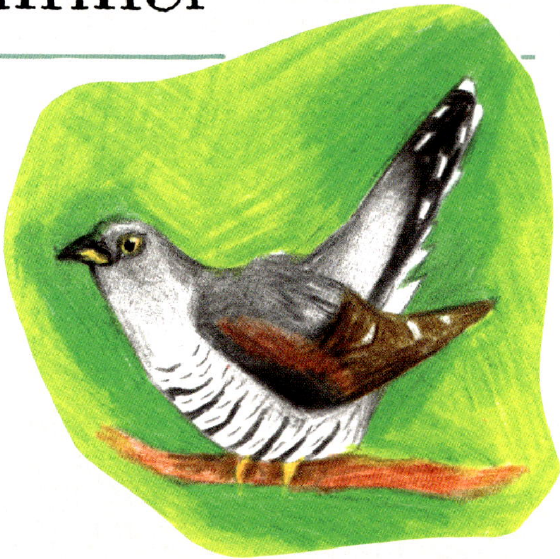

Vogelgesang liegt in der Luft. Die Balzsaison beginnt, Nester werden gebaut, und aus den zarten Eiergelegen entspringt neues Leben.

## Der Morgenchor

Der Chor der Morgenröte ist eines der fesselndsten Spektakel des Jahres, das Langschläfer oft verpassen. Ab vier Uhr brechen die Gärten, Hecken und Wälder in eine wahre Kakofonie des Vogelgesangs aus, wenn jeder männliche Vogel versucht, eine Partnerin mit der größten Oper seines kleinen Lebens zu verführen. Die Vögel legen ihre Brutzeit in die wärmste Zeit des Jahres, wenn es reichlich Nahrung gibt und die Eier und Küken eine bessere Überlebenschance haben. Die Amsel singt in der Regel morgens als Erste tiefe, intensive Töne, dicht gefolgt von den fröhlichen Melodien der Zaunkönige und Rotkehlchen. Wenn du dir nicht vorstellen kannst, früh aufzustehen, öffne die Fenster am Abend vorher weit und höre den Vögeln zu, während du vor dich hin träumst. Die besten Tage dafür sind die mit klarem Wetter und wenig Wind, zwischen Ende April und Anfang Juni.

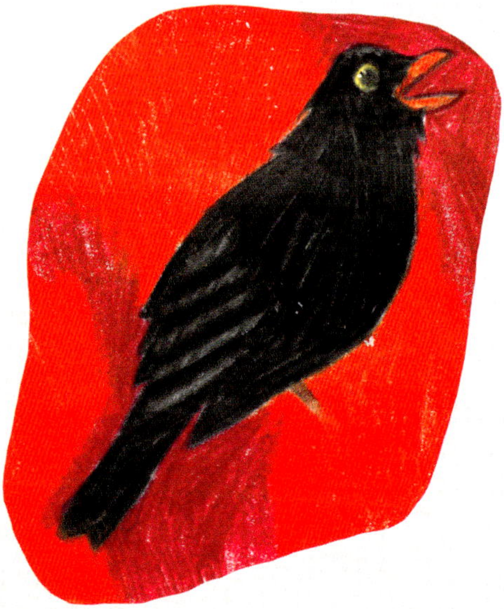

## Kuckucksruf

Der Kuckuck ist ein einzigartiger Singvogel und verantwortlich für eines der bekanntesten Geräusche des Frühlings. Man vermutet, dass die Männchen ein absolutes Gehör haben und immer in der Tonart C singen. Ihr Gesang beginnt in einer absteigenden kleinen Terz, wenn sie zum ersten Mal aus dem Winterquartier zurückkehren, aber im Laufe des Frühlings wird das Intervall breiter und geht von einer großen Terz zu einer Quarte über, bis es im Juni fast keine Harmonien mehr gibt. Aufgrund seines parasitären Brutverhaltens hat der Kuckuck keinen guten Ruf. Er legt seine Eier in die Nester anderer Vögel wie Uferschnepfen, Teichrohrsänger, Bachstelzen und Wiesenpieper und überlässt es den unwissenden Pflegeeltern, das

Kuckucksküken als ihr eigenes aufzuziehen. Männchen ahmen manchmal sogar Sperber nach, um kleinere Vögelarten zu erschrecken und sie so lange abzulenken, bis das Weibchen ihr Ei im Nest legen konnte. Kuckucke sind nicht mehr so häufig wie früher, aber es lohnt sich, im Frühjahr nach ihnen Ausschau zu halten. Sie haben einen unverwechselbaren Ruf.

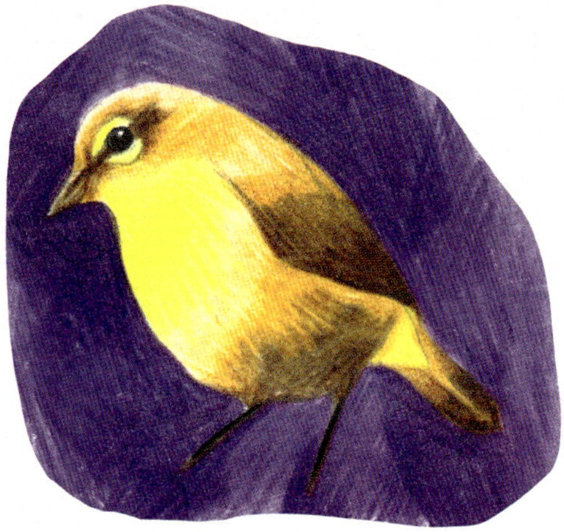

## Das Lied der Nachtigall

Der Gesang der Nachtigall wird seit Hunderten von Jahren in Gedichten und Liedern gefeiert, eine Stimme, die heute aufgrund des Verlusts von Lebensräumen immer seltener zu hören ist. Der Name geht wahrscheinlich auf das westgermanische *nahtagalōn* zurück und bedeutet »Nachtsängerin«, aber eigentlich ist es das Männchen, das singt, vor allem nachts, um den vorbeifliegenden Weibchen ein Ständchen zu bringen. Manche Lieder sind schwieriger zu singen als andere, doch mit diesen beweist ein guter Sänger dem Weibchen, dass er ein toller Familienvater sein kann. Nachtigallen verfügen über ein reichhaltiges Repertoire an Liedern: Sie können über 1000 verschiedene Töne produzieren, im Vergleich zu den 340 der Feldlerche und 100 der Amsel. Das liegt daran, dass der Teil des Gehirns, der für die Tonproduktion verantwortlich ist, größer ist als bei anderen Vögeln. Man entdeckt sie eher mit dem Gehör als mit den Augen, weil sie sich gern in undurchdringlichen Wäldern und Gestrüpp verstecken. Es sind schlichte braune Vögel, robust und mit breitem Schwanz, Rotkehlchen ähnlich, nur ohne die rote Brust. Sie kommen im April und singen Tag und Nacht bis Anfang Juni, bevor sie später im Sommer wieder abreisen.

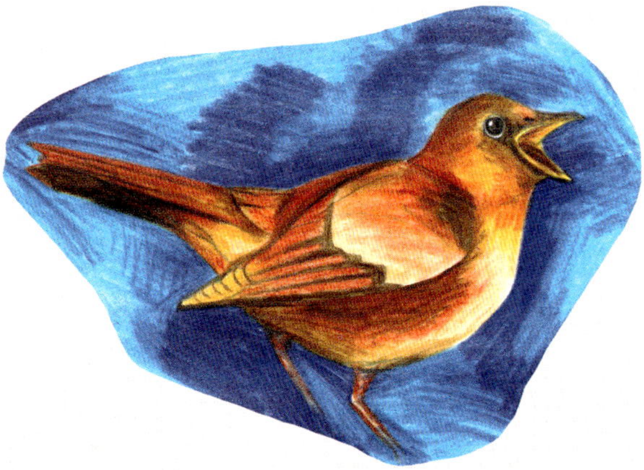

## Rückkehr der Zilpzalps

Ein weiteres Anzeichen für den Frühling ist der Gesang des Zilpzalps, der ab Ende Februar zu hören ist. Mit etwas Glück kannst du sogar einen Blick auf seinen winzigen olivfarbenen Körper erhaschen, wenn er durch das frische Frühlingslaub flattert und seinen Schwanz beim Singen auf und ab bewegt. Zilpzalps sind Zugvögel, aber sie überwintern viel näher an ihrer Heimat als andere Arten, meist auf der Iberischen Halbinsel oder im Nordwesten von Afrika. Deshalb gehören sie zu den frühesten Zugvögeln, die hier eintreffen. Umso willkommener ist ihr süßer Zilpzalp-Gesang nach dem dunklen Winter.

# Inspiration für die Seele

## Bücher

### PROSA

*Die Woodlanders* von Thomas Hardy (1887)

*Verzauberter April* von Elizabeth von Arnim (1922)

*Bambi: Eine Lebensgeschichte aus dem Walde* von Felix Salten (1923)

*Der kleine Hobbit* von J.R.R. Tolkien (1937)

*Unten am Fluss: Watership Down* von Richard Adams (1972)

*Der Stein von Duncton* von William Horwood (1980)

*Frühlingsanfang* von Penelope Fitzgerald (1988)

*Kirschblüten und rote Bohnen* von Durian Sukegawa (2013)

*The Tea Dragon Society* von Kay O'Neill (2016)

*Ein Festtag* von Graham Swift (2016)

## Filme & Serien

*Went the Day Well?* (Regie Alberto Cavalcanti, 1942)

*Journey into Spring* (Regie Ralph Keene, 1958)

*Meine Lieder, meine Träume* (Regie Robert Wise, 1965)

*Wicker Man – Ritual des Bösen* (Regie Robin Hardy, 1973)

*Picknick am Valentinstag* (Regie Peter Weir, 1975)

*Ferris macht blau* (Regie John Hughes, 1986)

*Frühlingserzählung* (Regie Éric Rohmer, 1990)

*Marie Antoinette* (Regie Sofia Coppola, 2006)

*Spring Breakers* (Regie Harmony Korine, 2012)

*Anne with an E* (Regie Moira Walley-Beckett, 2017–19)

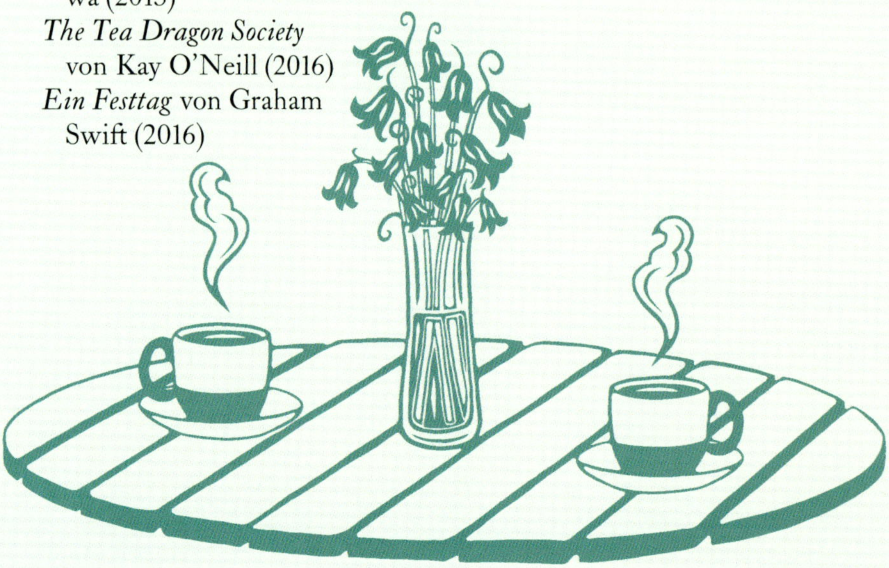

# Rituale

## Öffne die Fenster

Ein Frühjahrsputz eignet sich hervorragend, um sich den Jahreszeitenwechsel bewusst zu machen und sich vom kalten, nassen Winter zu verabschieden. Sollte der komplette Hausputz nicht dein Ding sein, öffne, sobald das kalte Wetter vorbei ist, erst mal die Fenster – und zwar so weit und so lange wie möglich. Es gibt nichts Besseres als frische Luft, um den Frühling einzuläuten. Das ganze Haus atmet ein und vertreibt die Spinnweben des Winters.

## Pflanze einen Samen

Du musst kein:e Expert:in sein, um Pflanzen auszusäen, und du brauchst auch keinen großen Garten, ja nicht mal einen Außenbereich. Der schlichte Akt, den Samen zu säen und ihn wachsen zu sehen, lässt uns langsamer werden und Stress abbauen. Fange mit einem einzelnen Topf auf der Fensterbank an und wähle etwas, das nicht viel Pflege braucht, wie Zucchini, Sonnenblume, Kapuzinerkresse, Minze oder Zuckererbse. Bringe sie nach draußen oder in einen größeren Topf, wenn die Pflänzchen größer geworden sind, und denke daran, sie gut zu gießen, besonders bei trockenem Wetter.

## Sammle den Maitau

Der Legende nach wird man mit makelloser Haut und Reichtum gesegnet, wenn man am ersten Montag im Mai früh aufsteht und sein Gesicht im Morgentau wäscht. Manche Leute sagen, wenn man seine Hände im Maientau wäscht, kann man gut Knäuel und Knoten lösen, während andere barfuß laufen, um Wunden zu heilen und Ballenzehen zu verhindern.

## Fika an der frischen Luft

Schon mal vom schwedischen Konzept *Fika* gehört? Wörtlich übersetzt heißt es so viel wie »Kaffee- und Kuchenpause«, aber eigentlich geht es darum, mit einer Tasse Kaffee eine Pause mit Freund:innen zu machen. Das ist ein so wichtiger Teil der schwedischen Kultur, dass sogar große Organisationen wie die Volvo-Fabrik jeden Tag Zeit für *Fika* einräumen. Laut Schwed:innen erfrischt *Fika* das Gehirn und stärkt Freundschaften. Was gibt es also Besseres, als die Jahreszeit zu feiern, indem man sich erlaubt, eine Pause zu machen, einen Kaffee zu genießen und sich mit Freund:innen auszutauschen. Am liebsten natürlich draußen in der Frühlingssonne.

## Wildblumen entdecken

Wenn du die Idee eines Natur-Tagebuchs gut findest, aber nicht die Zeit hast, es regelmäßig zu führen, dann fange klein an. Halte zu Frühlingsbeginn Ausschau nach Wildblumen und notiere dir, wann und wo du welche siehst. So beschäftigst du dich mit der sich verändernden Landschaft und nimmst deine Umgebung wahr. Das Erkennen neuer Arten erweitert dein Wissen über die lokale Flora. Möchtest du noch mehr einfangen, dann versuche, jede Blume in einer durchgehenden Linie zu zeichnen, ohne den Stift vom Blatt zu nehmen. Es ist eine Herausforderung, aber es geht schnell und macht Spaß!

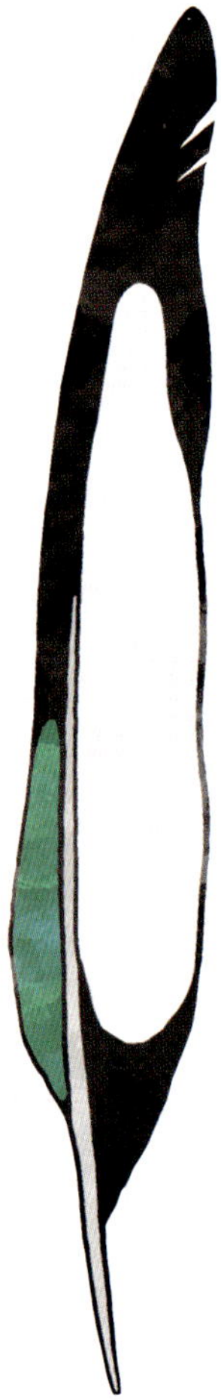

Elster

*Pica pica*

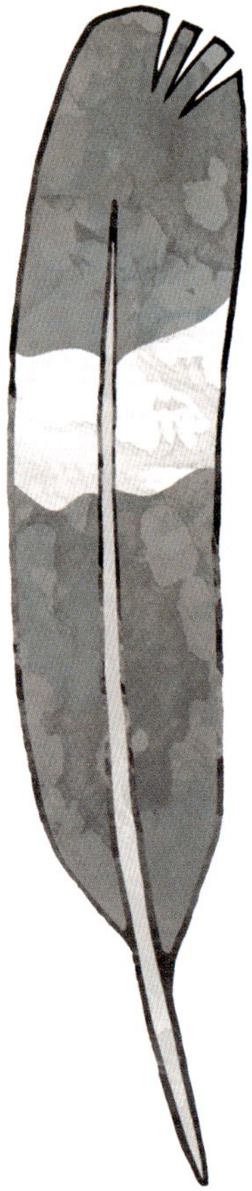

Ringeltaube

*Columbia palumbus*

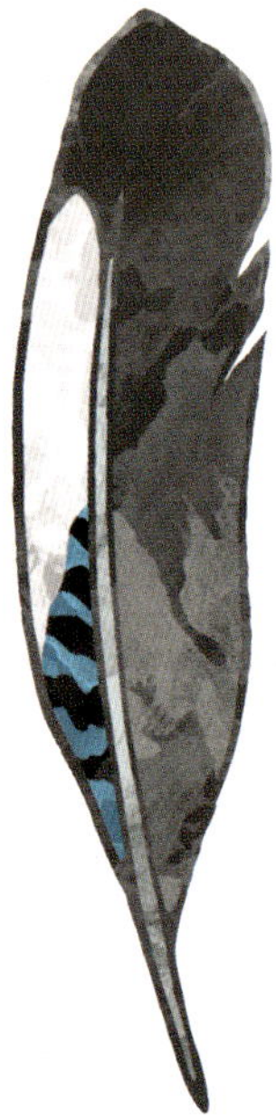

Eichelhäher

*Garrulus glandarius*

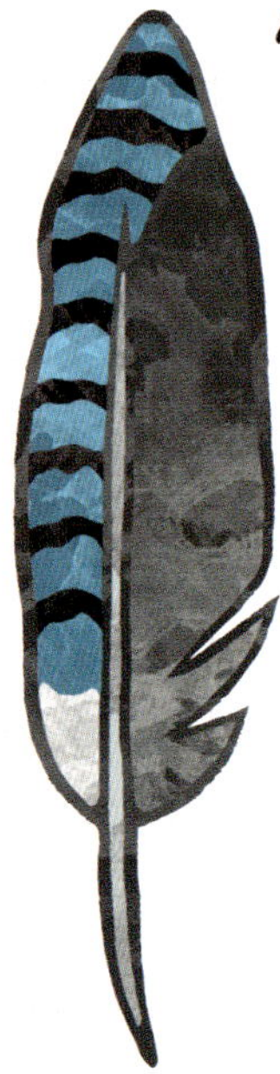

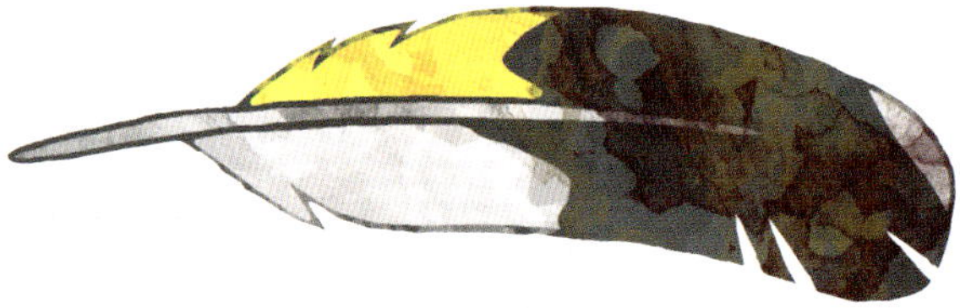

Stieglitz

*Carduelis carduelis*

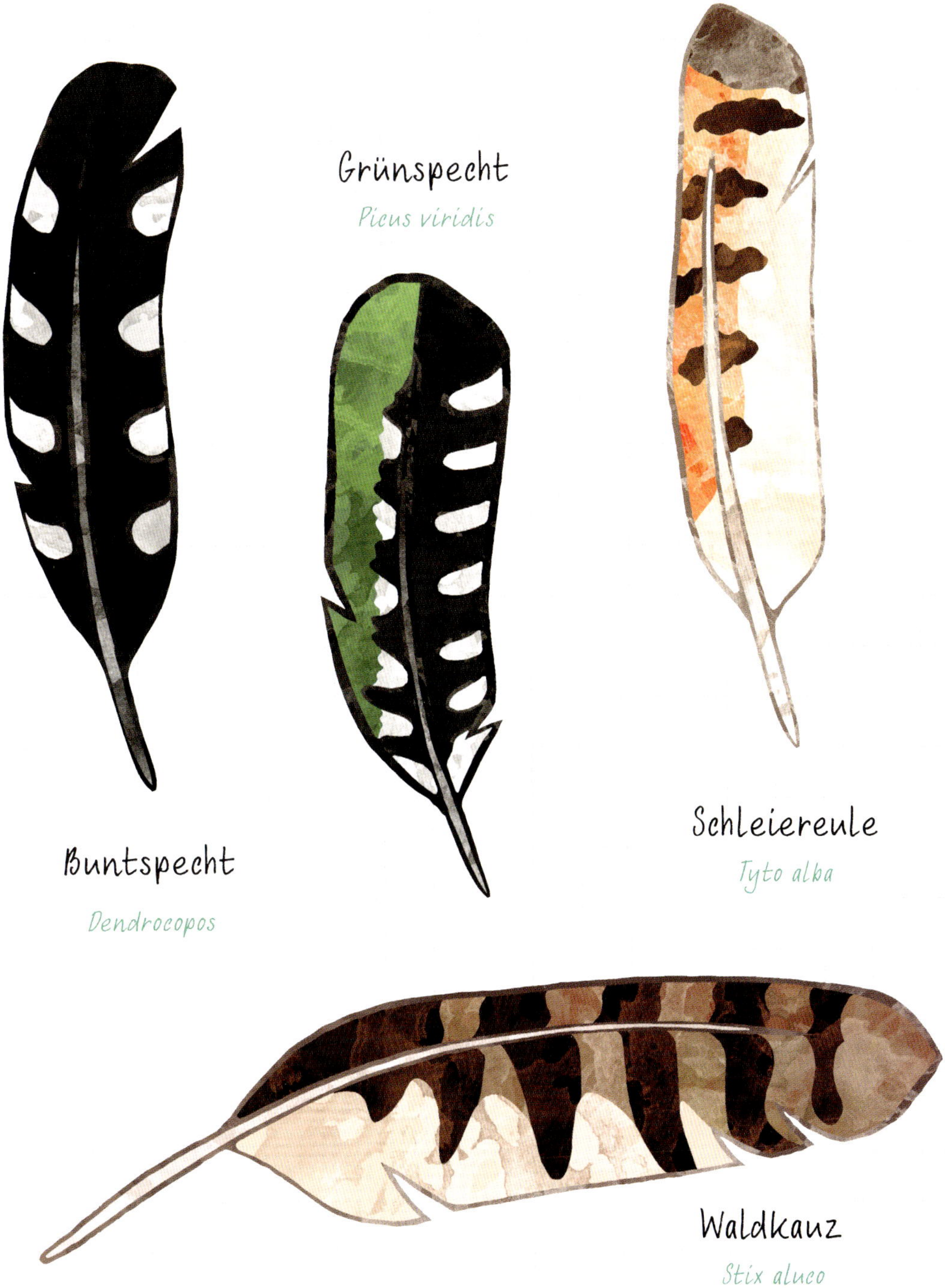


# Häufige Vogelfedern

# Frühlingsdekoration

**Jahreszeiten-kranz**

Silberbirkenblätter
Löwenzahn
Wiesenschaumkraut
Haselnussblätter und -kätzchen

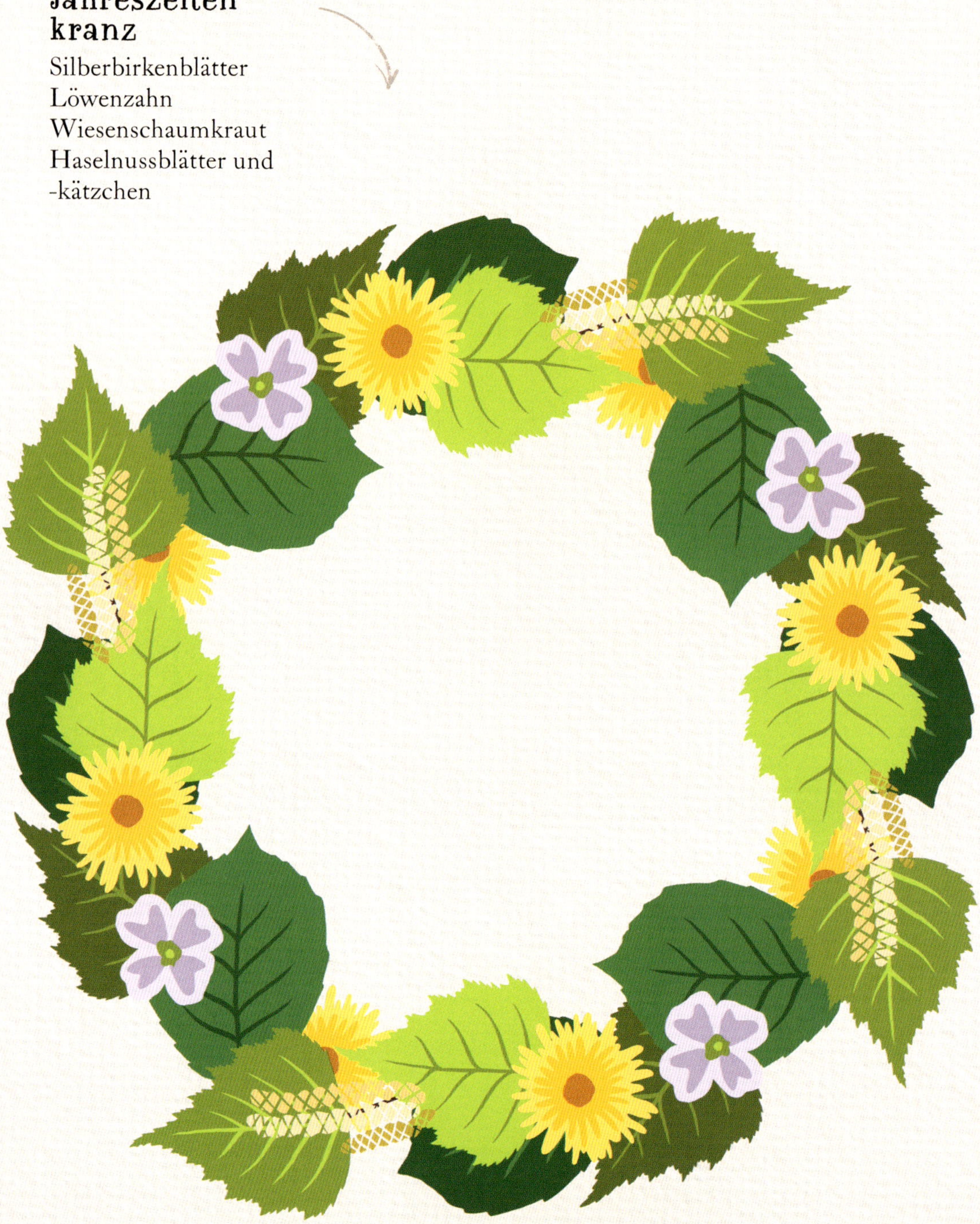

## Frühlingslicht

Frühling bedeutet, das neue Licht willkommen zu heißen. Mit einer Kerze kannst du den Wechsel der Jahreszeiten perfekt feiern. Sammle ein paar Zweige frühlingshaftes Grün, flicht sie zu einer Krone und stelle eine große, dicke Kerze in die Mitte. Behalte die Kerze im Auge, wenn sie brennt, und denke über die kommenden Wochen nach.

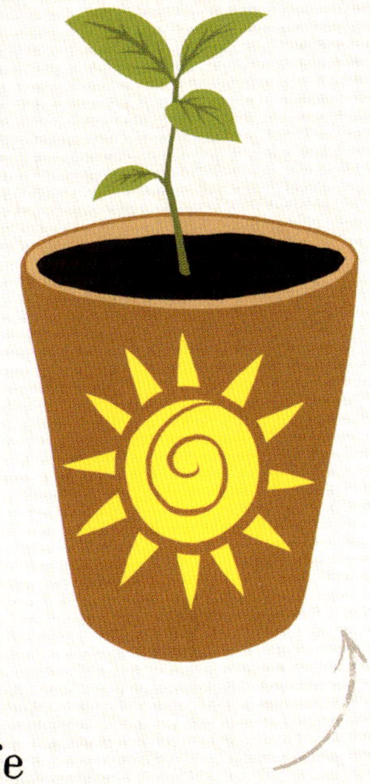

## Federgirlande

Halte auf dem Waldboden Ausschau nach Federn und sammle sie für eine schöne Frühlingsgirlande. Fasanen-, Eulen- und andere gefleckte oder gemusterte Federn können so aufgehängt werden, wie sie sind: Binde die Enden an einer Schnur zusammen und hänge sie über dem Kaminsims oder Türrahmen auf. Mit einfarbigen Federn kannst du experimentieren und sie mit Farbe besprenkeln oder in Gold- oder Silberfarbe tauchen.

## Anzuchttöpfe

Feiere das neue Leben, indem du Samen auf deiner Fensterbank pflanzt und jeden Topf mit Frühlingsmotiven verzierst. Anfänger:innen nutzen am besten wasserfeste Acrylfarbe auf Terrakotta-Töpfen, als Motive bieten sich Farne, Blumen oder Sterne an. Gemüsesamen wie Zucchini, Kürbis, Grünkohl und Rote Bete eignen sich gut für die Aussaat im Haus und können später nach draußen gebracht werden. Oder du säst deine eigenen Küchenkräuter wie Basilikum, Rosmarin und Thymian.

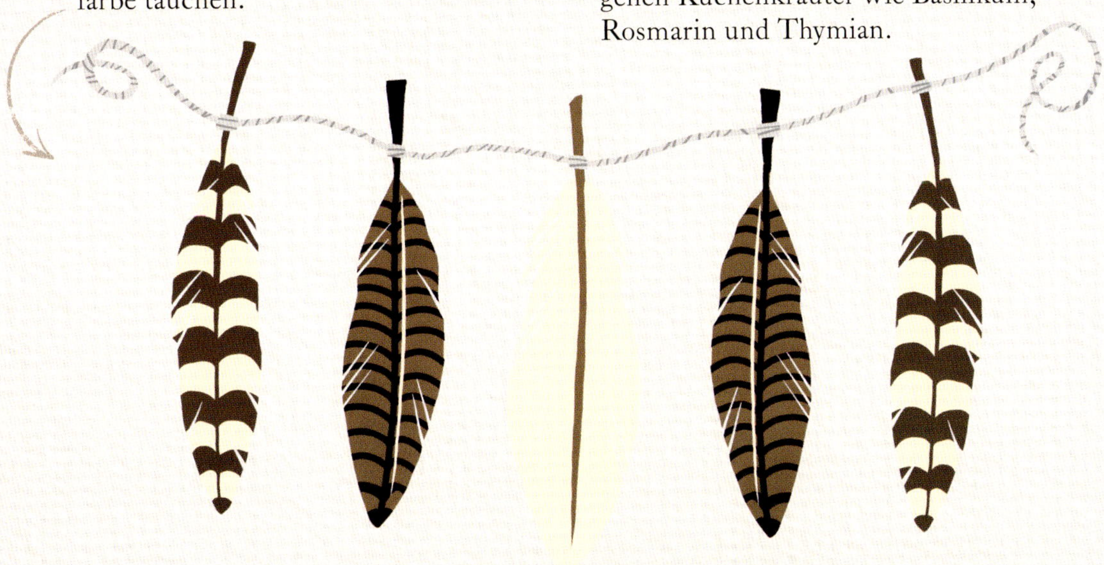

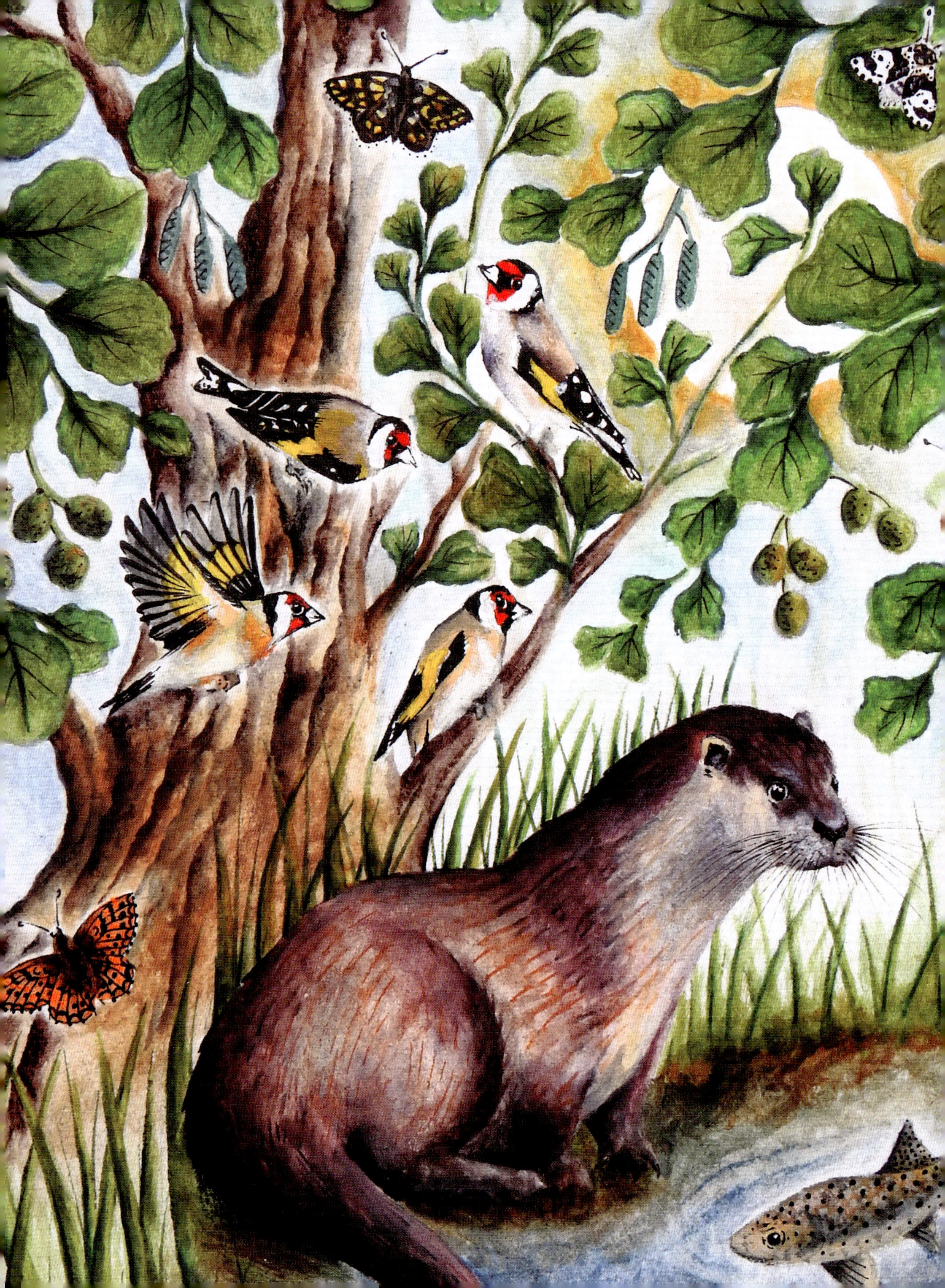

# Das Fest Beltane

Von allen keltischen Feuerfesten im Jahreskreis ist Beltane das mächtigste Fest der Fruchtbarkeit, des neuen Lebens und der kommenden lebhaften Sommertage. Es hieß, wer in den ersten Tautropfen von Beltane bade, werde in den nächsten Monaten vor Schönheit und jugendlicher Energie erblühen. Traditionell wurden in der Beltane-Nacht zwei große Feuer aus den neun heiligen Bäumen errichtet: Birke, Eberesche, Esche, Erle, Weißdorn, Eiche, Stechpalme, Hasel und Weide. Anschließend wurden Rinderherden zwischen den beiden Flammen hindurchgetrieben, um sie zu reinigen und Wohlstand zu beschwören.

Ein weiteres Feuer, das als Teil der Beltane-Tradition entzündet wurde, war das des Weidenmannes, einer riesigen Figur aus Holz und Stroh, die erstmals von Julius Cäsar in seinem Kommentar zum Gallischen Krieg um 58 v. Chr. erwähnt wird. Er behauptete, dass die alten Druiden das riesige Bildnis eines Mannes benutzten, um den Göttern Menschenopfer zu bringen. Allerdings betrachteten die Römer die Kelten als Barbaren und sind daher nicht die zuverlässigsten Chronisten.

Ein anderer Volksbrauch, der Maibaumtanz, hat seinen Ursprung in Ländern wie England und Deutschland und wurde am Morgen nach Beltane gefeiert. Dabei wurde ein Holzpfahl mit Blumen und Bändern geschmückt, um einen Baum zu symbolisieren. Dann tanzte man um den Baum herum, sodass die Bänder miteinander verflochten wurden. In England wurde der Tanz Teil eines größeren Fruchtbarkeitsrituals, das seine Wurzeln in den Feuern von Beltane hat. Paare, die um den Maibaum tanzten, kamen meist mit zerknitterter Kleidung und Stroh im Haar von den Feldern getorkelt, weswegen die Puritaner das Fest im 17. Jahrhundert als »heidnische Eitelkeit, die zu Aberglauben und Bosheit missbraucht wird« bezeichneten. Sie unterdrückten den Maibaumtanz fast 200 Jahre lang, bis er im späten 19. Jahrhundert wieder populär wurde und ein Revival erlebte. In London steht die Kirche St Mary le Strand an der Stelle eines der mit 30 Metern höchsten Maibäume. Er wurde 1644 von den Puritanern abgerissen und 1661 durch einen 40 Meter hohen Mast ersetzt. Obwohl der Maibaum mit der Zeit wieder an Popularität gewann, verlor der Tanz sein heidnisches Flair und wurde kirchlicher. Er ist heute noch ein beliebtes Ritual, allerdings ein viel konservativeres Fest als einst.

Es hieß, wer in den ersten Tautropfen von Beltane bade, werde in den nächsten Monaten vor Schönheit und jugendlicher Energie erblühen.

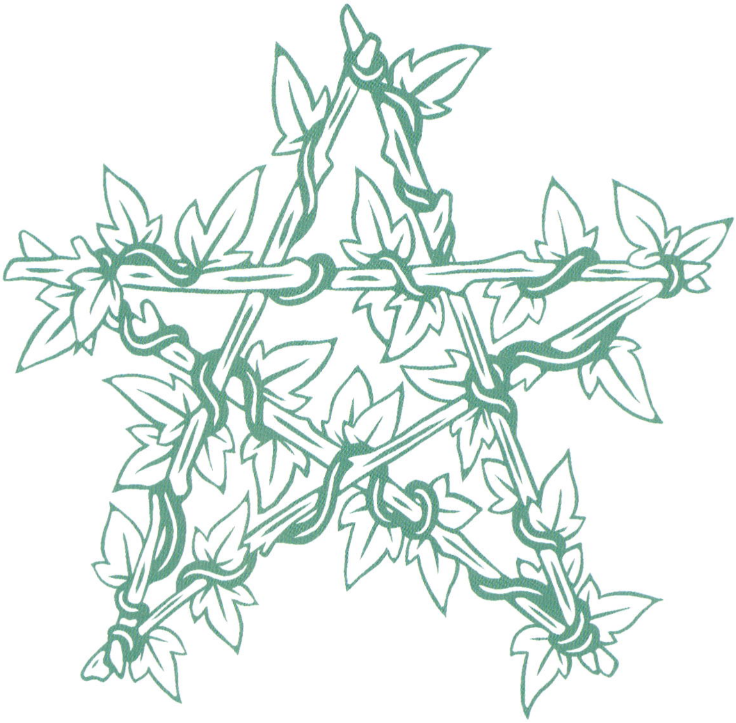

Zu den weiteren Bräuchen an Beltane und dem Maifeiertag gehören die Krönung der Maikönigin und ihres Gemahls Jack-in the-Green, der Besuch heiliger Brunnen, das Wünschelrutengehen, das Anzünden neuer Herdfeuer, das Anbringen gelber und weißer Wildblumen über den Türöffnungen, das Schmücken eines Weißdornbusches mit Blumen und Bändern und der Schutz von Butterfässern und Milchprodukten vor Diebstahl durch Feen. In Schottland wurden die »Beltane Bannocks« – Kuchen aus Haferflocken, Mehl und Buttermilch, die in neun Teile gebrochen wurden – über dem Lagerfeuer gebacken. Die Tradition besagt, dass jede Person mit dem Gesicht zum Feuer die Segmente einzeln abbricht und sie dann über die Schulter wirft, als Opfergabe an die Geister zum Schutz ihres Viehs. Eine andere Tradition bestand darin, eines der Stücke mit Holzkohle zu markieren, dann alle Stücke in einen Beutel zu stecken und die Anwesenden mit verbundenen Augen ein Stück herausnehmen zu lassen. Wer das markierte Stück erwischte, wurde als »Opfer« des Abends betrachtet, musste dreimal über das Feuer springen und wurde den restlichen Abend lang so behandelt, als wäre er tot!

REZEPT

# BELTANE BANNOCK

Nach der Tradition bekommen alle Teilnehmenden der Beltane-Feier ein Stück Bannock und bieten es den Geistern an, um das Vieh zu beschützen. Man kann die Bannocks pur oder mit warmer Butter, Honig, Kräutern oder Frischkäse genießen, solange man die Krümel ins Feuer wirft, um Glück für die kommenden Monate zu erhaschen.

**FÜR 4 PORTIONEN**

150 g Haferflocken
150 g Vollkornmehl
20 g Haferflocken
1 TL Meersalz
¾ TL Natron
180 ml Buttermilch
Butter zum Einfetten

1. Mische die trockenen Zutaten in einer Schüssel.
2. Gib die Buttermilch hinzu und verrühre das Ganze zu einem festen Teig. Knete ihn und forme ihn zu einer Kugel.
3. Teile den Teig in zwei Kugeln und forme daraus auf einer bemehlten Oberfläche 2 cm dicke Scheiben.
4. Fette eine große Pfanne mit Butter ein und brate die Scheiben bei mittlerer Hitze 10 Minuten auf jeder Seite goldbraun.
5. Wenn sie fertig sind, schneide die Bannocks in Viertel und serviere sie warm.

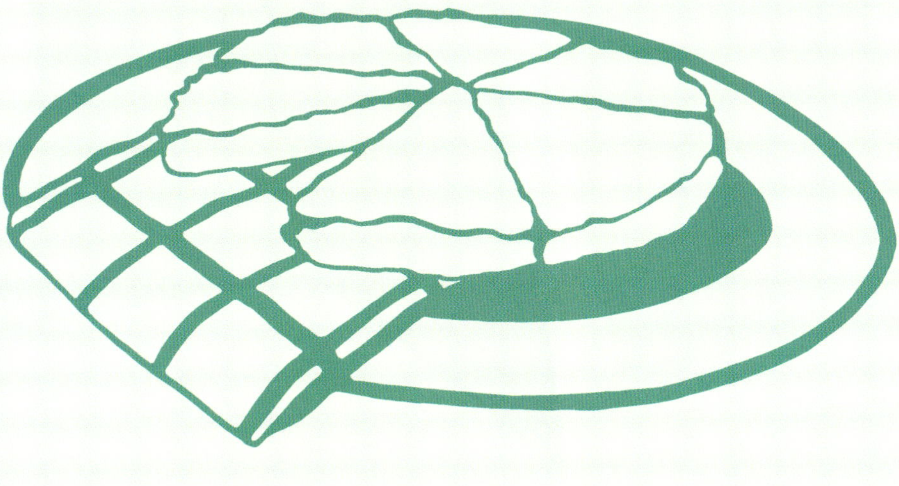

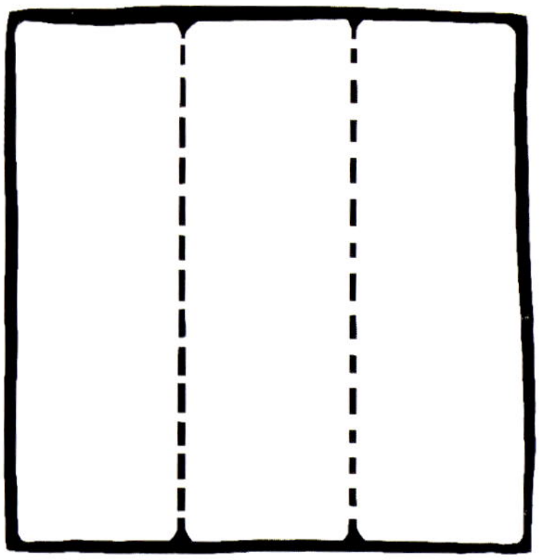

1

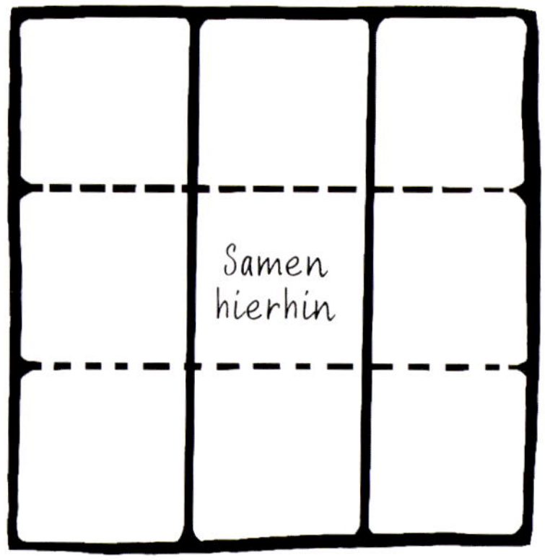


2

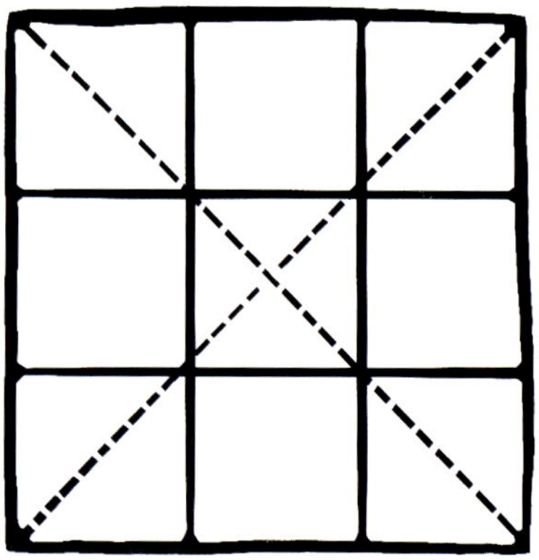

3

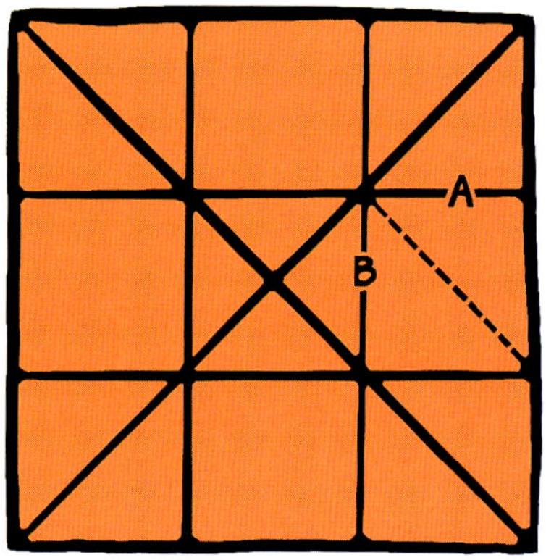


4

1 Falte das Blatt Papier in Drittel und entfalte es dann.
2 Falte das Papier erneut in Drittel in die entgegengesetzte Richtung und falte es dann auseinander. Jetzt solltest du die Umrisse von 9 kleinen Quadraten sehen. In die Mitte dieser Quadrate wird das Saatgutpäckchen kommen.
3 Falte das Papier in beide Richtungen diagonal von einer Ecke zur anderen.
4 Drehe das Papier um und falte Abschnitt A über B, sodass eine diagonale Falte in der kleinen Box entsteht.
5 Wiederhole Schritt 4 mit den übrigen drei Seiten des Papiers.
6 Drehe das Papier wieder um und verstärke die Falten um das zentrale Quadrat. Wenn sich die vier Seiten aufrichten, nutze ihre Falten, um das Papier zu einem Windrad zu formen. Du solltest ein kleines Quadrat in der Mitte haben und vier Dreiecke, die aus den vier Seiten herausragen.
7 Falte die Dreiecke, beginnend mit P1, gegen den Uhrzeigersinn ein. Stecke das letzte Dreieck (P2) unter P1, um das Puzzle zu sichern.
8 Um die Puzzletasche zu verzieren, bemale jede Fläche zum Aufklappen.
9 Wenn du fertig bist und die Dekoration getrocknet ist, lege das Samenpäckchen in die Mitte und falte das Puzzle zusammen, um es einer lieben Person zu schenken.

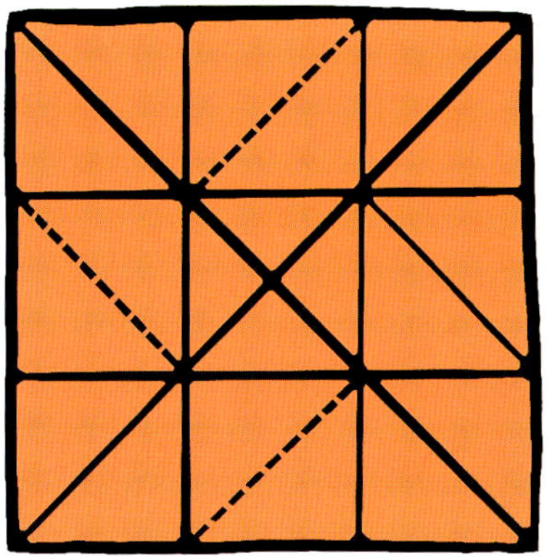

5

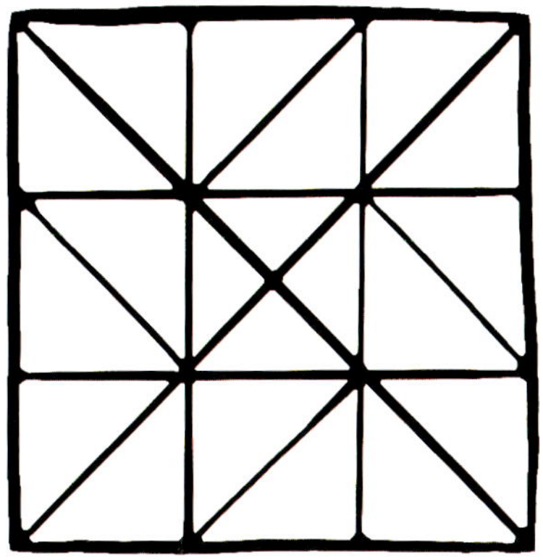

6

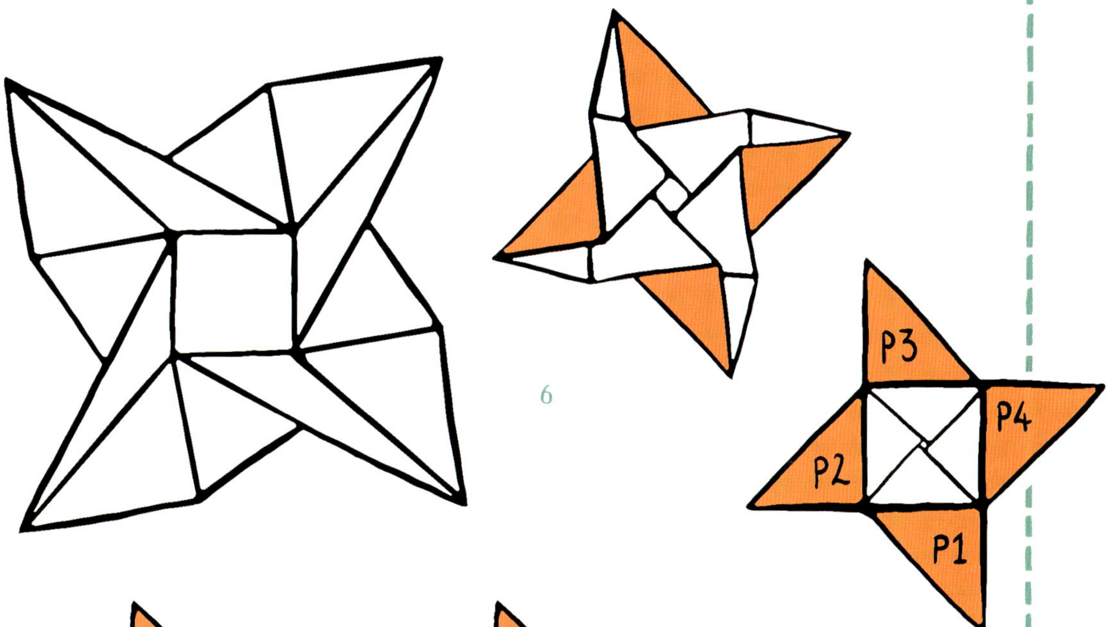


6

7

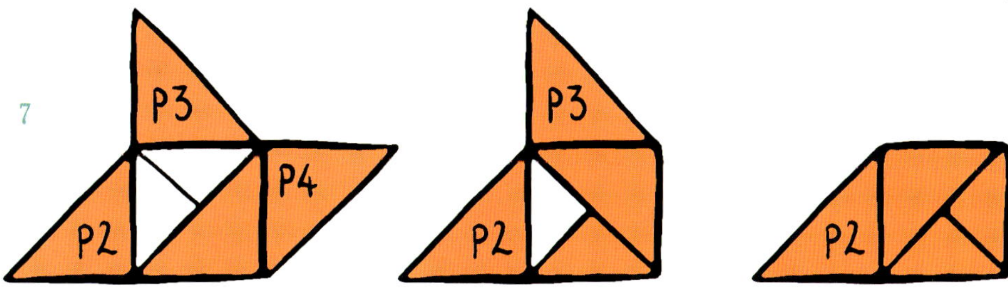


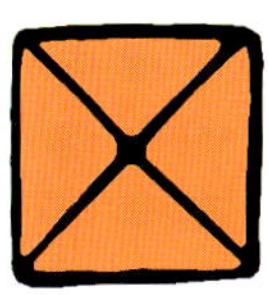

9

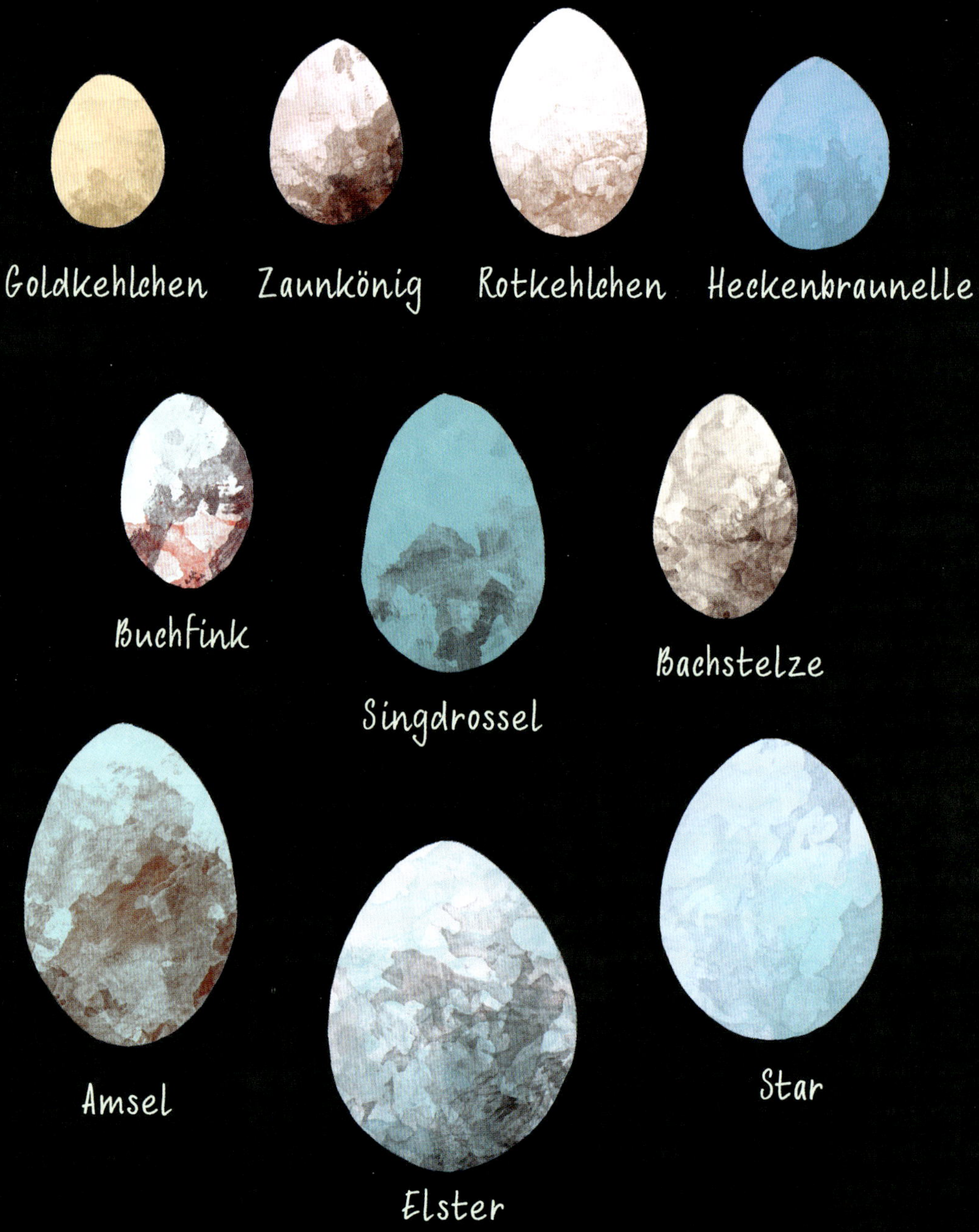


Häufige Vogeleier

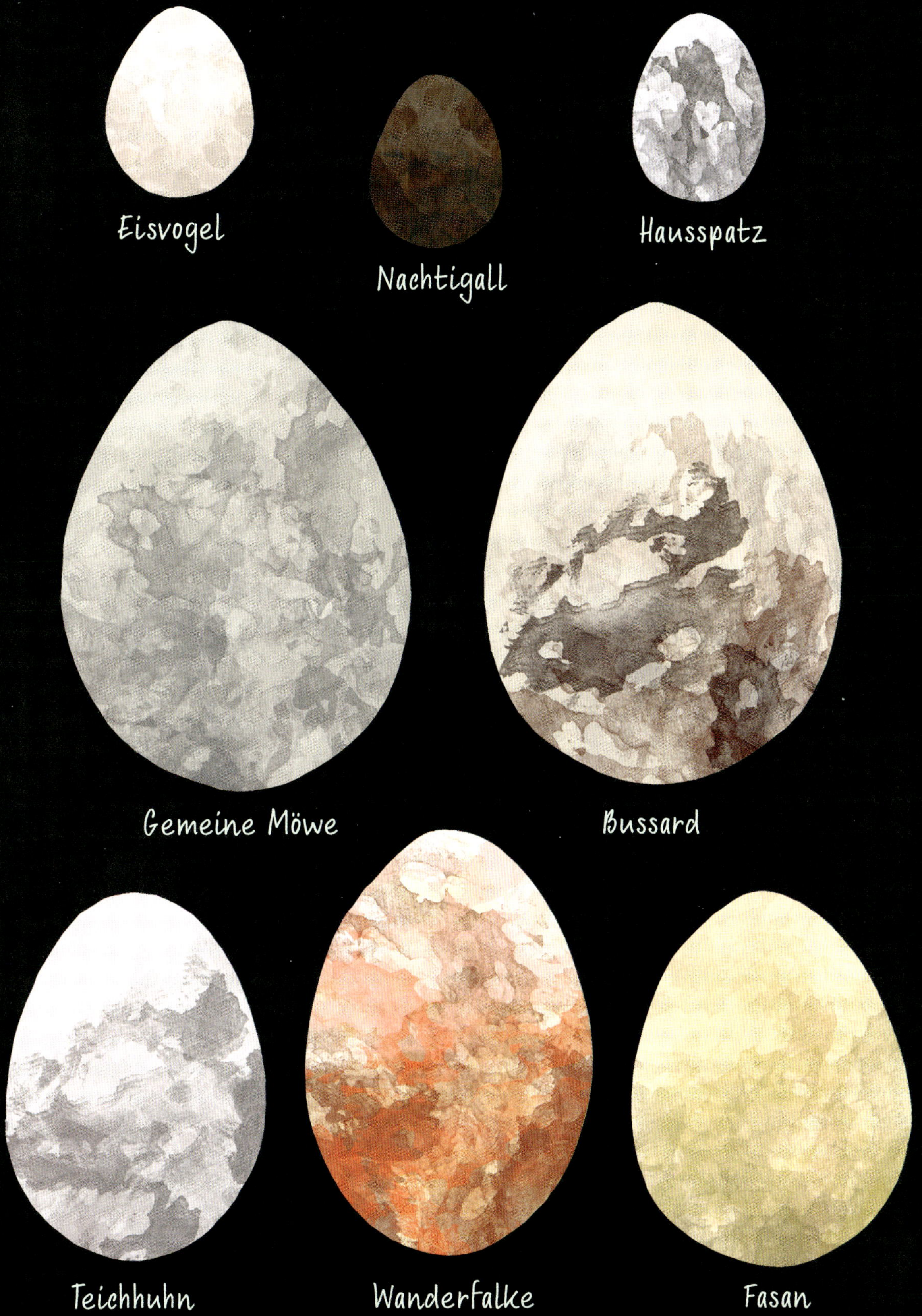
Eisvogel
Nachtigall
Hausspatz
Gemeine Möwe
Bussard
Teichhuhn
Wanderfalke
Fasan

# Frösche und Kröten

Ich kann mich noch daran erinnern, wie ich von meinen Großeltern einen Eimer mit Froschlaich bekommen habe. Ihre Freund:innen hatten den Laich im Teich gefunden und dachten, es würde mich interessieren, wie aus diesen winzigen Gelatineaugen Frösche wurden. Wie recht sie hatten! Ich hielt sie in unserem Wintergarten, bis eines Morgens auf dem Eimerrand zwei Frösche auftauchten und die nächsten Stunden auf dem Boden herumhüpften – sehr zur Verblüffung unseres Golden Retrievers. Später habe ich sie wieder in den Eimer gesetzt und zu unserem Bach gebracht. Dies war eine wirklich besondere Erfahrung. Vielleicht liegt es daran, dass der Lebenszyklus des Frosches eine der ersten Lektionen ist, die wir über die komplexe, zyklische Energie der Existenz und Fortpflanzung lernen. Oder es hat damit zu tun, dass der Froschlaich, wie die ersten Haselkätzchen und Hasenglöckchen, den Frühling ankündigen. Der Frühling führt zum Sommer, und der Sommer bringt Sonnenschein, den Duft von gemähtem Gras und den Geschmack von schmelzenden Calippos.

Frosch- und Krötenlaich taucht normalerweise im Februar und März mit dem Tauwetter auf. Schau unter die Wasseroberfläche von Teichen und Bächen, vor allem im Schilf am Ufer, und du findest Häufchen von gallertartigen Eiern, die jeweils einen winzigen schwarzen Punkt enthalten, der sich bald in ein Komma verwandelt und dann zu einer zappelnden Kaulquappe wird. Frosch- oder Kröteneier unterscheiden sich in ihrer Form. Die der Frösche sind wolkenartig, während Krötenlaich lange Bänder bildet.

Nach dem Schlüpfen brauchen Froschkaulquappen etwa 14 Wochen, um sich in kleine Frösche zu verwandeln, Krötenkaulquappen etwa 16. Zuerst wachsen ihre Hinter-, dann die Vorderbeine, der Schwanz schrumpft, der Körper wird weniger rund, und die Lungen und Trommelfelle entwickeln sich. Die jungen Kaulquappen ernähren sich von Algen und Teichpflanzen, während die Erwachsenen zu Fleischfressern werden und

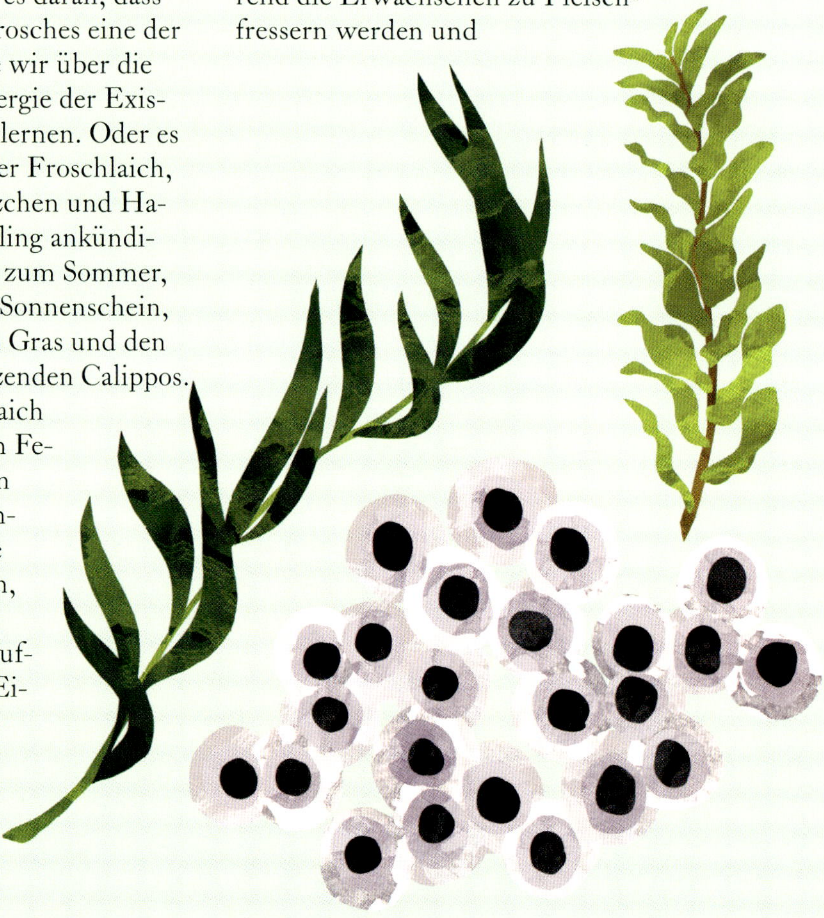

Schnecken, Würmer und Insekten fressen. Kaulquappen können die Geschwindigkeit, mit der sie sich verwandeln, steuern. Wimmelt es im Teich von Fressfeinden, verwandeln sie sich schneller in Frösche, um zu entkommen. Gibt es viele Algen, wenig Fressfeinde oder niedrige Temperaturen, bleiben die Kaulquappen bis zu einem Jahr im Wasser, bevor sie ihre Erwachsenenform annehmen.

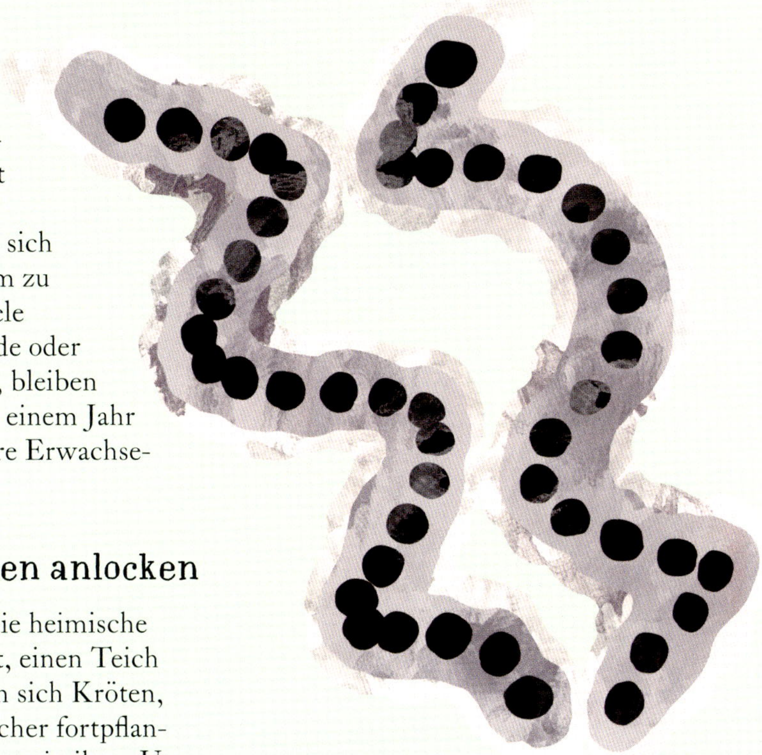

## Frösche und Kröten anlocken

Das Beste, was du für die heimische Tierwelt tun kannst, ist, einen Teich anzulegen. Dort können sich Kröten, Frösche und Molche sicher fortpflanzen. Je mehr Teiche ihnen in ihrer Umgebung zur Verfügung stehen, desto mehr Lebensraum haben sie, um sich zu paaren, fortzupflanzen, Nahrung zu finden und Schutz zu suchen. Baue deinen Teich an einem Ort mit Sonne und Schatten, etwa 60 cm tief und mit mindestens einer Seite, die zu einem flachen Bereich abfällt, in dem sich die Wildnis ausbreiten kann. An den Rändern kannst du Pflanzen und Steine anordnen, die zusätzliche Nahrung und Lebensraum bieten. Vermeide es, Fische in den Teich zu setzen, da sie Froschlaich und Kaulquappen fressen. Schon ein Miniaturteich wirkt Wunder, etwa ein altes Waschbecken oder ein großer Behälter, der in den Boden eingegraben wird. Am besten füllst du den Teich mit Regenwasser. Wenn du fertig bist, kannst du dich zurücklehnen und darauf warten, dass die ersten Tiere kommen! Biete extra Schutz, indem du Bereiche mit Laub, Holzstapeln, Vegetation und halb vergrabenen Pflanzentöpfen anlegst. Amphibien mögen feuchte, kühle Plätze, an denen sie sich vor der Sonne und potenziellen Fressfeinden verstecken können. Vermeide außerdem den Einsatz von Chemikalien in deinem Garten, denn Frösche atmen und trinken durch ihre Haut und sind daher besonders empfindlich. Ein wildtierfreundlicher Garten ist selbstregulierend und benötigt keine schädlichen Chemikalien, da Frösche ohnehin die meisten Schädlinge fressen. Hilfreich ist es auch, Hunde und Katzen vom Teich fernzuhalten. Entweder du zäunst den Teich ab, oder du lässt Haustiere nur unter Aufsicht in den Garten.

BASTELN

# WIE MAN EINE STERNEN-LATERNE MACHT

Diese einfache Bastelarbeit ist eine tolle Möglichkeit, alte Dosen wiederzuverwenden. Die Laternen eignen sich auch wunderbar als Hochzeitsdekoration, aufgereiht an Wänden und über Tanzflächen. Experimentiere mit zufälligen Mustern oder versuche, Sternbilder, Blumen und Blätter nachzubilden. Die Anleitung unten ist für eine »nackte« Laterne, aber du kannst für zusätzliche Details wie das Polarlicht oder einen leuchtenden Sonnenuntergang auch zwei Schichten Acrylfarbe verwenden. Wenn du eine Citronella-Kerze, die mit dem Öl der Zitronengraspflanze hergestellt wird, in die Laterne stellst, hältst du die Insekten auf humane Weise fern.

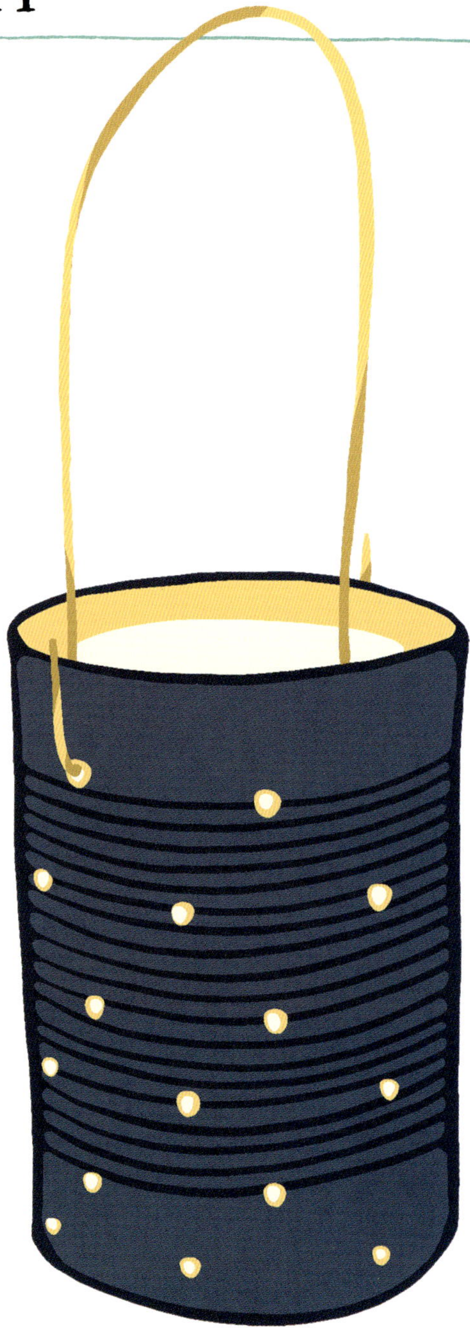

**DU BRAUCHST**

Blechdose
Wasser
Hammer
Schraube oder scharfer Nagel
Schmuckdraht

1 Die Dose muss leer und sauber sein. Entferne das Etikett und alle Klebereste von der Außenseite der Dose, indem du sie in heißes Seifenwasser tauchst, bis das Etikett abfällt.
2 Fülle die Dose fast vollständig mit Wasser und stelle sie über Nacht oder bis das Wasser zu Eis geworden ist, in den Gefrierschrank. Dadurch verformt sich die Dose beim Einschlagen des Nagels nicht.

3 Wenn das Wasser gefroren ist, nimm Hammer und Nagel und schlage Löcher in die Wände der Dose, in einem Muster deiner Wahl. Wenn du ein Muster vorbereiten willst, zeichne ein Wort oder ein Bild auf Papier und markiere mit einer dunklen Farbe, wo die Löcher hinkommen könnten.

4 Ist das Design fertig, stelle die Dose in warmes Wasser, um das Eis zu schmelzen. Lass sie trocknen.

5 Hämmere zwei Löcher in den oberen Teil der Dose, fädle ein Stück Schmuckdraht hindurch und verdrehe ihn. Achte darauf, dass der Griff lang genug ist, damit du die Laterne nicht zu dicht über der Flamme halten musst.

6 Vermeide scharfe Kanten. Stelle ein Teelicht oder eine Kerze in die Laterne und erfreue dich an ihr.

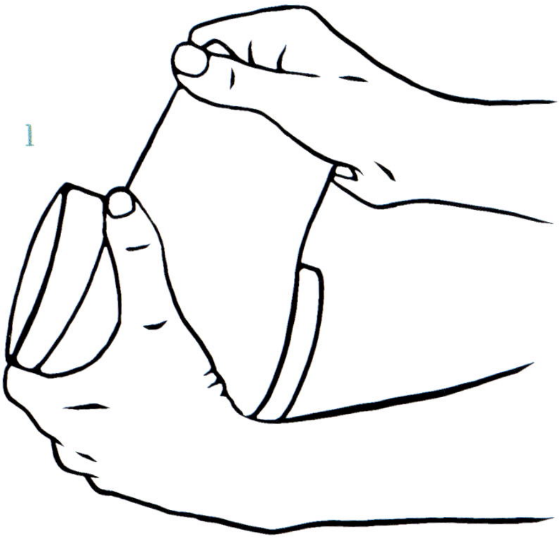

1

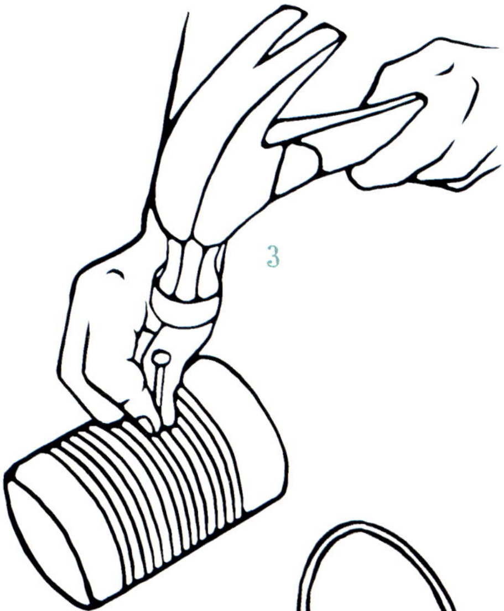

3

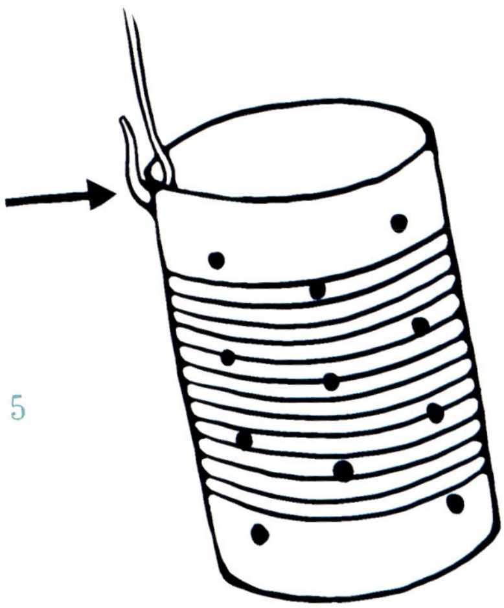

5

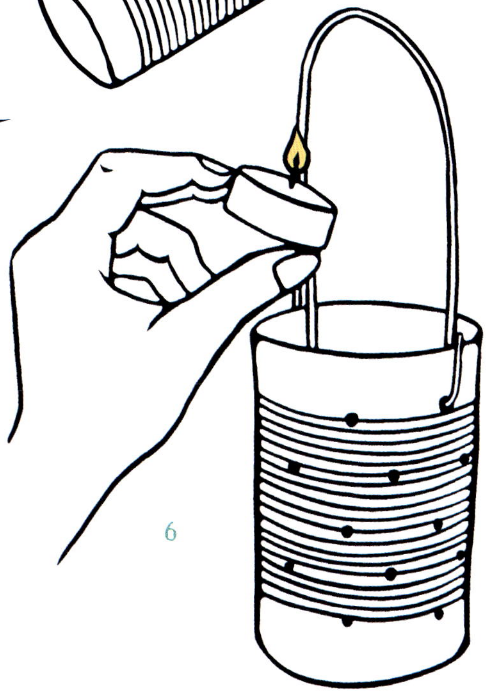

6

# Die drei Hasen

»Drei Hasen und der Löffel drei,
und doch hat jeder Hase zwei.«

Altes deutsches Rätsel

Kürzlich besuchte ich auf einer Reise nach Dartmoor das Dorf Widecombe in the Moor, in dem sich eine große Kirche aus dem vierzehnten Jahrhundert befindet. Weil sie so groß ist, wird sie auch die Kathedrale der Moore genannt. Ursprünglich wurde sie mit Granit aus nahe gelegenen Steinbrüchen erbaut. Im Laufe der Jahrhunderte wurde sie vergrößert und die Decke des Altarraums mit Bossen und Blumen verziert. Eine der auffälligsten – und geheimnisvollsten – ist die Bosse von drei Hasen, die im Kreis laufen. Widecombe ist eine von 16 Kirchen in Devon, in denen dieses Emblem zu finden ist. Obwohl jeder Hase zwei Ohren hat, haben sie zusammen nur drei, die sie sich in der Mitte des Musters teilen.

Auch in Norddeutschland findet man das Dreihasenbild gehäuft an kirchlichen Gebäuden. Ein bekanntes Beispiel ist der Paderborner Dom.

Theorien über den Ursprung der drei Hasen gibt es viele, vor allem weil bisher keine schriftlichen Aufzeichnungen dazu gefunden wurden. Im christlichen Kontext könnte das Emblem mit der Jungfrau Maria in Verbindung gebracht werden, zumal man früher glaubte, dass Hasen Zwitter sind und sich ohne einen Partner fortpflanzen können. Das könnte auch erklären, warum das Symbol oft neben dem des Grünen Mannes auftaucht, einer Darstellung des Heidentums und der irdischen Sünde. Im Südwesten Englands gibt es rund 30 Beispiele für Hasen auf den Bossen mittelalterlicher Kirchen. Das Emblem taucht auch in anderen religiösen Gebäuden auf der ganzen Welt auf, darunter in den buddhistischen Höhlentempeln von Mogao sowie in der Nähe von Dunhuang in China. Dunhuang liegt am westlichen Ende der Chinesischen Mauer und war ein wichtiger Handelsposten an der Seidenstraße. Auf dieser Route wurden jahrhundertelang Waren und Ideen ausgetauscht, was erklären könnte, warum man die drei Hasen in so vielen Kulturen und Religionen findet, auf einer im Iran geprägten Münze aus dem dreizehnten Jahrhundert ebenso wie auf einer russischen Schatulle aus dem vierzehnten Jahrhundert oder in einer deutschen Synagoge aus dem achtzehnten Jahrhundert. Im Dartmoor, wo das Symbol als *Tinners' Hares* bekannt geworden ist, gibt es vielerlei Ansichten über die Tiere, was sie darstellen könnten und warum sie dort häufiger als anderswo erscheinen. Je nachdem, wen man fragt, wird die Figur des Hasen mit Wiedergeburt, Fruchtbarkeit, den Mondphasen, Hexerei, Teufelei, der Heiligen Dreifaltigkeit und dem alten Frühlingsfest

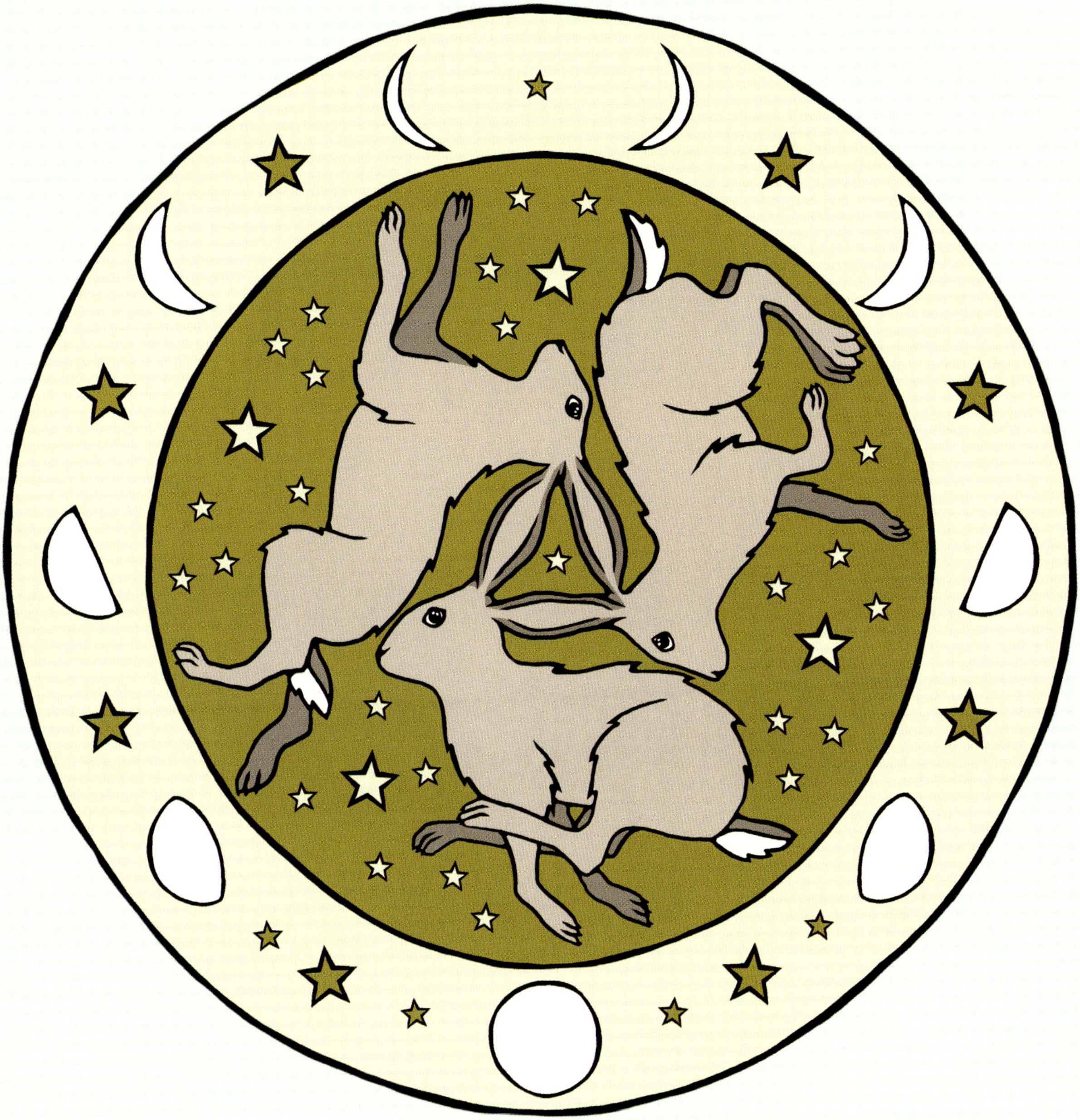

Ostara in Verbindung gebracht. Trotzdem gibt es keine Hinweise darauf, was das Hasen-Motiv mit Dartmoor verbindet. Das Geheimnis der *Tinners' Hares* bleibt vorerst ungelöst, aber der Anblick eines Hasen in den wilden Toren von Dartmoor hat seine eigene Magie. Echte Feldhasen sind in den feuchten Weidegebieten übrigens nicht zu finden.

# Ein leichtes Frühlingsmahl

## Ein leckeres Menü

Erlebe die hellere Hälfte des Jahres mit dieser zarten Kombination aus Aromen, die die Feinheiten von Frühlingskohl, cremigen Käsesorten, sauren Früchten und duftenden Blumen hervorheben. Diese Gerichte lassen sich gemütlich drinnen genießen, während der Regen gegen die Fensterscheiben prasselt, oder draußen im Garten, wenn einen Nachmittag lang die Frühlingssonne scheint. Serviere einen violetten Champagnercocktail, um die Rückkehr der Sonne mit Freunden, Familie, Hunden und anderen lieben Gästen zu feiern. Die letzten langen Winternächte liegen hinter uns. Umgib dich mit grünen Blättern, Wildblumen und Vogelgezwitscher und genieße die Hoffnung, die dieser Jahreszeit innewohnt, während jeder Tag etwas länger dauert als der vorherige.

**Vorspeise:** Gegrillte Radieschen mit Zitronenschale, Estragon und geschmolzenem Feta
**Hauptgericht:** Spargelkuchen mit Gruyère und Muskatnuss, dazu Brunnenkresse und Erbsensalat, beträufelt mit Senfdressing
**Dessert:** Zitronen-Posset mit knusprigem Shortbread
**Käse:** Garlic Yarg aus Cornwall mit Haferkeksen, Walnüssen, Bärlauchblättern und Honig
**Cocktail:** Crème de Violette mit Champagner, Zitronensaft und einer Garnitur aus essbaren Blumen

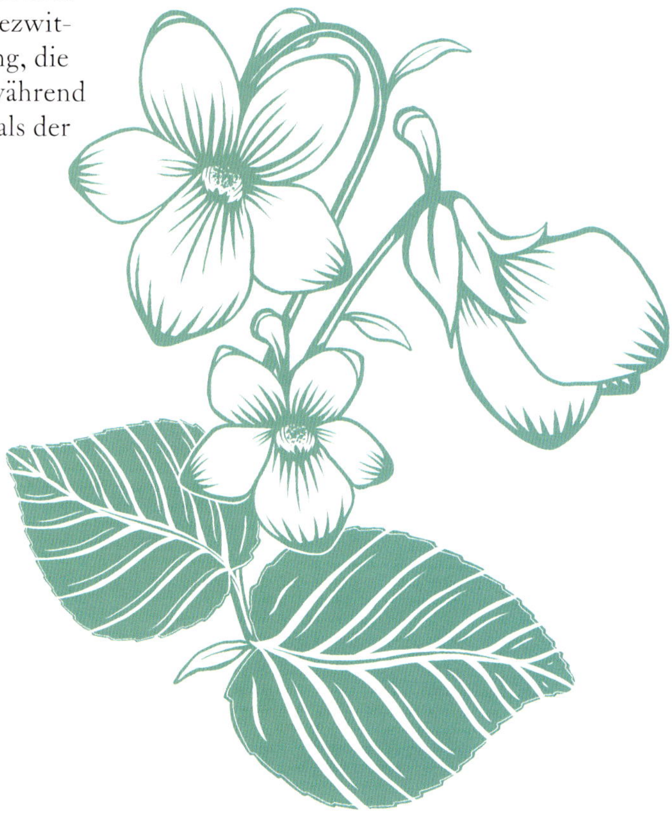

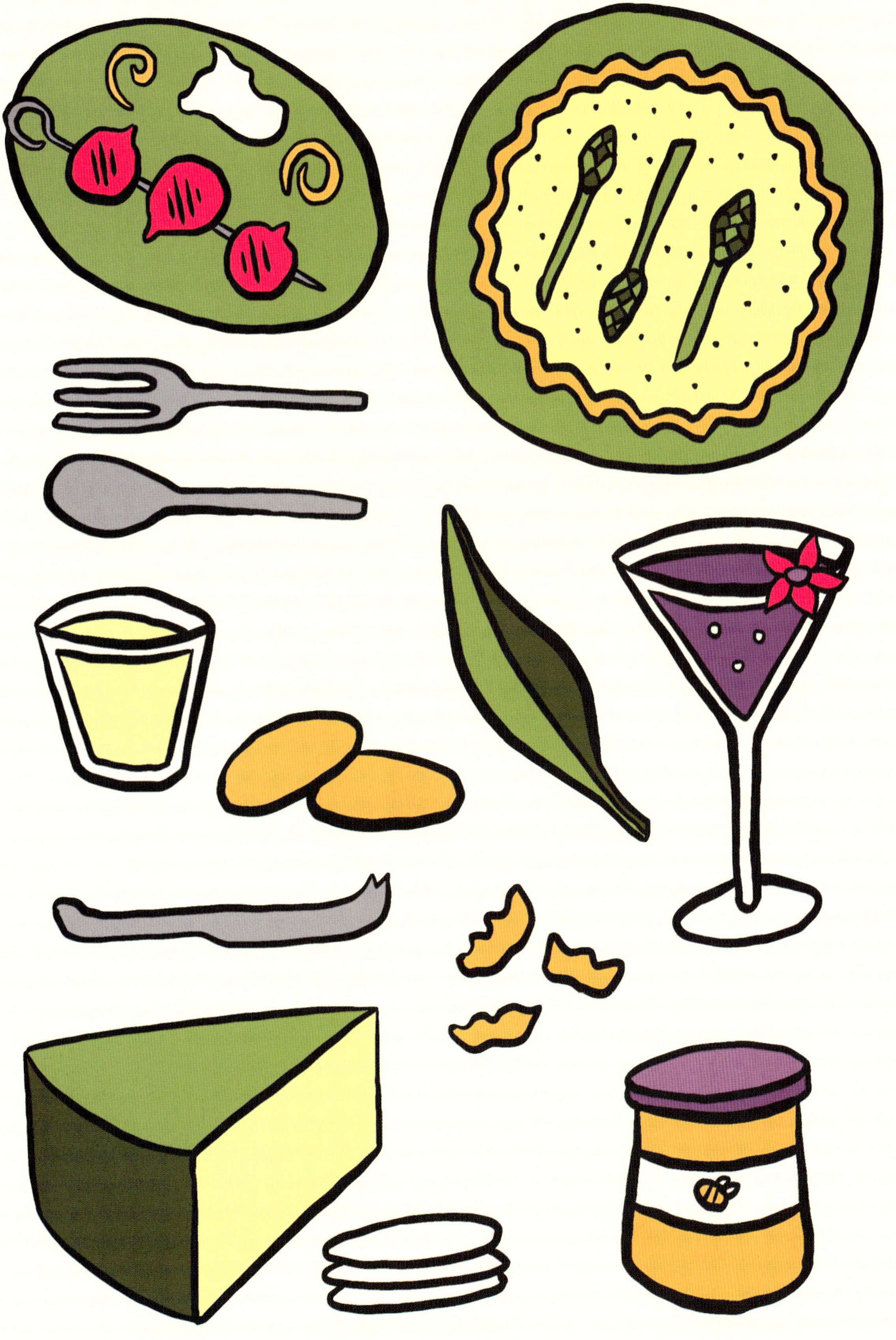

REZEPT

# ZITRONENPOSSET MIT SHORTBREAD

Ursprünglich war ein Posset ein beliebtes britisches Getränk, das aus warmer Milch mit gewürztem Wein oder Ale hergestellt wurde und den Schlaf fördern, Erkältung- und Verdauungsbeschwerden lindern, die Ausdauer steigern und als Aphrodisiakum wirken sollte – manche Paare bekamen Posset in der Hochzeitsnacht geschenkt. Sogar bei Shakespeare taucht es auf. Lady Macbeth nutzt vergiftetes Posset, um die Wachen vor Duncans Schlafzimmer bewusstlos zu machen: »Ich habe sie betäubt, damit der Tod und die Natur um sie streiten, ob sie leben oder sterben.«

Anstelle der ursprünglichen »medizinischen« Mixtur kam Posset im 19. Jahrhundert als etwas viel Schmackhafteres wieder auf – als Pudding auf der Basis von Sahne, Zucker und Zitrusfrüchten, ähnlich wie Syllabub oder Eierlikör. Heute ist Posset ein beliebtes Gericht, das unglaublich einfach zuzubereiten ist. Die Zitronenschale verleiht ihm einen leichten, würzigen Geschmack, der ihn zum perfekten Frühlingspudding macht. Dazu wird oft Shortbread gereicht, das man als Löffel nutzen kann, um die cremige Köstlichkeit in sich hineinzuschaufeln.

**6 PORTIONEN**

**Für das Posset**

600 ml Crème double
150 g Streuzucker
2 große Zitronen, Saft und Schale

**Für das Shortbread**

75 g glattes Mehl
50 g Butter, gekühlt und gewürfelt
25 g Streuzucker

1 Gib die Sahne und den Zucker in einen großen Topf, bringe sie bei niedriger Hitze langsam zum Kochen und lasse sie drei Minuten lang köcheln. Nimm den Topf vom Herd und lasse ihn abkühlen.
2 Gib anschließend den Zitronensaft und die Zitronenschale in die Sahne und verrühre sie mit einem Schneebesen.
3 Gieße die fertige Mischung in sechs große Gläser und stelle sie für drei Stunden in den Kühlschrank. Bereite das Shortbread vor, während sie aushärten.
4 Heize den Ofen auf 170 °C (150 °C Umluft) vor und lege ein Blech mit Backpapier aus.
5 Gib Mehl, Butter und Zucker in eine Rührschüssel und verarbeite die Zutaten zwischen den Fingern, sodass eine brotkrümelähnliche Struktur entsteht. Forme daraus anschließend einen Teig.

6 Bestäube eine saubere Fläche mit etwas Mehl und rolle den Teig mit einem Nudelholz zu einer 0,5 cm dicken Schicht aus. Benutze einen Ausstecher oder ein Messer, um Kekse oder Sticks zu formen, und lege sie auf das Backblech. Drücke mit einer Gabel einen leichten Abdruck auf jeden Keks und bestreue ihn dann mit etwas Puderzucker.

7 Stelle das Blech 20 Minuten lang in den Kühlschrank, dann kommt es für etwa 15–20 Minuten in den Ofen, bis das Gebäck goldbraun ist. Lass die Shortbreads mindestens 10 Minuten abkühlen, bevor du sie mit dem Posset servierst.

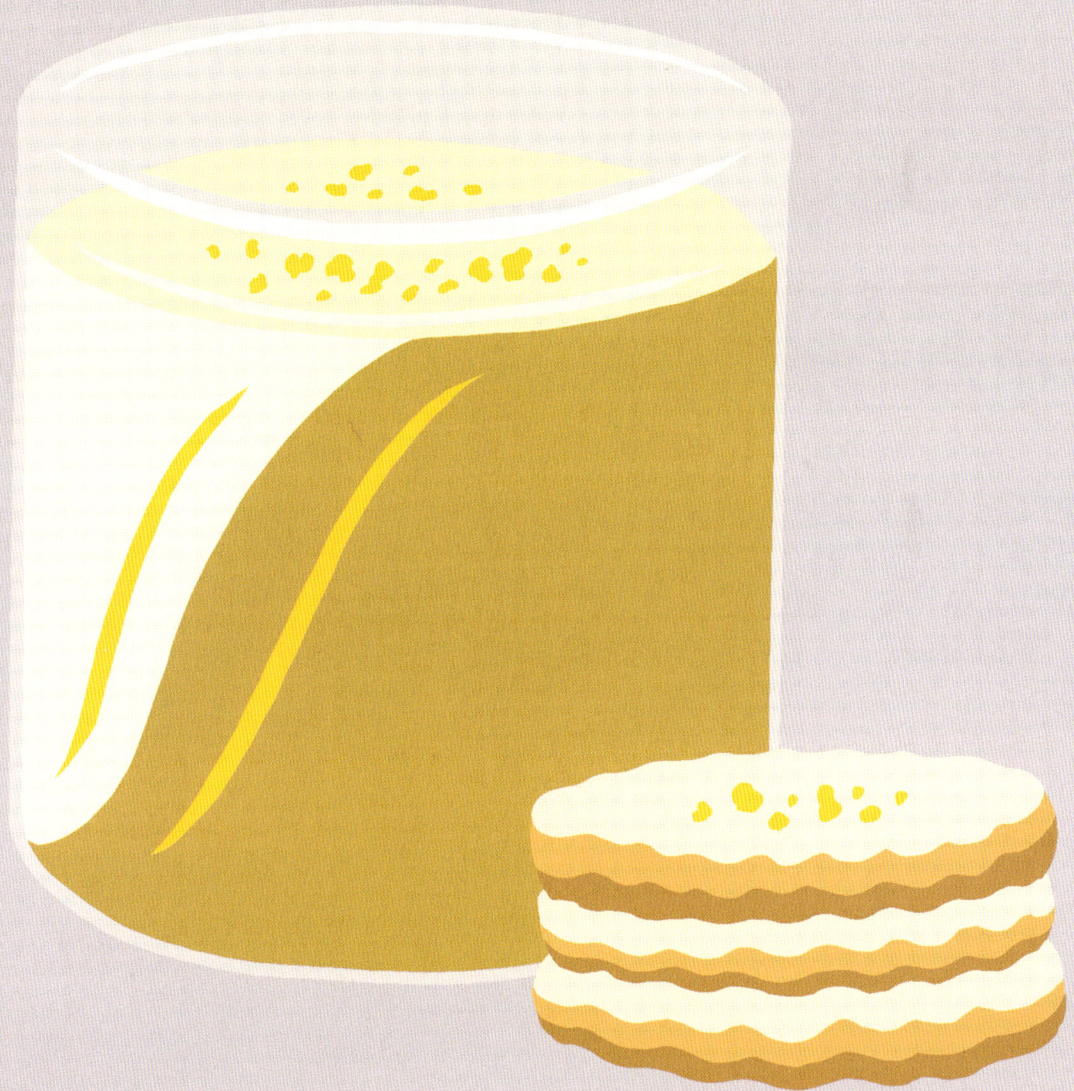

# Lammzeit

32 Millionen Schafe werden in Großbritannien gehalten, und die Lammzeit ist eines der deutlichsten Anzeichen dafür, dass der Frühling da ist. Fast über Nacht füllen sich die Felder mit Mutterschafen und ihren neugeborenen Lämmern, die in die Morgenluft blöken und über ihre eigenen Beine stolpern, während sie entdecken, wie man springt und herumhüpft. Traditionell beginnt das Ablammen im frühen Frühling, wobei auf einigen Höfen im Süden die Lämmer schon im Dezember geboren werden, während die Geburten weiter nördlich erst im April anstehen. Viele Mutterschafe gebären allein auf der Weide, aber einige, vor allem Erstgebärende, werden in warme Ablammställe getrieben, wo sie bei Bedarf Geburtshilfe erhalten. Daher kann die Ablammzeit für Schafhalter:innen die anstrengendste Zeit im Jahr sein, da sie Tag und Nacht vor Ort sein müssen, um zu gewährleisten, dass die Lämmer sicher zur Welt kommen. Für eine erfolgreiche Lammzeit werden die

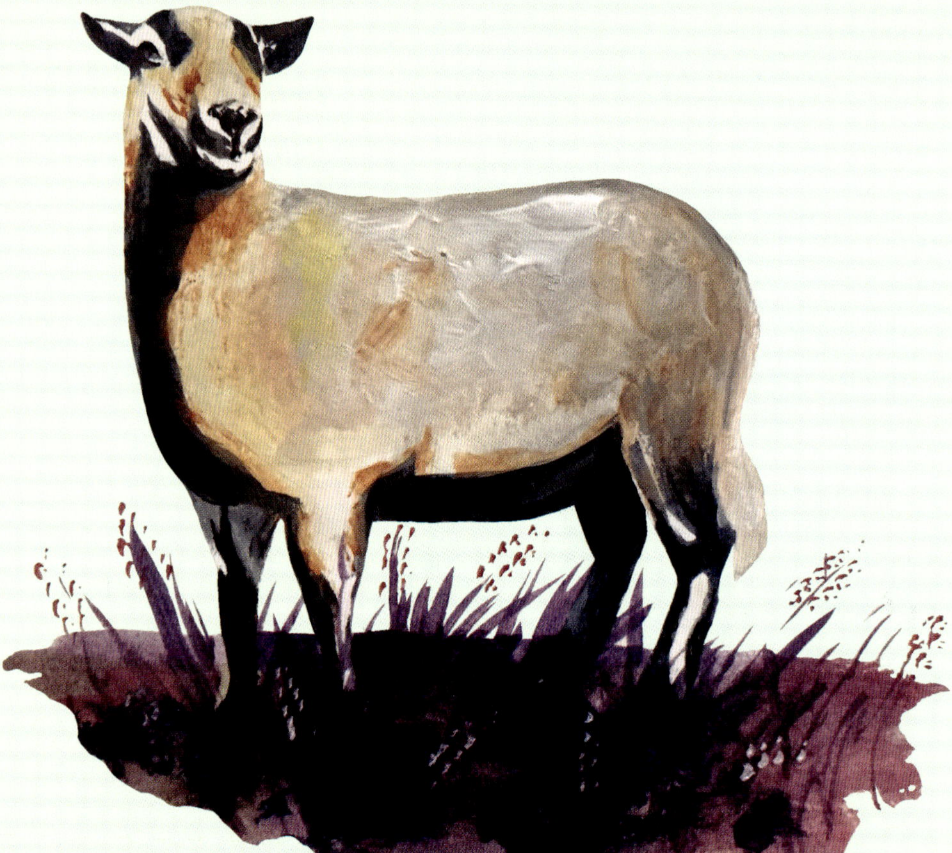

Schafe im Frühherbst untersucht, um sicherzustellen, dass sie gesund genug sind, um sich zu paaren. Zu fette oder zu dünne Schafe werden weniger oft schwanger und ziehen ihre Lämmer nicht so erfolgreich auf. Deshalb müssen sie zur Paarungszeit die richtige Weide bekommen, um ein gesundes Gewicht halten. Auch die Böcke werden untersucht, um sicherzustellen, dass sie gute Zähne, gesunde Hoden und viel Körperfett haben. Ein erfahrener Schafbock wird mit 50 bis 100 Schafen auf die Weide geschickt. Aber woher wissen Landwirt:innen, ob ein Schaf bereits gedeckt ist? Sie statten den Schafbock mit einem cleveren Gerät aus, das bei jedem Schaf, das er deckt, einen Farbstrich hinterlässt. Ein Mutterschaf ist etwa 145 Tage lang trächtig, das heißt, wenn der Bock Anfang November gedeckt hat, werden die Lämmer am 1. April geboren.

Beinah über Nacht sind die Wiesen voll mit Mutterschafen und ihren frisch geborenen Lämmern, die in der Morgenluft blöken und über ihre eigenen Beine stolpern.

Sobald die Schafe trächtig sind, werden sie untersucht und abhängig davon, wie viele Lämmer sie tragen, in Gruppen eingeteilt, um die richtige Pflege und Ernährung zu erhalten. Einzelträchtige Muttertiere brauchen nicht so viele Kalorien wie Zwillingsträchtige, daher erhalten sie unterschiedliche Fütterungspläne. Ein trächtiges Schaf darf weder unter- noch überfüttert werden, denn im ersten Fall kann das Lamm zu klein geboren werden und nicht genug Milch bekommen. Im zweiten Fall kann es zu groß sein, um problemlos geboren zu werden. Außerdem erhöhen die Landwirte in dieser Zeit das Nährstoffangebot und geben den Tieren mehr Nüsse und Pellets. Das ist besonders in den letzten acht Schwangerschaftswochen wichtig, wenn der Großteil des Embryo-Wachstums stattfindet, sich das Euter entwickelt und das Kolostrum gebildet wird, eine dicke, nährstoffreiche Milch voller Antikörper. Nach der Geburt bleiben die Lämmer bei ihren Müttern, um eine Bindung aufzubauen und das Kolostrum zu sich zu nehmen, das ihnen hilft, Krankheiten und Infektionen zu vermeiden. Nach Stallgeburten darf ein gesundes Lamm mit seiner Mutter bereits zwölf Stunden später nach draußen, wo sie unter freiem Himmel am besten heranwachsen. Die Lämmer werden in den ersten Wochen gesäugt, dann folgt eine Mischkost aus Gras und Milch, bevor sie im späten Frühjahr vollständig vom Muttertier entwöhnt werden.

Die Lammzeit ist perfekt, um die Lämmer mit ihren Müttern zu beobachten, wie sie fröhlich mit den Schwänzen wackeln und herumhüpfen. Sie spielen Fangen und stoßen sich gegenseitig die Köpfe. Wenn du die jungen Lämmer beobachtest, halte immer einen Sicherheitsabstand. Auch Hunde müssen unter Kontrolle sein, denn auch wenn sie nicht angreifen oder aggressiv werden, kann ihre Anwesenheit die Herde beunruhigen und zu Verletzungen und sogar Fehlgeburten bei den Schafen führen.

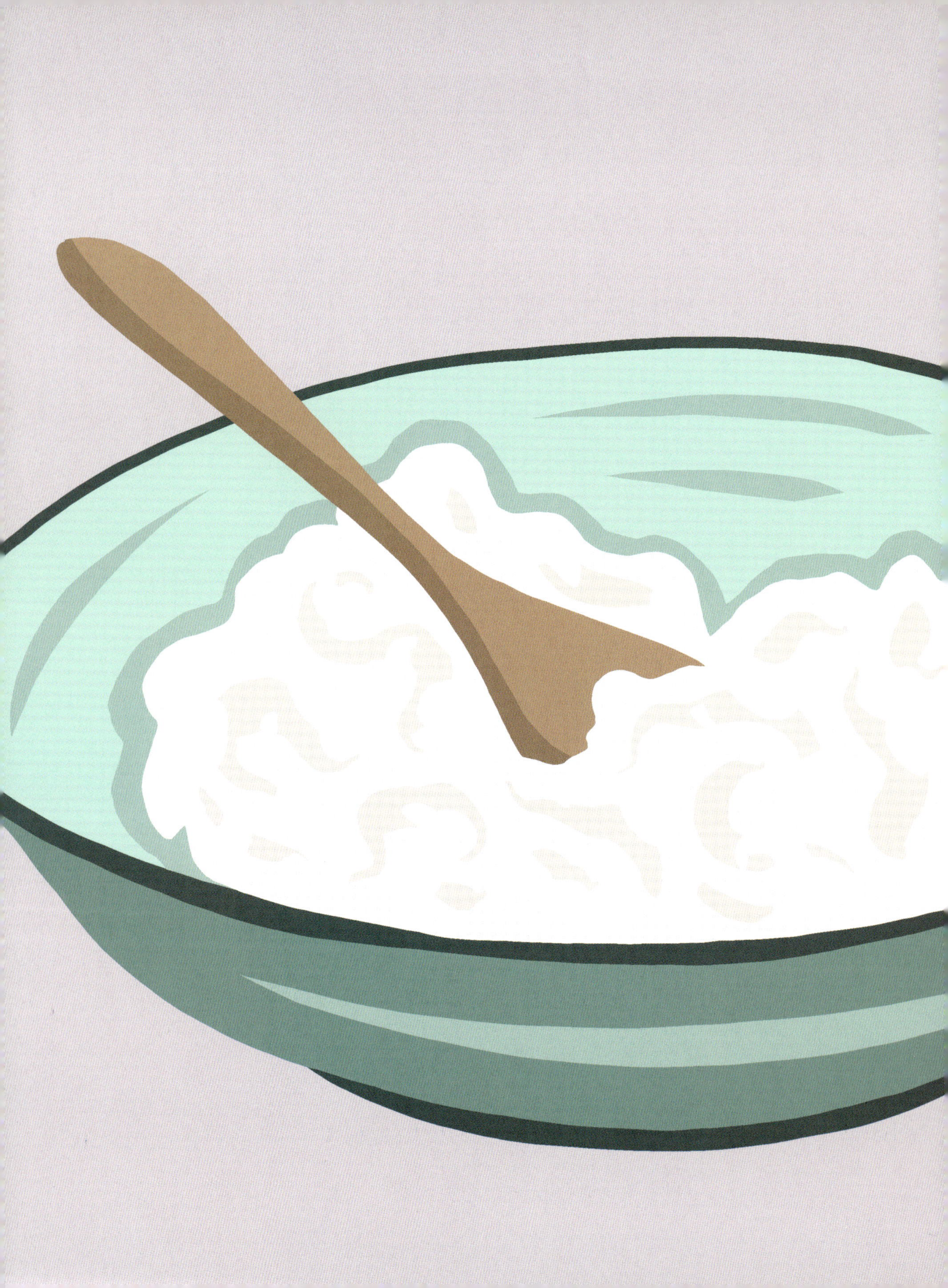

REZEPT

# SELBST GEMACHTER KEFIR

Im Lichte des Frühlings, wenn die Schafe lammen und beim Imbolc-Fest Milch geopfert wird, ist dies die beste Zeit, Milch in all ihren Formen zu feiern. Möchtest du etwas Neues und Nahrhaftes ausprobieren? Dieses Tausende Jahre alte einfache Rezept passt perfekt zu unserer modernen Ernährung. Kefir ist eine Form fermentierter Milch aus dem Ural. Als Quelle bioaktiver Peptide, Vitamine, Mineralien, Enzyme und bis zu 30 verschiedener Arten probiotischer Bakterien und Hefen wird Kefir von vielen als nährstoffreiches Superfood angepriesen, das die Vielfalt der »guten« Bakterien in deinem Darm erhöhen kann. Traditionell wird er aus Kefirkörnern – kleinen, gallertartigen Kügelchen, die die Bakterien und Hefestämme enthalten – und Kuhmilch hergestellt. Ziegen- und Schafsmilch, Wasser und Kokosmilch gehen aber auch. Mit seinem leicht säuerlichen Geschmack, der manchmal als sprudelnd beschrieben wird, mag Kefir seltsam erscheinen, wenn du den Geschmack und die Konsistenz nicht kennst. Er ist jedoch so einfach und schnell zubereitet, dass es sich lohnt, ihn in diesem Frühling mal zu probieren. Du kannst Kefir pur genießen oder ihn in Smoothies, Müsli oder Haferflocken mit frischem Obst und Nüssen mischen.

**DU BRAUCHST**

½ Teelöffel Kefirkörner
500 ml Bio-Vollmilch, Ziegen- oder Schafsmilch
500-ml-Glas mit einem Stück Musselin und einem Gummiband
Löffel
Sieb
Krug
Vorratsflasche (eine normale Milchflasche mit Deckel funktioniert gut)

## WO BEKOMMT MAN KEFIRKÖRNER?

Kefirkörner sind Bakterien- und Hefestämme, die wie Blumenkohlröschen aussehen und in einer Kefiran-Polysaccharid-Matrix zusammengebunden sind. Am besten bittest du jemanden, der selbst fermentiert, dir einen halben Teelöffel seiner Körner zu geben, aber es gibt sie auch in Geschäften oder online zu kaufen. Wenn die Körner mit der Post ankommen, erfrische sie, indem du sie in ein kleines Glas gibst und 12–48 Stunden bei Zimmertemperatur mit Vollmilch bedeckst. Ist die Milch fest geworden, können die Kefirkörner verwendet werden.

Bitte umblättern

1 Gib die Kefirkörner in das Glas und gieße die Milch darüber. Lasse einen Spalt von mindestens 5 cm unter dem oberen Glasrand. Lege den Musselin über den Deckel und befestige ihn mit dem Gummiband.

2 Lass den Kefir 18–24 Stunden bei Zimmertemperatur gären. Wenn das Ganze erfolgreich zu Kefir geworden ist, ist die Milch eingedickt, wird sich möglicherweise absetzen und trennen. Das ist ganz normal.

3 Sobald der Kefir fest ist, seihe ihn durch das Sieb in den Krug. Trinke ihn sofort oder bewahre ihn in der Flasche im Kühlschrank auf, damit der Geschmack nicht zu stark wird.

4 Spüle das Glas aus und gib die Körner wieder hinein. Fülle dann mehr Milch ein und wiederhole den Vorgang, sooft du willst.

## TIPPS

- Abgeseihter Kefir kann 7–10 Tage im Kühlschrank aufbewahrt werden, bevor der Geschmack zu stark wird.
- In der Zwischenzeit kannst du die Körner bis zu drei Wochen lang mit Milch bedeckt im Kühlschrank aufbewahren. Wechsle die Milch zwischendurch aus, sonst verhungern die Kefirkörner.
- Da es sich um lebende Organismen handelt, wachsen die Körner allmählich. Sobald sie sich verdoppelt haben, kannst du die Hälfte herausnehmen und an Freund:innen geben, ähnlich wie beim Teilen eines Sauerteigs. Du kannst sie auch einfrieren, wobei das Einfrieren ihre probiotische Wirkung mindern könnte.
- Kefir ist im Allgemeinen für jeden sicher. Wenn du jedoch immungeschwächt bist, eine Magenoperation hinter dir hast oder an einer schweren Krankheit leidest, solltest du vorher deine:n Ärzt:in fragen.
- Die besten Ergebnisse erzielst du mit Bio-Vollmilch, aber jede frische Tiermilch, auch Ziegen-, Schafs- oder H-Milch funktioniert.
- Je höher der Fettgehalt der Milch ist, desto dicker wird der Kefir.
- Die besten milchfreien Alternativen für die Herstellung von Kefir sind Soja- und Kokosnussmilch.

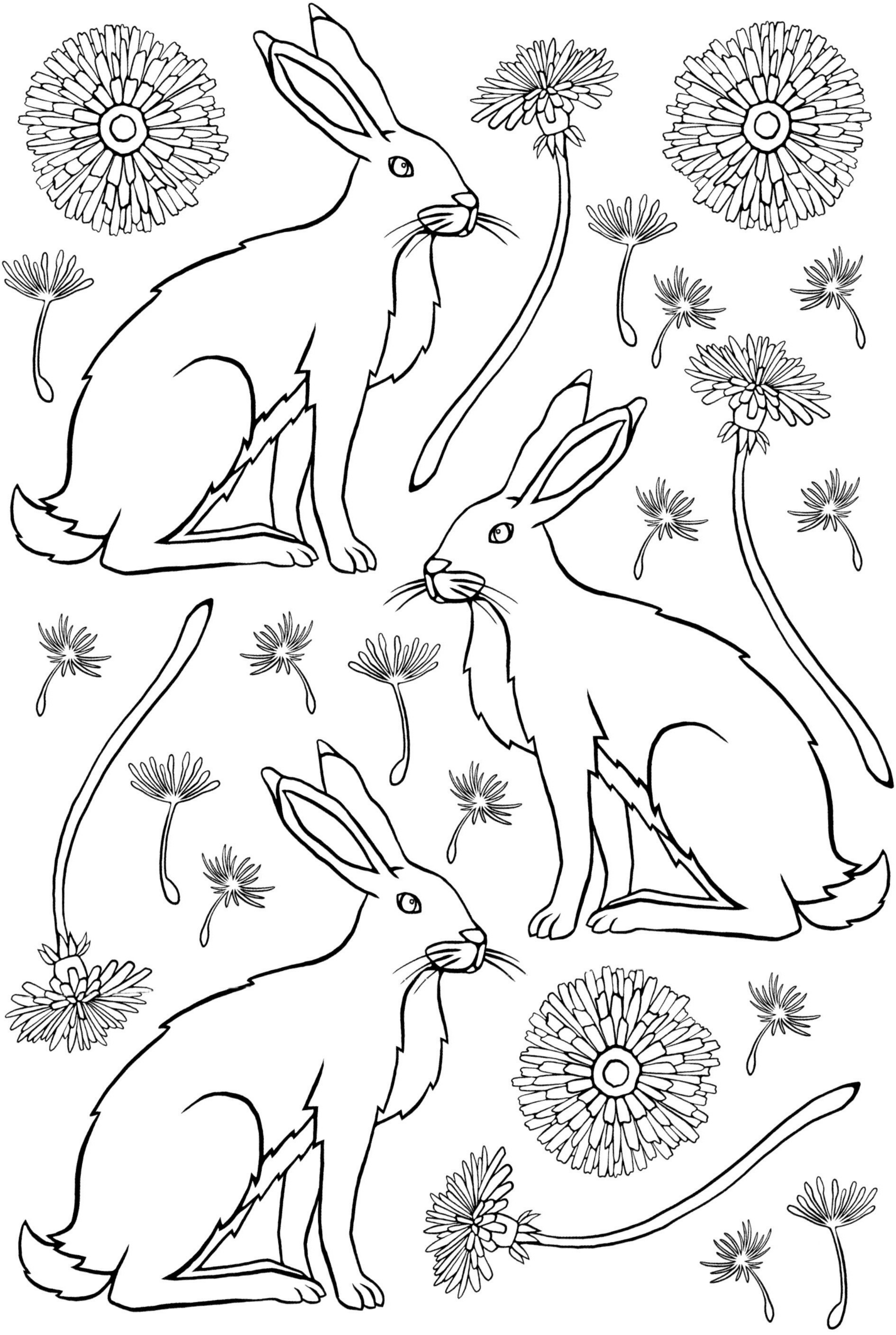

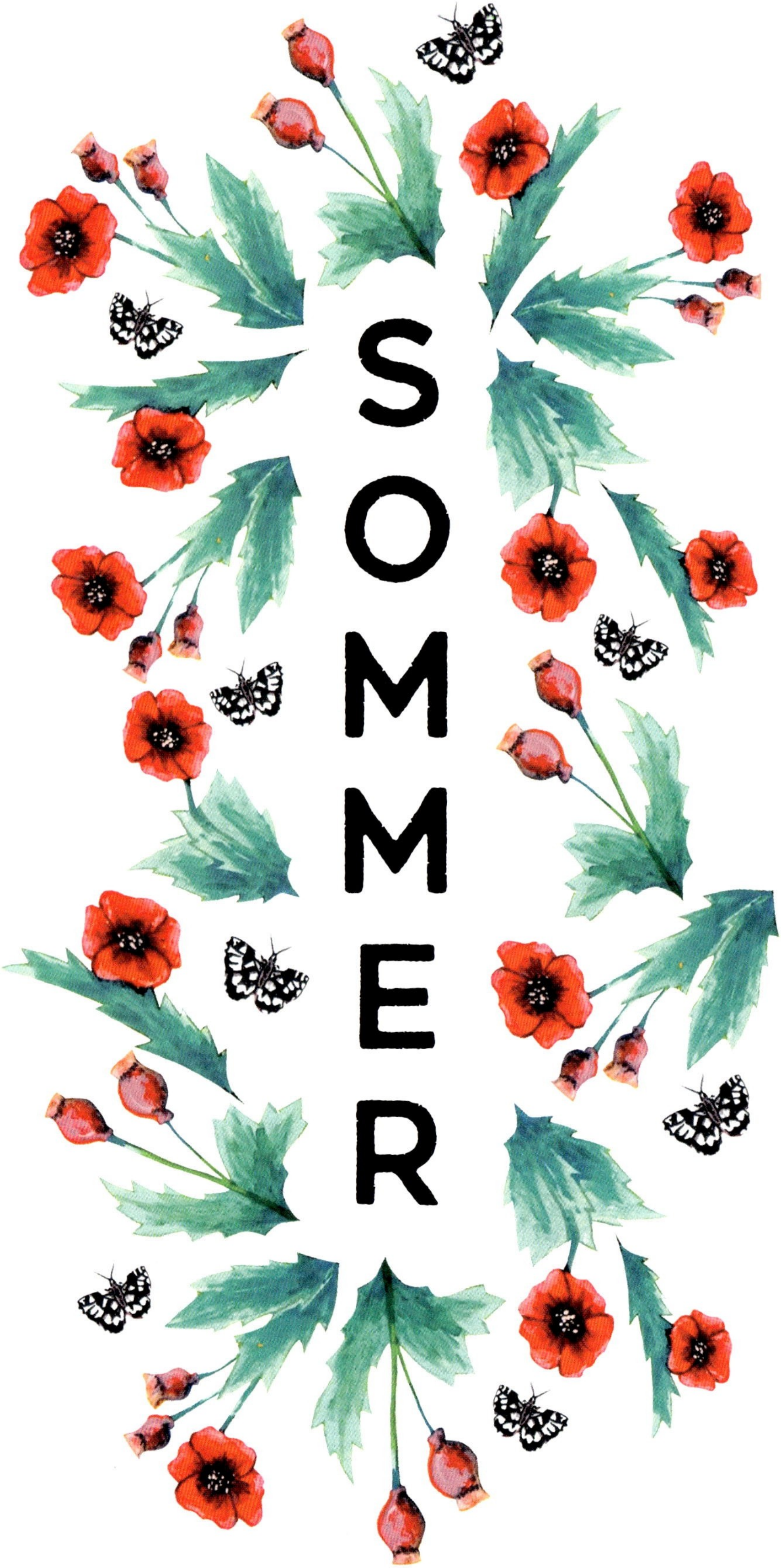
SOMMER

# Das grüne Tal

Über den Hügeln von Sussex wächst eine Schar grüner Eiben, deren Nadeln wie Blätter aussehen. Turteltauben schlafen in smaragdgrünen Eichenkronen, Raben rufen laut übers Meer. Vor zwölf Jahrhunderten stürmten wütende Nordmänner im Sternenlicht das Tal und kämpften in einer Sommernacht mit eisernem Schwert und gefiedertem Pfeil gegen die Männer von Sussex. Die Erschlagenen fielen in die Erde, wurden begraben unter Wurzeln und murmelnden Steinen. Turteltauben betrauerten den Schatten des Todes, der über die verwilderte Ruhestätte wanderte. Diese Wächter sind seit Jahrhunderten dort und singen süße Elegien für die ruhenden Seelen.

# Die Sommersonnenwende

Die Hundsrosen verstecken sich im Schatten der Sommerhecke. Grüne Blätter wachsen in einem Wald aus Grün und noch mehr Grün, das stetig zunehmende Wachstum, das mit den helleren Tagen kommt. Und dann: Popp! Popp! Popp! Wenn sich der Juni ankündigt, kommen die Rosen zum Vorschein. Wie von Zauberhand erhebt sich jede einzelne von ihnen und verströmt ihren süßen, überirdischen Duft. Die rosafarbenen Blüten und ihr Gefolge aus Bienen, Schmetterlingen und tanzenden Gräsern verströmen sanfte Freude. Oft wird uns erst im Nachhinein bewusst, wie viele Hundsrosen im Sommer gewachsen sind. Denn einmal aufgeblüht, reifen sie und bilden rote und orangefarbene Hagebutten, die schwarz werden, wenn das Jahr in die Dunkelheit zurückkehrt.

Niemand weiß genau, woher der »Hund« in der Rose kommt. Eine Theorie führt ihn auf den römischen Naturforscher Plinius zurück, der behauptete, die Wurzel der Rose könne den Biss eines tollwütigen Hundes heilen. Andere vermuten, dass ihre Dornen an Hundezähne erinnern oder dass der Begriff »Hund« gleichbedeutend mit »wertlos« verwendet wurde, vermutlich im Vergleich zur kultivierten Gartenrose. Mir gefällt die Version des tollwütigen Hundes am besten, weil sie impliziert, dass die Rose stärker ist als Schmerz und Aggression. In den 1960er-Jahren wurden Rosen und andere Blumen als Symbol des passiven Widerstands und der Gewaltlosigkeit bei Protesten gegen den Vietnamkrieg verwendet. Der Beat-Poet Allen Ginsberg schrieb 1965 einen Essay, in dem er die Demonstranten dazu aufforderte, sich mit »Massen von Blumen« zu bewaffnen, um sie an Polizei, Presse und Politiker:innen zu verteilen – gegen

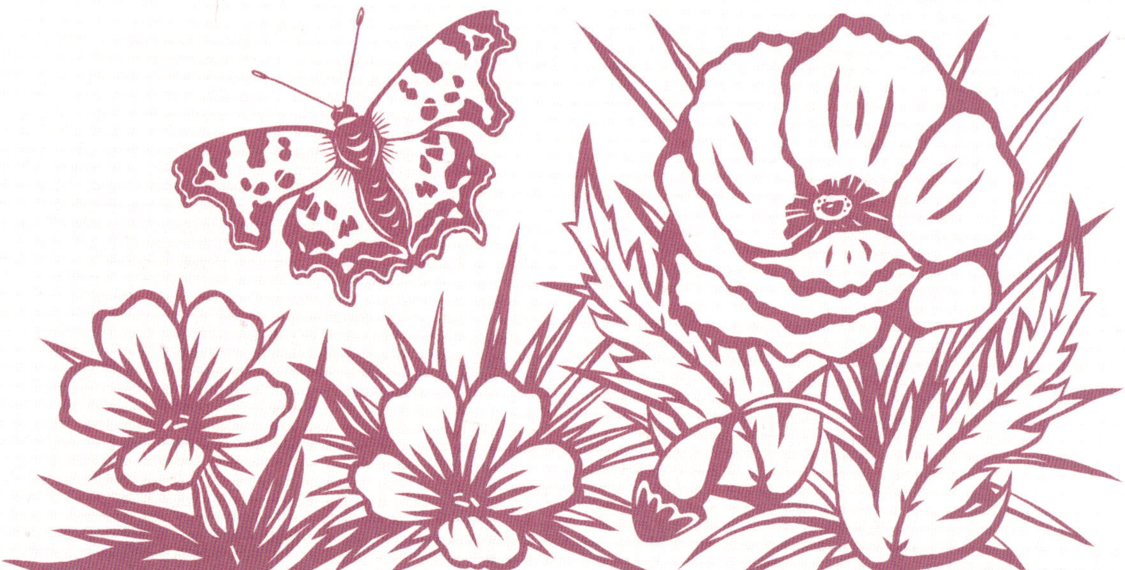

die Angst, die die Proteste damals begleitete, und gegen die Hells Angels, die glaubten, alle Antikriegsproteste seien von Kommunist:innen angezettelt und müssten aufgelöst werden. Die Demonstrant:innen wurden als »Blumenkinder« bekannt, unter anderem durch eine Reihe von Fotos, auf denen sie Blumen in die Bajonette der Militärpolizei steckten. Später wurden die Blumenkinder der 1960er-Jahre zum Symbol ihrer Ära, aber Flower-Power selbst hat nie nachgelassen.

Die erste Hundsrose des Jahres entfacht Hoffnung in denen, die sie bemerken, katalysiert durch das Licht und die Wärme im Monat der Sommersonnenwende. Mit dem Dickicht voll Rosen kommt der Geschmack von Apfelwein und der Klang von schreienden Mauerseglern am Abendhimmel. Für kurze Zeit ist die Dunkelheit vergessen. Für einen Moment herrscht Frieden.

REZEPT

# SOMMERSONNENTEE

Diese leichte Mischung enthält Silbernadel, eine weiße Teesorte, die nur aus den jüngsten Knospen hergestellt wird, die nach dem Pflücken in der Sonne getrocknet werden. Das Ergebnis ist ein erfrischender, sanfter Aufguss mit Melonen- und Jasminaroma. Lass den Aufguss 5–10 Minuten lang in frisch gekochtem Wasser ziehen und seihe dann die losen Zutaten ab.

- 1 TL Silbernadeltee
- 1 TL Rosenknospen, getrocknet
- 1 Tasse frisch gekochtes Wasser

## In die Zukunft schauen

Schon mal von Floriografie gehört aka Blumensprache? Das war ein »geheimer« Code, der in der leidenschaftlichen, aber vorsichtigen Mittel- und Oberschicht des viktorianischen Englands beliebt war. So konnten sie ihre romantischen Gefühle innerhalb der engen Grenzen des Anstands ausdrücken. Als 1819 das erste Wörterbuch der Floriografie veröffentlicht wurde, konnten Blumensträuße anhand ihrer Farbe, Form, ihres Duftes und ihrer Anordnung gedeutet werden; eine mögliche Romanze konnte sogar davon abhängen, wo eine Dame das Sträußchen ihres Liebhabers feststeckte.

Mit dem Aufkommen des viktorianischen Spiritualismus dauerte es nicht lange, bis sich die Wahrsagerei zur Floriografie gesellte. Die Vorstellung, mithilfe von Blumen die Zukunft vorherzusagen, war verlockend. 1846 schrieb Sarah Carter Edgarton Mayo das Buch *The Floral Fortune-Teller*: »Warum sollten wir diese kleinen Blumenapostel nicht zu den Geheimnissen unseres irdischen Schicksals befragen?«, lautete ihre Botschaft.

Laut Edgarton funktionierte das florale Wahrsagen folgendermaßen: Man

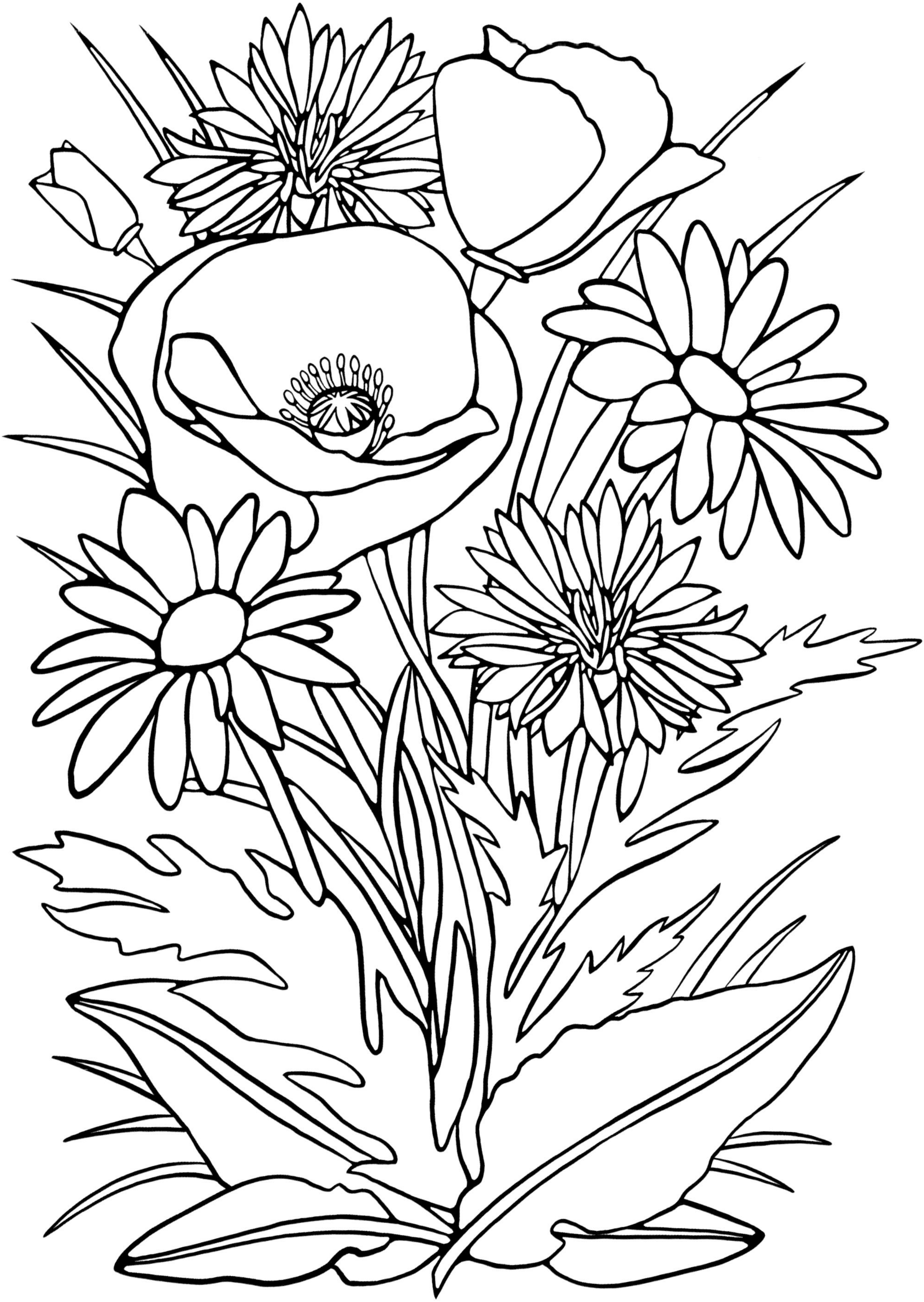

ging allein ins Freie und wählte fünf verschiedene Blumen in den Farben Weiß, Blau, Lila, Gelb und Rot. Die Blumen, zu denen man sich am meisten hingezogen fühlte, sollten ausgewählt werden. Jede Farbe stand für eine der folgenden Fragen:

1. Wie sieht mein Charakter aus? (Weiß)
2. Wie wird der Charakter oder die Qualität meiner Liebe sein? (Blau)
3. Wie sieht mein weltliches Glück aus? (Lila)
4. In welcher Umgebung werde ich den größten Teil meines Lebens verbringen? (Gelb)
5. Welchen Charakter hat mein zukünftiger Gefährte? (Rot)

# Der Landwirtschaftskalender

## NORDHALBKUGEL

| | |
|---|---|
| **1. JUNI** | ~ Erster Sommertag (meteorologisch) |
| **21. JUNI** | ~ Sommersonnenwende |
| | ~ Litha |
| | ~ Erster Sommertag (astronomisch) |
| **1. AUGUST** | ~ Lammas |

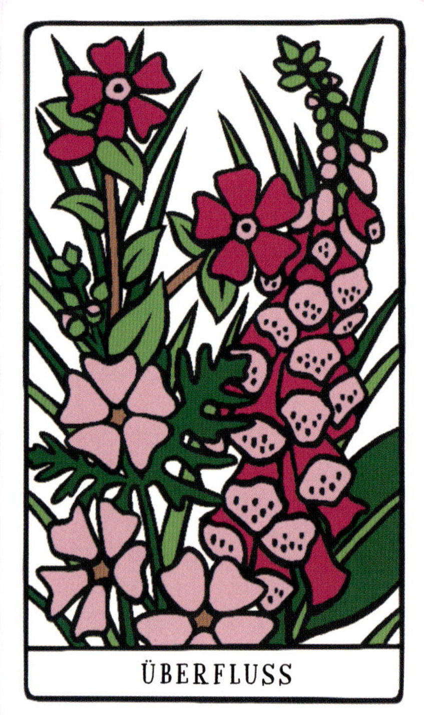
ÜBERFLUSS

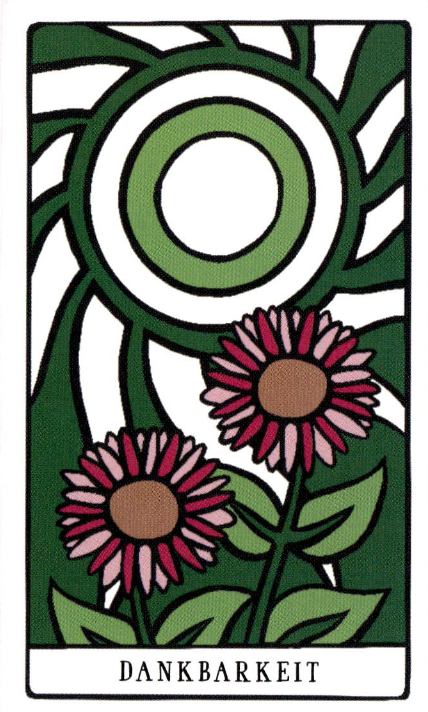
DANKBARKEIT

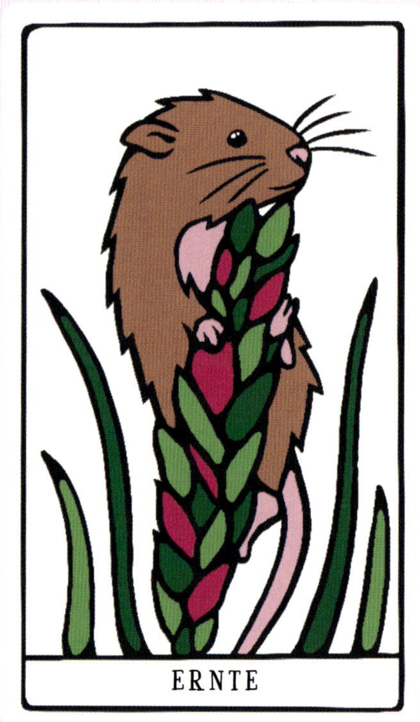
ERNTE

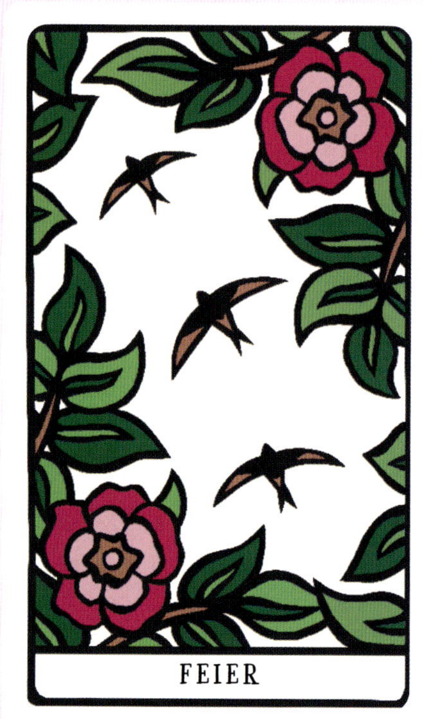
FEIER

# Die Energie des Sommers

Die meisten von uns freuen sich auf die langen, warmen Sommertage. Wie erleichtert müssen erst unsere Vorfahren gewesen sein, wenn die Zeit des Überflusses endlich anbrach. Endlich konnte man das Sonnenlicht feiern und nach Monaten harter Arbeit die Ernte einfahren. Der Sommer bietet die Chance, Freude und Dankbarkeit im Alltäglichen zu suchen.

## Überfluss

Seit die ersten Samen im Winter und Frühling ausgestreut wurden, ist die Erde voller Wachstum und neuem Leben. Jetzt ist der Moment gekommen, die Fülle zu erkennen, die uns umgibt. Jedes Blatt, jede Frucht und jede Blüte ist ein Geschenk, und aus dem fruchtbaren Boden in unserem eigenen Körper und Geist können wir noch mehr von dem ernten, was in den vergangenen Jahreszeiten gereift ist. Schaue dir den Reichtum um dich herum an, erkenne, wie hell und bunt das Leben ist. Genieße das Sonnenlicht und atme die frische, blumige Luft des Hochsommers ein.

## Dankbarkeit

Mit dem Überfluss kommt die wichtige Praxis der Dankbarkeit, wenn wir die Freuden der Welt teilen und über unser eigenes Glück nachdenken. Erkenne Nahrung, Wasser, Wärme, Unterkunft und Besitztümer als den Luxus an, der sie sind. Verabschiede dich von der Wegwerfkultur und betrachte alles als ein Geschenk, ein Privileg, einen Segen. Ein einzigartiger Schmelztiegel aus Atomen, die zufällig zusammenkamen und dich jetzt hier auf diesem Planeten erschaffen haben. Genieße das Glück, am Leben zu sein, und nutze die Zeit, dich auf das zu konzentrieren, was du bereits hast.

## Ernten

Iss, trink und sei fröhlich! Ernte die Früchte deiner harten Arbeit und genieße die Fülle der Erntezeit. Der Sommer ist die ideale Zeit, um mit Freund:innen zu feiern, gemeinsam im Haus, Garten oder in der Ferne zu schlemmen und die Leichtigkeit des Augenblicks auszukosten. Koche, backe und tische lieben Menschen auf. Genieße jeden Schluck und Biss. Sei offen für neue Geschmäcker und erinnere dich an dein Lieblingsessen. Genieße den Sommer mit allen Sinnen.

## Feiern

Schau in den Himmel und beobachte die Mauersegler, die sich ihren Weg über den Himmel bahnen und zu den lautstarken Vorboten des Sommers gehören. Diese Zugvögel sind weit gereist, um hier zu sein, und am Ende des Sommers steht ihnen eine weitere lange Reise bevor, aber das hält sie nicht davon ab, jeden Moment durch den Himmel zu sausen. Lass dich von der Energie dieser dynamischen Vögel anstecken und feiere, wann immer du kannst. Genieße die langen Tage und lauen Sommerabende. Spüre die Sonne, den Regen und den Wind auf deiner Haut. Löse Spannungen und lass alten Groll los. Konzentriere dich auf das Hier und Jetzt und finde Freude an jeder Kleinigkeit.

# Früchte der Jahreszeit

Halte in der Sommersonne Ausschau nach Schmetterlingen und Wildblumen in allen Farben.

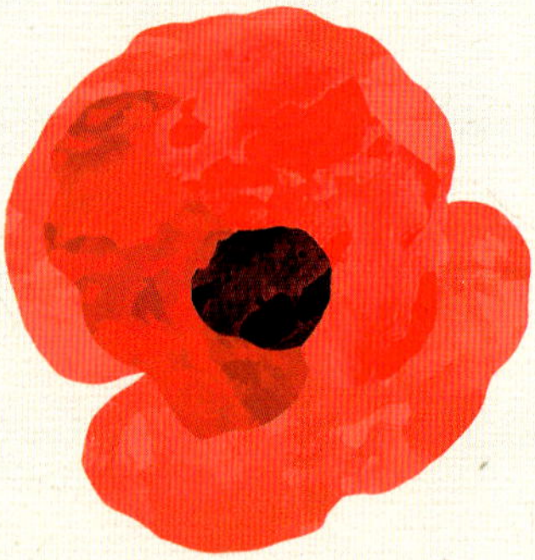

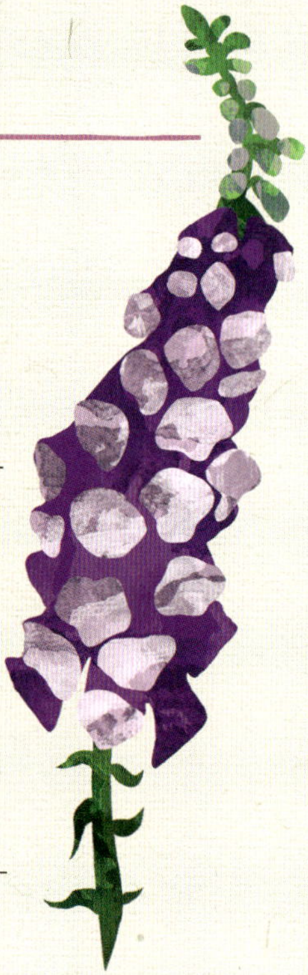

**MOHNBLUME**

Diese legendären Blüten, meist leuchtend rot, aber auch blassrosa und weiß, wachsen an Straßenrändern, in Gebüschen, auf Brach- und Ackerland. Außerdem gibt es in Großbritannien noch den stacheligen, gelbhörnigen, walisischen und kalifornischen Mohn.

**FINGERHUT**

Eine hoch aufragende, auffällige Pflanze, die mit röhrenförmigen magentafarbenen Blüten geschmückt ist. Man findet sie im Sommer häufig in Wäldern und Gärten, Moorlandschaften, an Straßenrändern und im Brachland.

**ROTE LICHTNELKE**

Diese hübschen rosa Blüten sind eine beliebte Nahrungsquelle für Nachtfalter, Bienen und Schmetterlinge. Sie wachsen in Wäldern und Hecken und ersetzen die Blauglöckchen, sobald es Sommer wird.

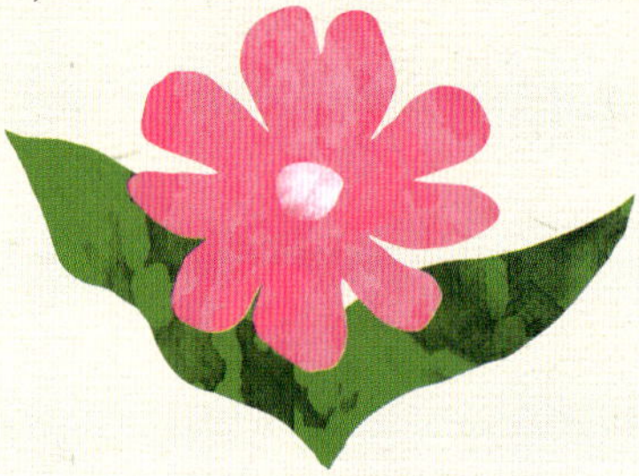

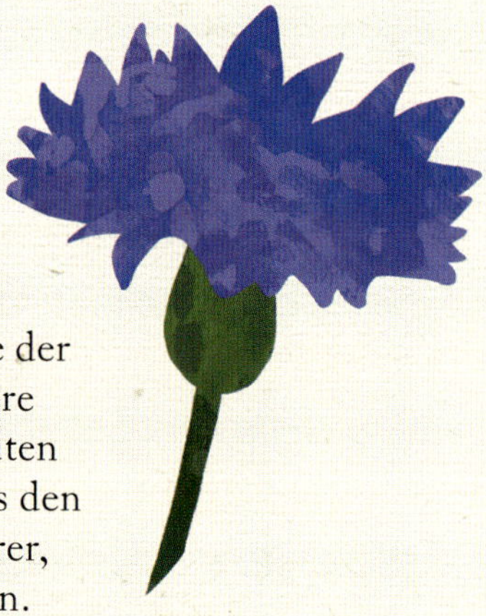

**KORNBLUME**

Sie gehört zur Familie der Gänseblümchen. Ihre leuchtend blauen Blüten bestehen eigentlich aus den Köpfen vieler kleinerer, sternförmiger Blüten.

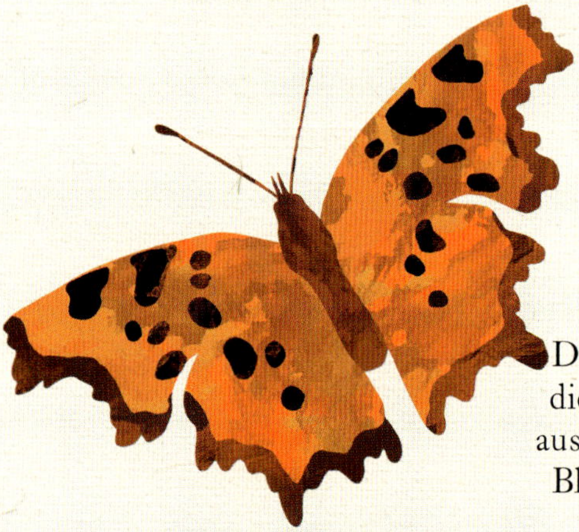

**KOMMA-SCHMETTERLING**

Diese zarten braun-orangen Schmetterlinge sind die Könige der Camouflage. Mit ihren gezackten ausgefransten Flügelrändern sehen sie aus wie tote Blätter, und ihre Raupen sehen Vogelschiss zum Verwechseln ähnlich!

### PFAUENAUGE

Sie sind leicht an ihrem auffälligen Augenfleckenmuster zu erkennen, das sich entwickelt hat, um Raubtiere aufzuschrecken oder zu verwirren. Achte beim Gartenumgraben im Spätsommer auf sie.

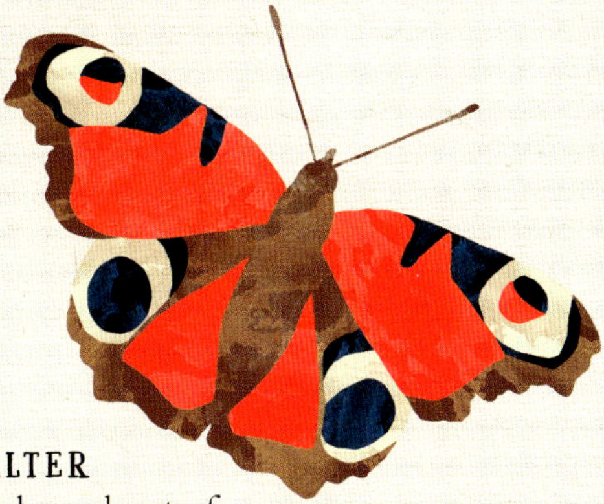

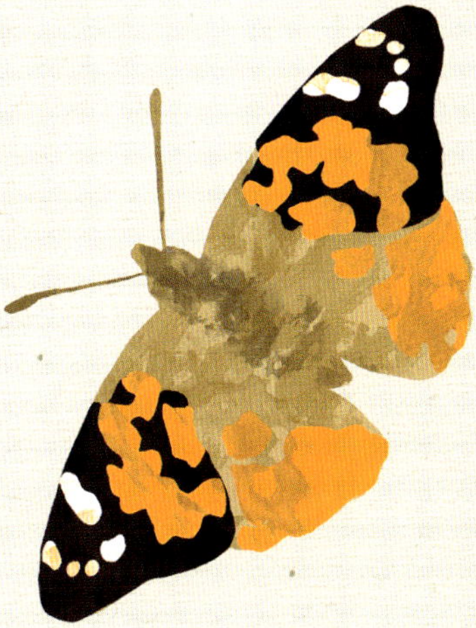

### DISTELFALTER

Als exotische Gartenbesucher treffen diese migrantischen Schmetterlinge jeden Sommer aus Europa und Afrika ein, manchmal, je nach Jahr, in großer Zahl.

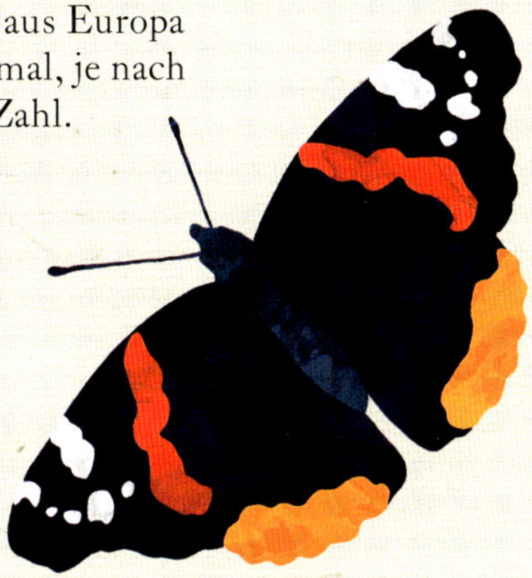

### ADMIRAL

Dieser große Schmetterling, der sich gern von Buddleia und anderen Blumen ernährt, kommt in den Sommermonaten in allen möglichen Lebensräumen vor, von der Meeresküste bis zu den Bergen.

### HUMMEL

Gartenhummeln sind eine der häufigsten Hummelarten in Europa. Man kann sie beim Sammeln von Nahrung und bei der Nestpflege beobachten. Zum Ende der Saison hat das Nest eine neue Generation von Männchen und Königinnen.

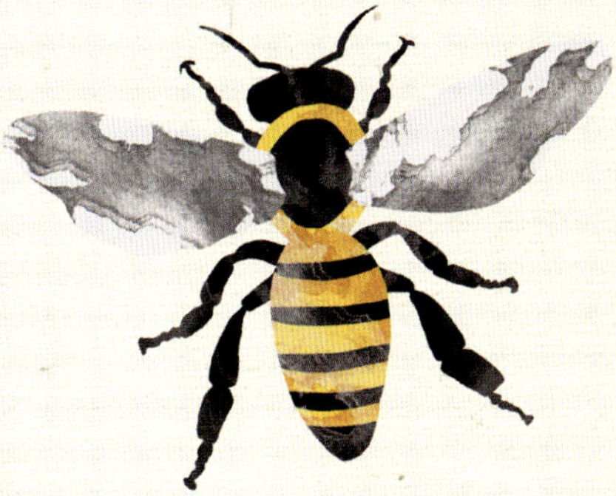

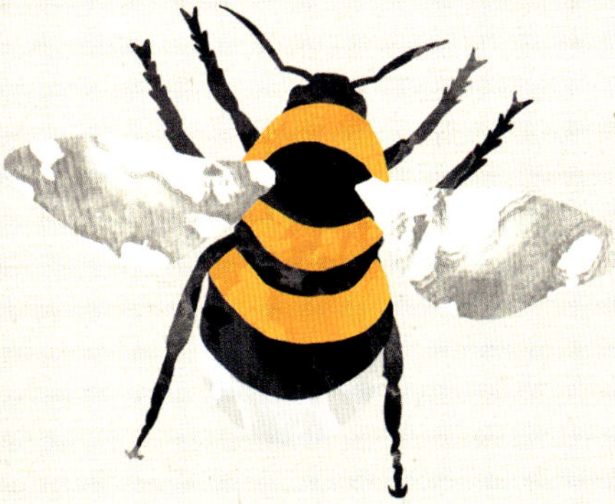

### HONIGBIENE

Honigbienenvölker sind im Sommer voll im Einsatz und sammeln Pollen und Nektar, um sie zurück zum Bienenstock zu bringen. Schau mal auf den Blumen nach ihnen.

# Was gibt es zu essen?

Der Sommer füllt unsere Teller bis zum Anschlag mit sonnengereiftem Obst und Gemüse. Wenn du das Glück hast, selbst anbauen zu können, genieße das Spektakel, wenn Bienen und andere Bestäuber deine Pflanzen besuchen und das Jahresrad weiterdrehen. Labe dich an frischem Gemüse, Salat, Sommerbeeren und den ersten neuen Kartoffeln. Iss so oft wie möglich draußen und verpasse gegen Saisonende auf keinen Fall die Frühkürbisse und Obstgartenfrüchte.

## JUNI

Auberginen, Blattkohl, Blumenkohl, Brokkoli, Brunnenkresse, Chicorée, Chillies, Erbsen, Erdbeeren, Frühlingszwiebeln, Frühkartoffeln, Gurken, Himbeeren, Kirschen, Kürbis, Mangold, Paprika, Queller, Rhabarber, Radieschen, Rote Bete, Rote Johannisbeeren, Rüben, Rucola, Salat, Saubohnen, Sauerampfer, Schwarze Johannisbeeren, Sommerkürbisse, Spargel, Spitzkohl, Stachelbeeren, Stangenbohnen, Zucchini

## JULI

Auberginen, Blattkohl, Blumenkohl, Brokkoli, Chicorée, Chillies, Erbsen, Erdbeeren, Fenchel, Frühkartoffeln, Frühlingszwiebeln, Grüne Pflaumen, Gurken, Heidelbeeren, Himbeeren, Karotten, Kartoffeln, Kirschen, Kohlrabi, Knoblauch, Loganbeeren, Mangold, Queller, Radieschen, Rhabarber, Rote Bete, Rote Johannisbeeren, Rüben, Rucola, Saubohnen, Sauerampfer, Schwarze Johannisbeeren, Sommerkürbisse, Spitzkohl, Stachelbeeren, Stangenbohnen, Tomaten, Zucchini, Zwiebeln

## AUGUST

Auberginen, Blattkohl, Blumenkohl, Brokkoli, Brunnenkresse, Chicorée, Chillies, Erbsen, Fenchel, Frühkartoffeln, Frühlingszwiebeln, Grüne Pflaumen, Gurken, Heidelbeeren, Himbeeren, Karotten, Kartoffeln, Kirschen, Kohlrabi, Knoblauch, Kürbis, Lauch, Loganbeeren, Mais, Mangold, Paprika, Pastinaken, Pflaumen, Pilze, Queller, Radieschen, Rhabarber, Rote Bete, Rote Johannisbeeren, Rüben, Rucola, Saubohnen, Sauerampfer, Schwarze Johannisbeeren, Sommerkürbisse, Spitzkohl, Stachelbeeren, Stangenbohnen, Tomaten, Weißkohl, Zucchini, Zuckererbsen, Zwiebeln

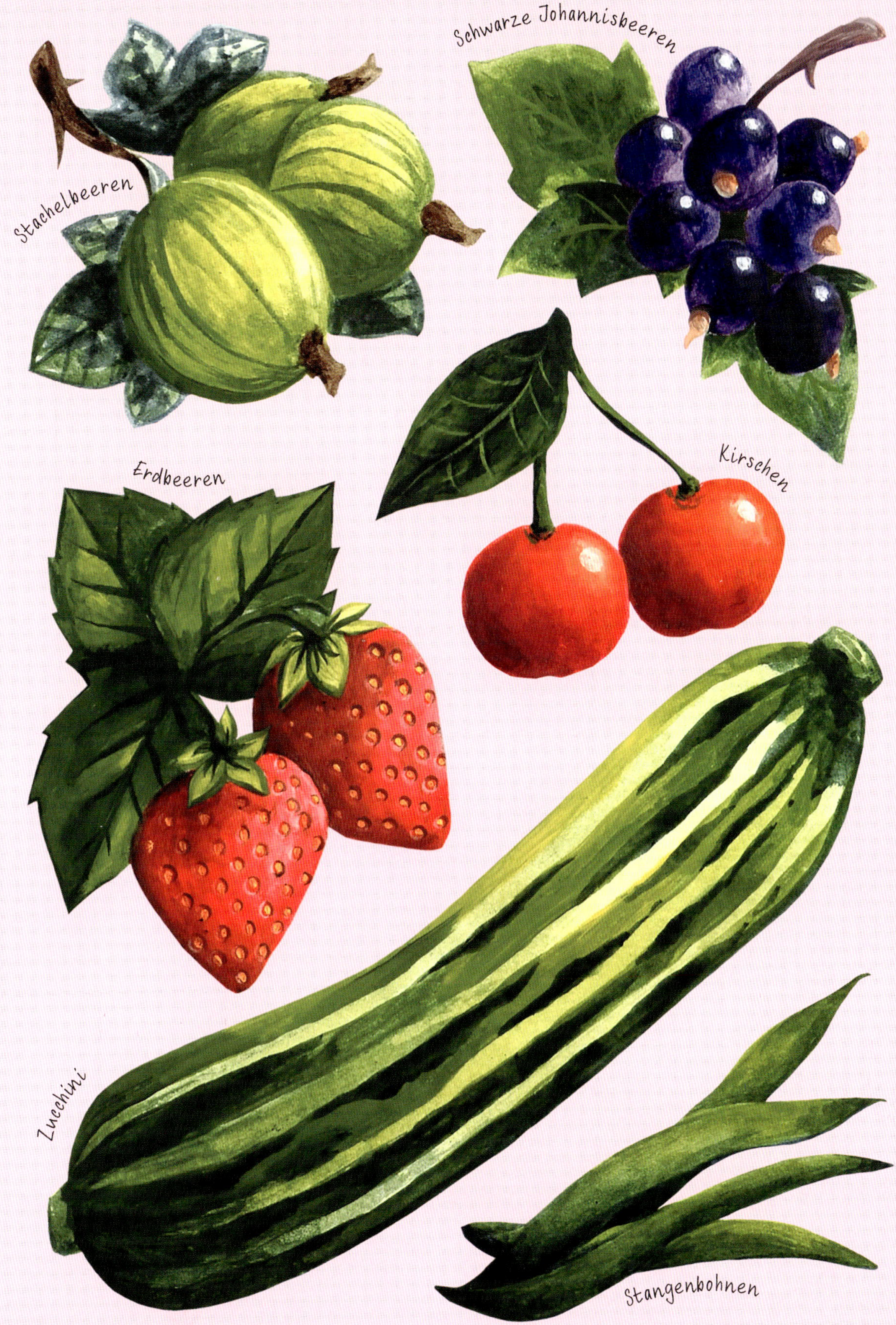
Stachelbeeren
Schwarze Johannisbeeren
Erdbeeren
Kirschen
Zucchini
Stangenbohnen

# Der Sommergarten

Auch wenn die Hauptsaison des Aussäens vorbei ist, gibt es immer noch ein paar Samen, die man jetzt säen und bis zum späten Herbst ernten kann. Ein Gewächshaus oder ein Polytunnel kann die Anbausaison in die kältesten Monate hinein verlängern. Ein gut entwässernder Boden verhindert zudem, dass der Herbstregen deine Pflanzen überschwemmt.

**Salatpflanzen** – Blattpflanzen wie Salat und Radieschen können noch lange gepflanzt werden. Säe sie möglichst an halbschattigen Stellen aus, damit die Hitze nicht zu bitter schmeckenden Blättern führt.

**Stangenbohnen** – Sie können noch im Juli gesät werden, wenn du in einem gemäßigten Klima lebst, brauchen aber einen gut vorbereiteten Boden und Bambusrohrstützen, die wie ein Wigwam angeordnet sind, um die Triebe nach oben zu führen.

**Zucchini** – Säe Ende Juni Zucchinisamen aus. Erhalten sie viel Sonne und Wasser, solltest du noch bis in die erste Herbsthälfte hinein kleine, saftige Zucchini ernten können.

**Steckrüben** – Einfache, kompakte und schnell wachsende Steckrüben können bis August gesät und bis Dezember geerntet werden. Säe alle paar Wochen kleine Mengen aus, um regelmäßig zu ernten, ohne dass es zu einer Schwemme kommt.

**Kohlrabi** – Robuste violette Sorten können von Mitte bis Ende des Sommers für die Herbst- und Winterernte ausgesät werden und lassen sich auch danach noch mehrere Monate lang gut lagern. Sie wachsen schnell, brauchen aber viel Wasser.

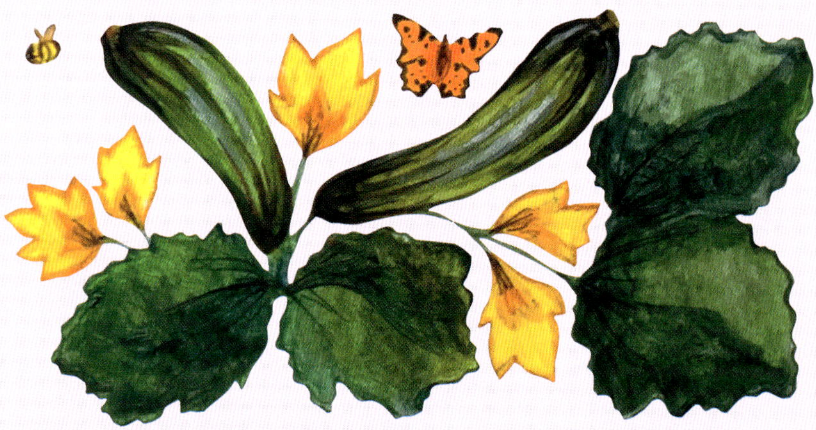

# Beetpflege

## Ernte

Es ist an der Zeit, die Früchte deiner Arbeit zu genießen! Ernte Erbsen, Stachelbeeren, Erdbeeren, Himbeeren, Salate, Rote Bete, Radieschen, Frühkartoffeln, Artischocken und Kletterbohnen im Frühsommer. Sind die Spitzen gelb, kannst du auch Knoblauch und Zwiebeln pflücken und an einem trockenen, sonnigen Ort nachreifen lassen. Später im Sommer gibt es Möhren, Stangenbohnen, Gurken, Zucchini, Zwiebeln und Schalotten.

## Unkraut jäten

Um unerwünschtes Unkraut zu entfernen, durchtrennst du mit der Hacke den obersten Wuchs knapp unter der Bodenoberfläche von den Wurzeln ab. Dieser Wuchs kann in der Sonne verblühen und dem Boden als Nährstoff zurückgegeben werden. Am besten hackst du, wenn der Boden trocken ist, denn so entsteht »Staubmulch«, der das Aufkeimen von neuem Unkraut verhindert.

## Tomaten düngen

Beginne mit der Düngung der Tomatenpflanzen, wenn die ersten Blüten erscheinen, und führe dann jede Woche eine Düngung durch, wenn sich das Wachstum beschleunigt. Um die Fruchtbildung der Tomaten zu unterstützen, solltest du mit einem kaliumreichen Flüssigdünger düngen, sobald die ersten Früchte reif sind. Wenn du große Tomaten anbaust, kannst du die Seitentriebe, die zwischen dem Hauptstamm und den Blättern erscheinen, ausstechen, um das Wachstum auf die Fruchtproduktion zu konzentrieren.

## Erdbeeren schützen

Lege eine Schicht Mulch um deine Erdbeeren herum, um Unkraut zu verhindern und die Früchte vom feuchtem Boden fernzuhalten. Verteile eine dicke Schicht Weizen- oder Gerstenstroh um die Pflanzen, bevor die Früchte erscheinen. Du kannst sie auch mit Netzen versehen, um Vögel fernzuhalten. Aber vergiss nicht, diese Netze nach der Ernte wieder zu entfernen, dann können sich die Vögel von den restlichen Schädlingen ernähren.

## Regelmäßig gießen

Die Sommerhitze kann eine Ernte schnell ruinieren. Deshalb solltest du vor allem in regenarmen Zeiten regelmäßig gießen. Wenn du wenig Zeit hast oder ein Spritzverbot gilt, bewässere deinen Garten lieber seltener, aber dafür gründlich. Und wenn du in den Urlaub fährst, solltest du alles vorher gründlich einweichen. Ernte so viele Pflanzen wie möglich und versuche, Nachbarn oder Freund:innen zu finden, die dir helfen können.

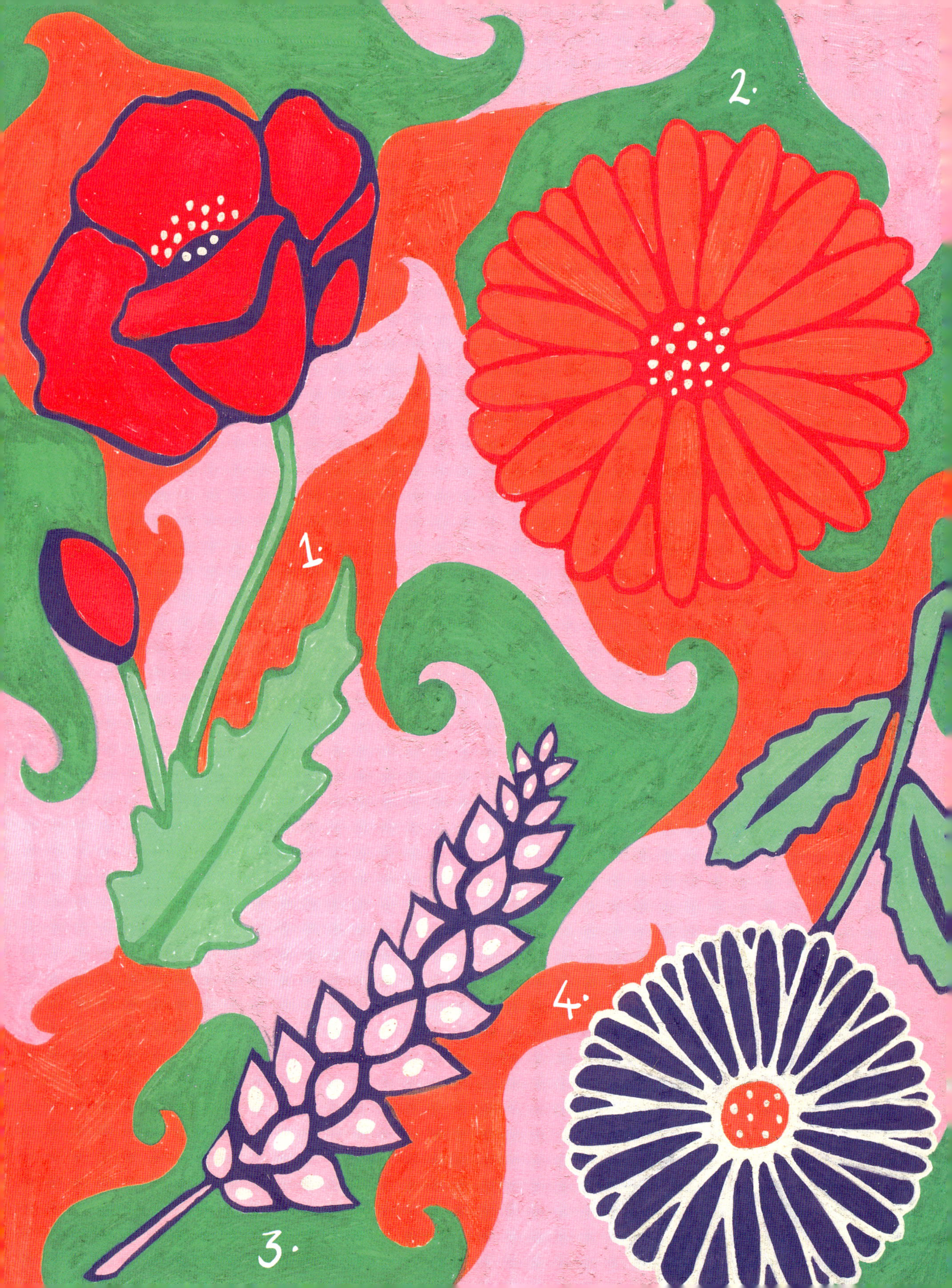
1.
2.
3.
4.

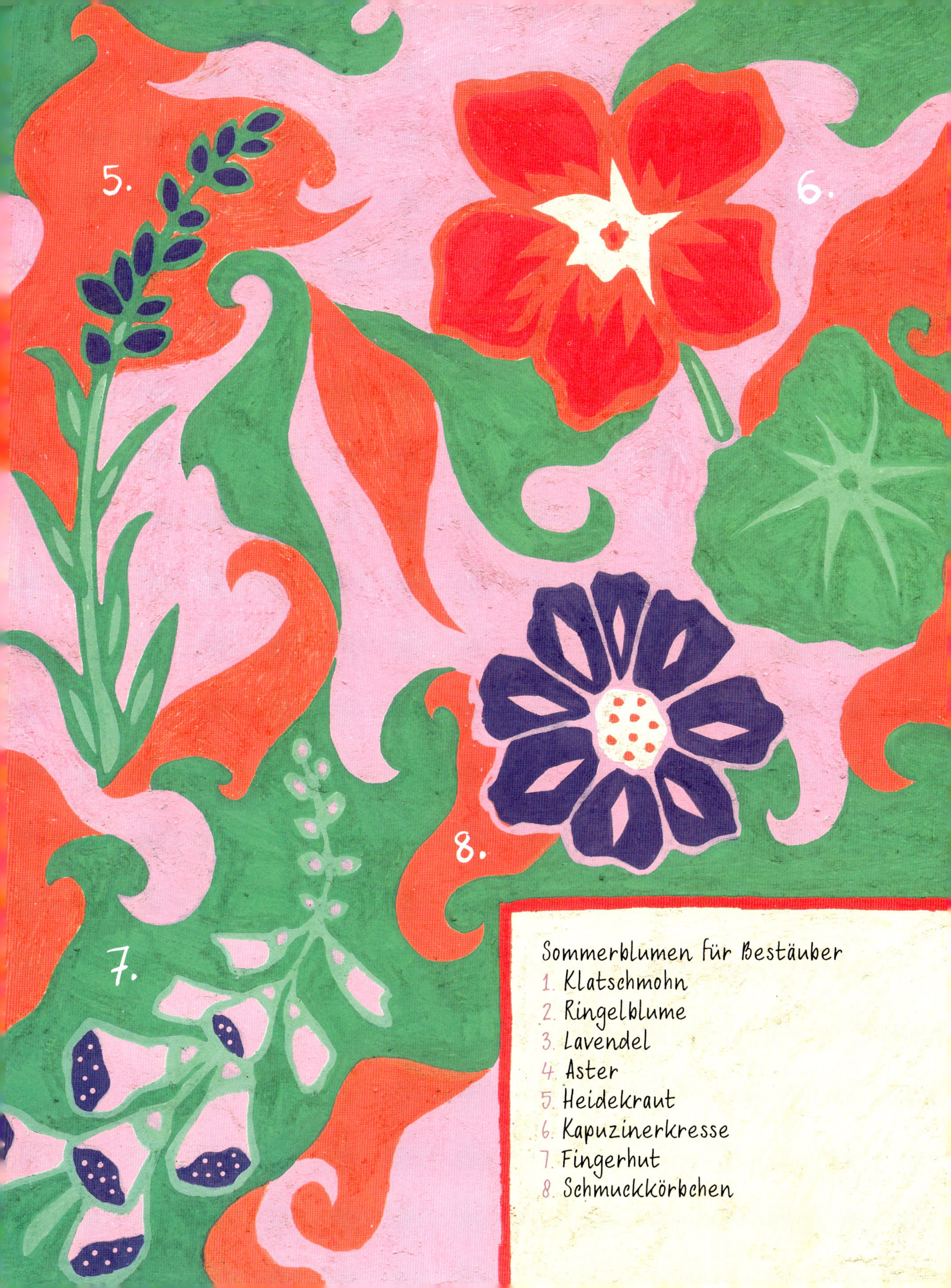


Sommerblumen für Bestäuber

1. Klatschmohn
2. Ringelblume
3. Lavendel
4. Aster
5. Heidekraut
6. Kapuzinerkresse
7. Fingerhut
8. Schmuckkörbchen

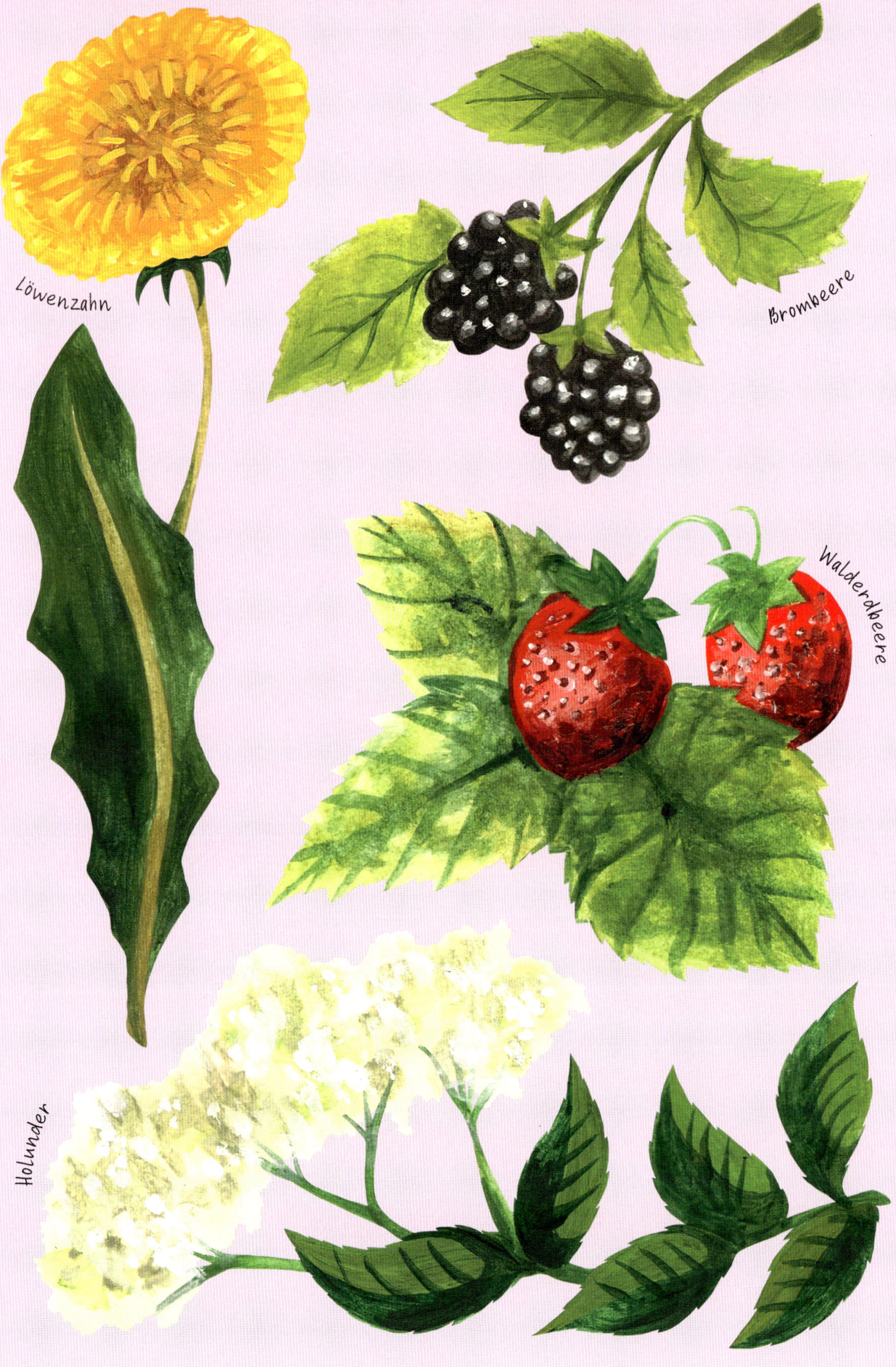
Löwenzahn
Brombeere
Walderdbeere
Holunder

# Nahrungssuche in der Natur

Der Sommer ist die süßeste Zeit des Jahres, mit essbaren Blumen und Hecken voller Beeren, die in der Sonne heranreifen. Genieße die Fülle der Natur.

## Löwenzahn

Diese unterschätzte Pflanze ist hell, golden und leicht zu erkennen. Sie schmeckt am besten, wenn sie morgens geerntet wird, bevor die letzten Tautropfen verschwunden sind. Den Namen Löwenzahn trägt sie wegen der gezackten Ränder ihrer Blätter. Junge Blütenknospen können wie Kapern eingelegt werden und junge Blätter roh in Salaten oder gekocht wie Spinat gegessen werden. Die Wurzel kann ebenfalls gekocht und als Gemüsebeilage gegessen oder geröstet und gemahlen als Kaffeeersatz verwendet werden.

## Holunder

In der Mythologie wurde das Holz des Holunderbaums von Hexen zur Herstellung von Zauberstäben verwendet, während die Bäume selbst in Hausnähe gepflanzt wurden, um diese vor Blitzeinschlägen und bösen Geistern zu schützen. Sie wachsen in Wäldern, besonders in der Nähe von Kaninchenbauten, da die Tiere die Beeren verschlingen und die Samen mit ihrem Kot verbreiten. Im Sommer sind die Zweige mit schaumigen cremefarbenen Blüten übersät, die im Juni ihre Glanzzeit haben, aber noch bis Anfang Juli blühen können.

## Walderdbeere

Die meisten Heckenbeeren sind erst im Hochsommer reif, aber die Walderdbeere findet man schon ab Mai. Diese winzige Geschmacksbombe wächst auf kalkhaltigen Böden, an grasbewachsenen Ufern, in Wäldern, im Gebüsch und an Kalksteinfelsen. Sie sind köstlich süß und eignen sich hervorragend, um sie während eines langen Spaziergangs zu genießen. Du kannst die rohen Beeren auch zu Streuseln, Kuchen, Eis, Essig oder Prosecco geben.

## Brombeere

Eine der ersten Heckenfrüchte ist die Brombeere, die glänzende, dunkle Frucht des Brombeerstrauchs. Eine alte Bauernregel besagt, dass man Brombeeren nicht nach dem ersten Frost pflücken soll, weil der Teufel auf sie gespuckt haben könnte, aber angesichts des Klimawandels verschieben sich die besten Erntezeiten alljährlich. Brombeeren werden erst grün, dann rot und schließlich, wenn sie essbar sind, dunkelviolett. Probiere sie roh vom Zweig oder verwende sie in Kuchen, Marmeladen, Sirup und Wein. Ich koche sie mit Zucker und Basilikumblättern ein, um einen aromatischen Sirup für Prosecco herzustellen.

# Tierwelt im Sommer

In den Sommermonaten sind sie alle unterwegs: zu Wasser, auf Land und in der Luft. Neues Leben labt sich am Grün des Sommers.

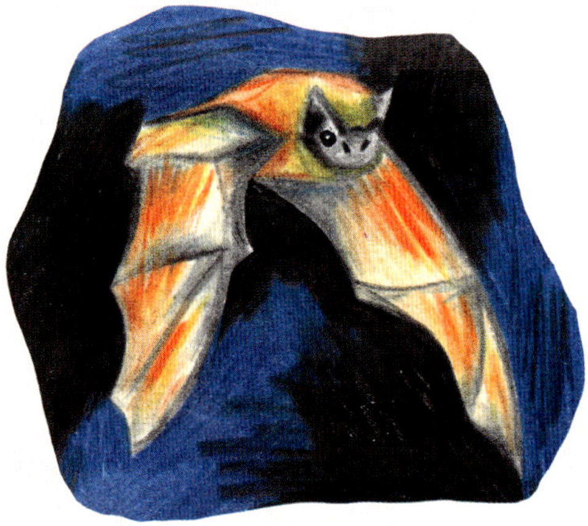

## Die Migration der Distelfalter

Zwischen April und Oktober kommen viele Distelfalter aus Nordafrika, dem Nahen Osten und Südeuropa. Sie laben sich gern am Sommerflieder und anderen Kulturpflanzen. Die Raupen ernähren sich von Disteln, Malven und Natternkopf. Forscher haben herausgefunden, dass die Distelfalter jedes Jahr eine gewaltige Strecke von 9000 Meilen vom tropischen Afrika bis zum Polarkreis zurücklegen – fast doppelt so weit wie der berühmte nordamerikanische Monarchfalter. Dazu wird die Reise in einer Staffel von bis zu sechs Generationen durchgeführt. Das bedeutet, dass die Schmetterlinge, die im Herbst nach Afrika zurückkehren, mehrere Generationen von ihren Vorfahren entfernt sind, die denselben Ort früher im Jahr verlassen haben. Achte auf ihre wunderschönen orange-schwarzen Flügel, die mit weißen Flecken verziert sind. Locke sie mit nektarreichen Beeten in deinen Garten.

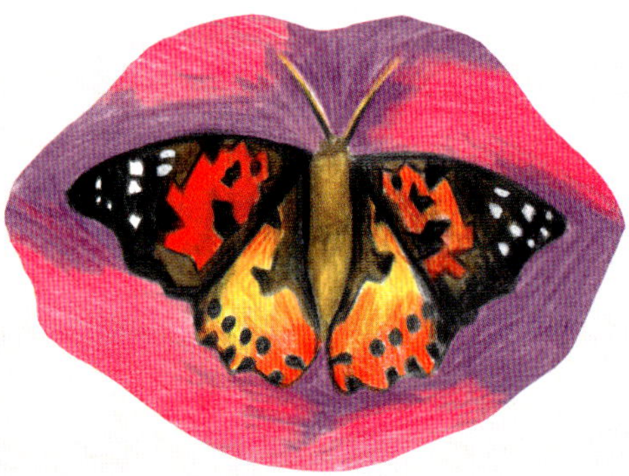

## Fledermäuse am Abend

In Großbritannien gibt es 18 Fledermausarten, von der winzigen Zwergfledermaus über die schwimmende Daubenton bis hin zur quietschenden Breitflügelfledermaus. Sie leben in Städten und auf dem Land und sind am aktivsten, wenn sie in den Sommermonaten aus dem Winterschlaf erwachen und mit der Jagd nach Insekten, der Geburt und der Aufzucht ihrer Jungen beschäftigt sind. Bei warmem, trockenem Wetter kannst du sie in der Dämmerung sehen. Setze dich bei Sonnenuntergang in den Garten und beobachte, wie Silhouetten am Himmel auftauchen. Vielleicht hörst du sie sogar über deinen Kopf sausen. Fledermäuse nutzen Echoortung, um sich zu orientieren, Beute zu finden und Hindernissen auszuweichen. Daher ist es sehr unwahrscheinlich, dass sie dich zufällig anrempeln. Wenn du ihre lautlosen Klick- und Pfeiflaute hören möchtest, kannst du dir einen tragbaren Fledermausdetektor zulegen. Er nimmt nicht nur die Rufe auf, die sie im Vorbeiflug machen, sondern ermöglicht es dir auch, die einzelnen Arten anhand der Frequenz zu identifizieren. Für einen fledermausfreundlichen Garten kannst du einen Kasten aufstellen, einen Teich anlegen oder nachtduftende Blumen wie Geißblatt pflanzen. Sie locken Motten an, die die Fledermäuse dann fressen.

## Ohrenqualle

Im Sommer, wenn die Meerestemperaturen am höchsten sind, steigt die Anzahl der Quallen rapide an. Sie halten sich an der Oberfläche des Wassers auf, wo es schön warm ist. Die Mondqualle ist in allen Ozeanen der Welt zu finden. Sie lebt in großen Gruppen, die man Smacks nennt und die von den Gezeiten und Oberflächenwinden getragen werden. Ihr Stachel ist zu schwach, um die menschliche Haut zu durchdringen, aber sie haben kurze, zarte Tentakel, die von der Seite ihres Schirmes herabhängen, mit denen sie Plankton fangen und in den Mund befördern. Quallen bestehen zu 95 Prozent aus Wasser und haben kein Gehirn, Blut oder Herz. Ohrenquallen erkennt man an den vier Kreisen, die durch die Spitze ihrer weißen Glocke zu sehen sind. Es sind ihre

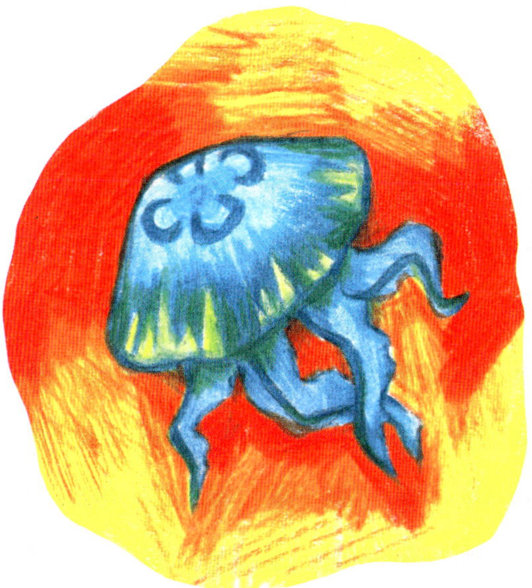

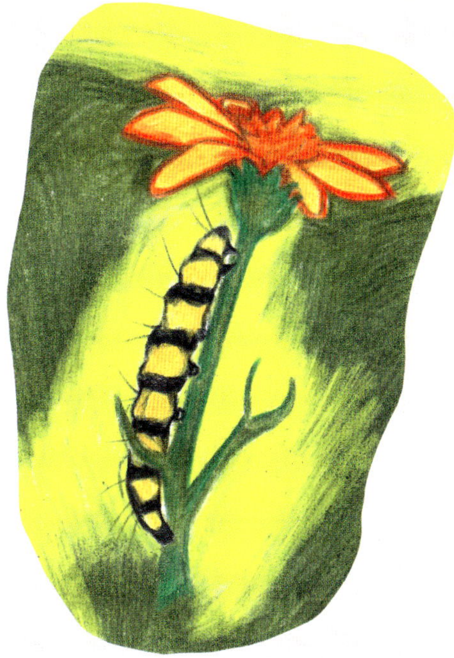

Fortpflanzungsorgane am Boden des Magens. Die spektakulärsten Schwärme sind im Spätsommer zu sehen, wenn Ohrenquallen am größten sind. Häufig werden sie auch an die Strände gespült.

## Zebraraupen

Wenn du dir die Kreuzkrautpflanze im Hochsommer genau ansiehst, wirst du wahrscheinlich eine Reihe gelb-schwarzer Raupen entdecken, die an den Blättern fressen. Das sind die Raupen des Jakobskrautbären, die sich einen Giftvorrat anlegen, bevor sie in einem Kokon überwintern und im nächsten Sommer schlüpfen. Die ausgewachsenen Falter sind ebenfalls farbintensiv – wie Vögel stellen sie ihre Giftigkeit zur Schau. Die Jakobkrautbären legt ihre Eier in großen Mengen von bis zu 150 Stück ab. So gibt es immer eine große Anzahl Raupen, die sich erfolgreich an den Stängeln einer Pflanze hocharbeiten. Im August verlassen sie ihre Wirtspflanze und spinnen einen Kokon.

# Blick in den Himmel

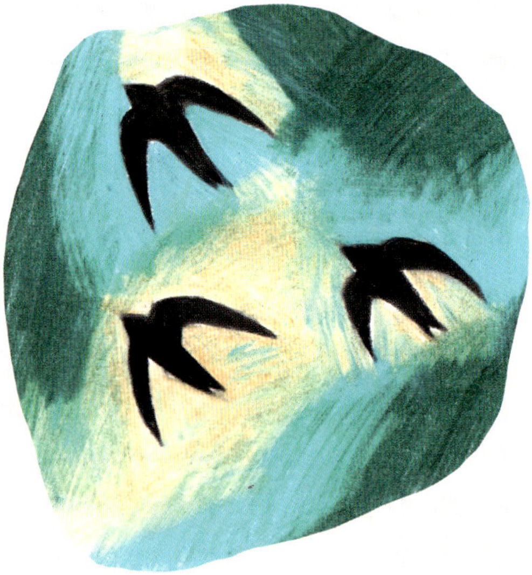

Einige einheimische Vögel sind im Sommer am lautesten. Schreie, Gezwitscher und Pfeifen erfüllen die Luft.

## Kreischende Mauersegler

Das Kreischen der Mauersegler ist eines der fröhlichsten Geräusche des Sommers. In der Abenddämmerung fliegen sie meist tief und sausen mit hoher Geschwindigkeit umher. Im Gegensatz zu den ähnlich aussehenden Schwalben, die oft auf Telefondrähten hocken, sind Mauersegler immer auf Tour. Sie landen nie auf dem Boden, schlafen sogar in der Luft und unterbrechen das Fliegen nur zum Brüten. Mauersegler sind in Europa lediglich Sommergäste, den Winter verbringen sie in Afrika. Sie ernähren sich von Spinnen und fliegenden Insekten und kehren jedes Jahr an denselben Nistplatz zurück. Sie bleiben ihr Leben lang mit einem Partner zusammen und brüten ihre Eier in winzigen Lücken von Haus- und Kirchendächern aus.

## Nachtschwalben-Geschnurr

An späten Sommerabenden erklingen in der Heide die seltsamen Rufe des Ziegenmelkers, eines scheuen Vogels mit der Farbe verrottenden Laubes, der sich tagsüber vor Fressfeinden in den Farnkraut- und Heidekrautwäldern versteckt. Früher glaubte man, dass Nachtschwalben aufgrund ihres lautlosen Flugs und ihres unheimlichen Rufs übernatürliche Kräfte hätten – ein mechanisches »Tschurr, Tschurr, Tschurr«, das wie die Stimme eines Geistes über das dunkle Heideland schallt. Dieses »Schnurren« dient dazu, die Aufmerksamkeit weiblicher Nachtschwalben zu erregen. Der wissenschaftliche Name *Caprimulgus europaeus* bedeutet »Ziegenmelker« und beruht auf dem alten Glauben, dass Nachtschwalben die Milch aus Ziegeneutern stehlen. Willst du einen Ziegenmelker sehen, warte, bis das Rufen aufhört, und lausche dann auf einen Flügelschlag. Wenn die Vögel in den Himmel fliegen und ihren Standort wechseln, ist das deine beste Chance, einen Blick auf eine flüchtige Silhouette zu erhaschen.

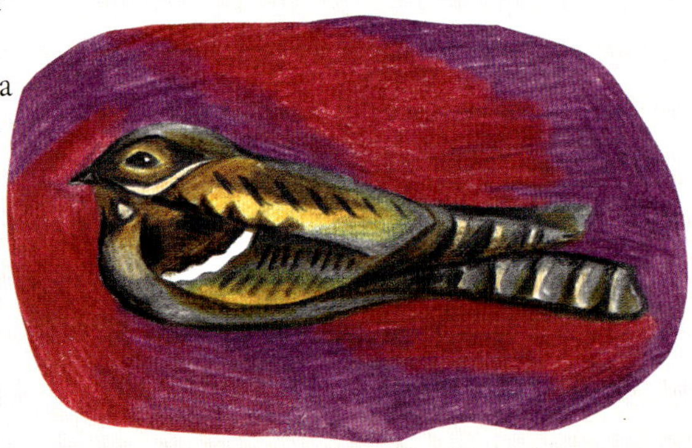

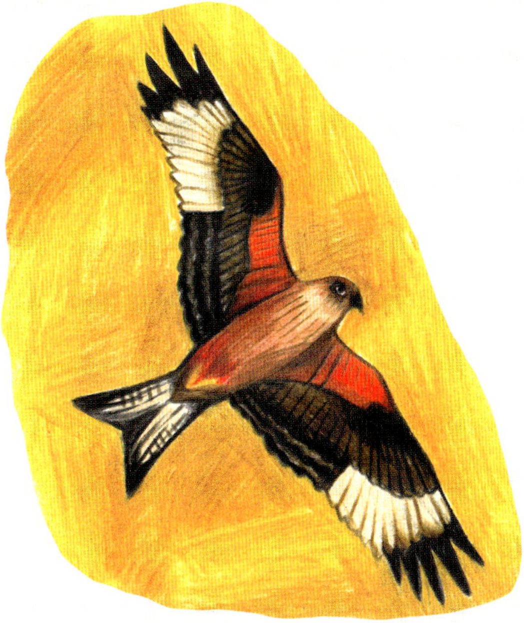

## Pfeifende Rotmilane

Der Rotmilan ist einer der am leichtesten zu erkennenden Raubvögel. Das liegt an seinem rostroten Gefieder und seinem markanten gegabelten Schwanz, den er wie ein Ruder zum Steuern benutzt. Im Sommer ist es wahrscheinlicher, dass du einen Rotmilan hörst, bevor du ihn siehst, da er einen hohen, pfeifähnlichen Ruf von sich gibt. Das Geräusch stammt entweder von Jungvögeln, die um Futter betteln, oder von Revierkämpfen und anderen sozialen Interaktionen erwachsener Tiere. Rotmilane verkörpern die positiven Veränderungen, die der Naturschutz bewirken kann. Einst weitverbreitet, wurden sie in Großbritannien bis an den Rand des Aussterbens verfolgt. In der zweiten Hälfte des 20. Jahrhunderts wuchs die Population jedoch wieder an – ein Trend, der sich bis heute fortsetzt. Sie ernähren sich von kleinen Säugetieren, Insekten sowie Aas am Straßenrand.

## Brütende Fischadler

Auch Fischadler gehören zu den Zugvögeln, die im Frühjahr aus Afrika zurückkehren. Im Sommer kannst du sie am besten beobachten, da sie Eindringlinge aus ihrem Revier vertreiben und Fische fangen. Die Männchen ziehen zuerst zurück und richten ihr Brutgebiet meist in Seenähe ein, wo es ein gutes Angebot an Fischen gibt. Wenn die Weibchen dazustoßen, baut ein Paar sein Nest in einem hohen Baum und legt Ende April ein Gelege. Die Jungvögel sind etwa 50 Tage nach dem Schlüpfen flügge, brauchen aber ihre Eltern noch einige Wochen lang. Bei ihrer Rückkehr nach Afrika ziehen die Weibchen zuerst los, gefolgt von den Männchen und ihren Jungen. Sie reisen durch Frankreich, Spanien und überqueren manchmal sogar die Sahara. Diese wunderschönen Vögel, einst fast ausgerottet, sind ein atemberaubender Anblick am Wasser, wo sie die Thermik nutzen, um hoch oben über das Land zu fliegen.

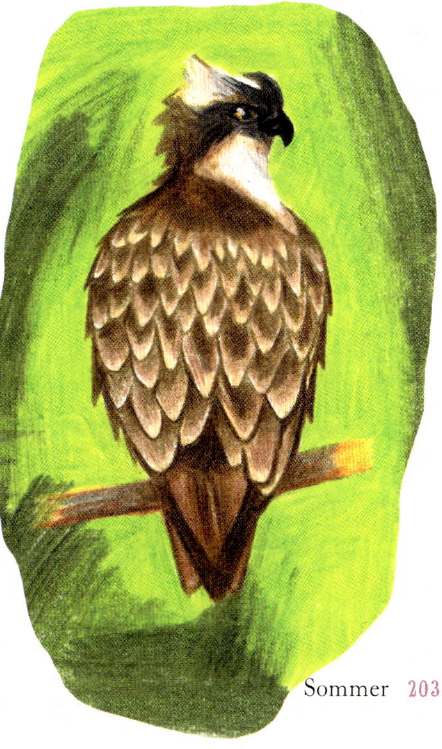

# Inspiration für die Seele

## Bücher

**PROSA**

*Wind in den Weiden* von Kenneth Grahame (1908)
*Wiedersehen in Howards End* von E.M. Forster (1910)
*Der geheime Garten* von Frances Hodgson Burnett (1911)
*Zum Leuchtturm* von Virginia Woolf (1927)
*Drei Sommer* von Margarita Liberaki (1946)
*Der Zoll des Glücks* von L. P. Hartley (1953)
*Der Strand* von Alex Garland (1996)
*Der letzte Sommer auf Long Island* von Colson Whitehead (1996)
*Vom Ende eines Sommers* von Melissa Harrison (2018)
*Der perfekte Kreis* von Benjamin Myers (2022)

**SACHBUCH**

*Geflochtenes Süßgras: Die Weisheit der Pflanzen* von Robin Wall Kimmerer (2013)
*Ein Stück Land: Mein Leben mit Pflanzen und Tieren* von John Lewis-Stempel (2014)
*Wildes Land: Die Rückkehr der Natur auf unser Landgut* von Isabella Tree (2018)
*Welt der Wunder: Über Glühwürmchen, Walhaie und andere Erstaunlichkeiten* von Aimee Nezhukumatathi (2021)
*A Darker Wilderness: Black Nature Writing from Soil to Stars* von Erin Sharkey (2023)

## Filme & Serien

*Ein Herz und eine Krone* (Regie William Wyler, 1953)
*Der weiße Hai* (Regie Steven Spielberg, 1975)
*Auf der Jagd nach dem grünen Diamanten* (Regie Robert Zemeckis, 1984)
*Do the Right Thing* (Regie Spike Lee, 1989)
*Robin Hood: König der Diebe* (Regie Kevin Reynolds, 1991)
*Gefährliche Brandung* (Regie Kathryn Bigelow, 1991)
*Vicky Cristina Barcelona* (Regie Woody Allan, 2008)
*Detectorists* (Regie Mackenzie Crook, 2014–2022)
*Am grünen Rand der Welt* (Regie Thomas Vinterberg, 2015)
*Midsommar* (Regie Ari Astar, 2019)

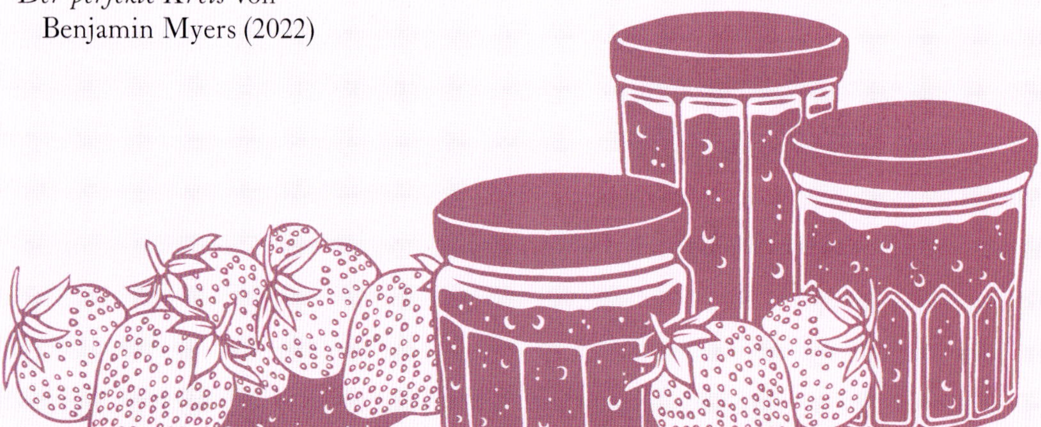

# Rituale

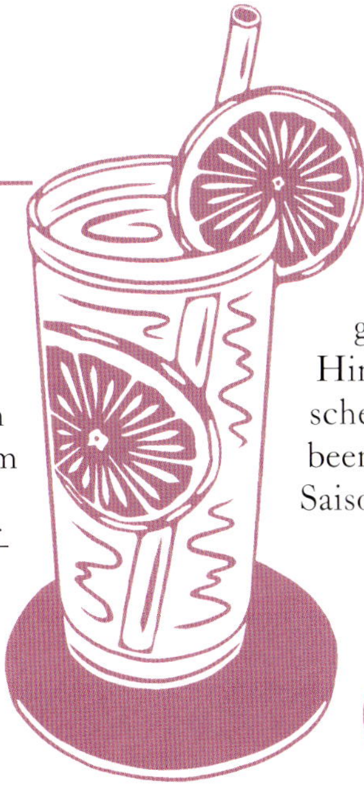

## Sommersonnwende

Man muss nicht gleich nach Stonehenge pilgern, um die Sommersonnenwende zu feiern. Mache das Beste aus dem längsten Tag des Jahres, indem du früh aufstehst, nach draußen gehst und den Sonnenaufgang mit eigenen Augen erlebst. Egal ob im Garten, auf einem nahen Berg oder selbst auf einer großen Straße, es geht nichts über das leuchtende Versprechen der Morgendämmerung.

## Barfuß laufen

Die Erdung ist eine therapeutische Technik, die dich wieder mit der Erde verbinden soll. Es gibt viele Möglichkeiten, aber eine der einfachsten ist das Barfußlaufen, vor allem im Gras, Sand oder Schlamm. Es fühlt sich nicht nur gut an, sondern kann auch verjüngend wirken. Viele glauben, dass regelmäßige Erdung Angstzustände, Stress und Schlaflosigkeit reduziert. Wenn du das nächste Mal spazieren gehst und kein Abfall auf dem Weg liegt, zieh deine Schuhe aus, schließe die Augen und spüre die Energie der Erde.

## Erdbeermarmelade kochen

Sommerzeit ist Erdbeerzeit! Wenn du dich an Erdbeeren, Baiser, Smoothies und Biskuit satt gegessen hast, bewahre den Zauber des Hochsommers, indem du Erdbeermarmelade einkochst. So kannst du überschüssige, überreife Früchte einfach verwerten und auch in der dunklen Jahreszeit den Geschmack des Sommers genießen. Du kannst auch Himbeeren, Stachelbeeren, Kirschen oder schwarze Johannisbeeren einmachen, die in dieser Saison besonders gut gedeihen.

## Draußen schwimmen

Wildschwimmen ist im Trend. Immer mehr Menschen zieht es in Flüsse, Bäche und Seen. Wenn du keinen Zugang zu offenem Wasser hast oder dir wegen der Sicherheit oder der Umweltverschmutzung unsicher bist, gehe stattdessen in das nächste Frei- oder Strandbad. Körper unter Wasser, Sonne im Gesicht und eine kühle Brise auf der Haut: Schwimmen im Freien macht einfach Spaß.

## Fledermäuse beobachten

Die hellen Abende sind perfekt, um draußen zu sitzen und die Nachtluft zu genießen, besonders wenn die Fledermäuse aufwachen. In der Morgen- und Abenddämmerung fangen sie ihre Nahrung per Ultraschallortung. Eine Zwergfledermaus kann in einer einzigen Nacht über 3000 Insekten fressen! Dabei vollführen sie akrobatische Kunststücke, das Naturspektakel der Saison. Lehn dich zurück und genieße die Show, wenn die Fledermäuse den Sommerhimmel erobern.

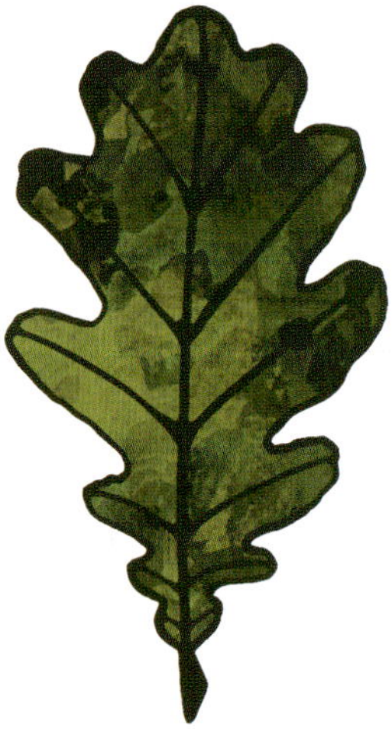

Stieleiche

*Quercus robur*

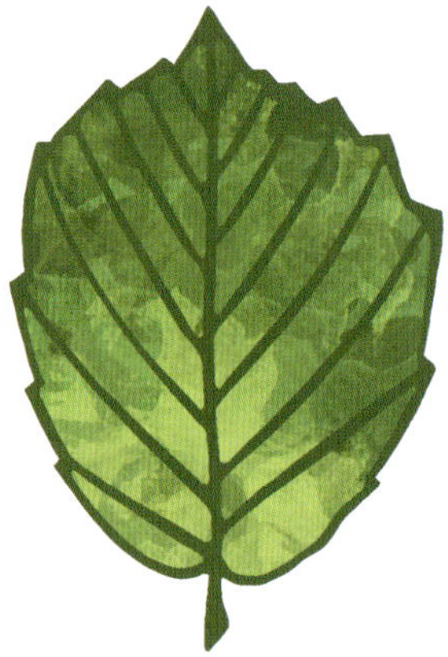

Hasel

*Corylus avellana*

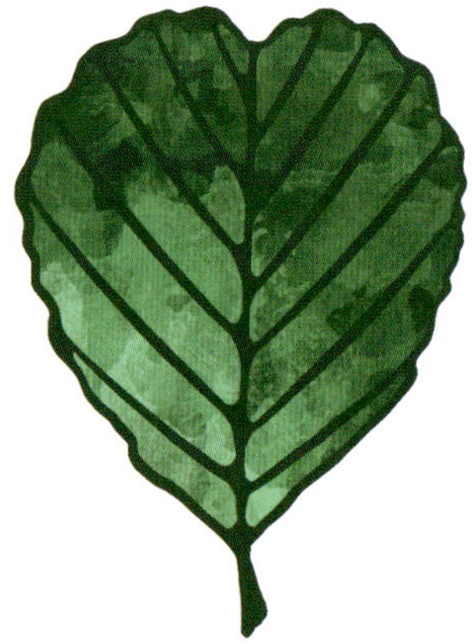

Schwarzerle

*Alnus glutinosa*

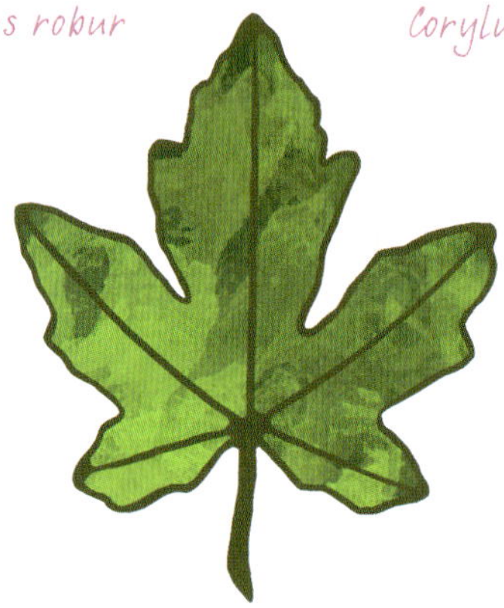

Feldahorn

*Acer campestre*

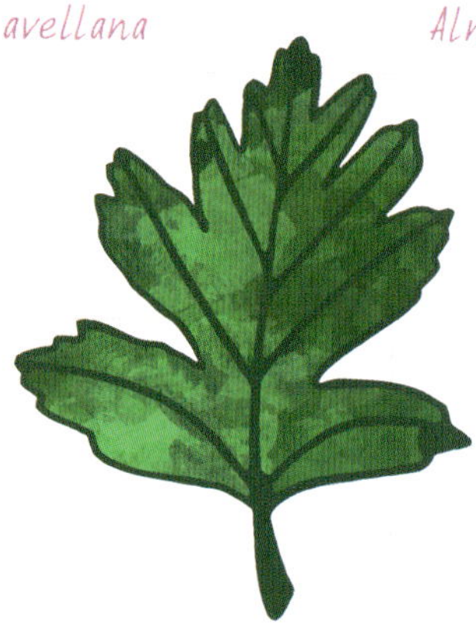

Eingriffeliger Weißdorn

*Crataegus monogyna*

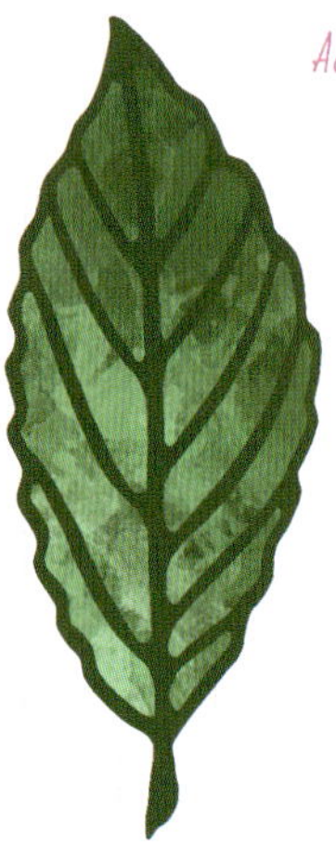

Schwarzer Holunder

*Sambucus nigra*

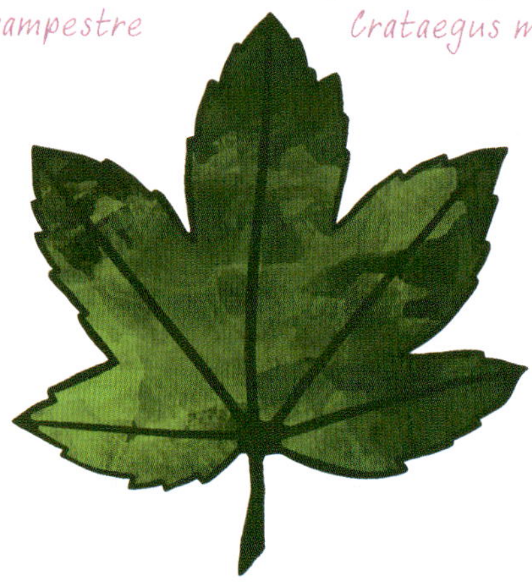

Bergahorn

*Acer pseudoplatanus*

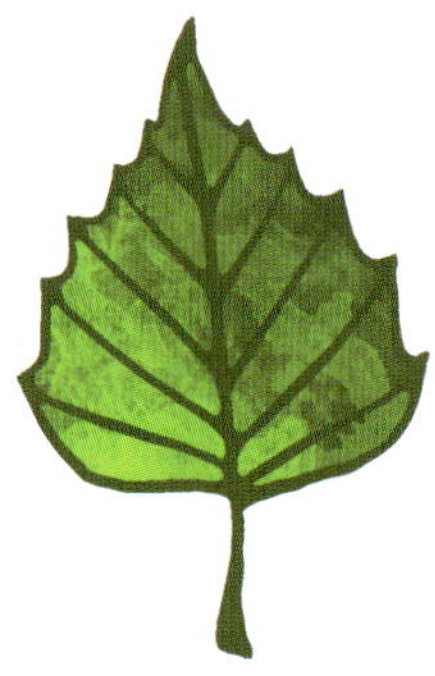

Weißbirke

*Betula pendula*

# Häufige Blätter im Sommer

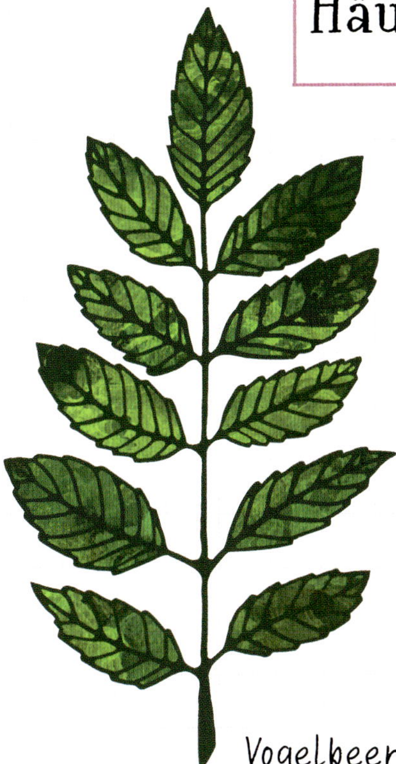

Vogelbeere

*Sorbus aucuparia*

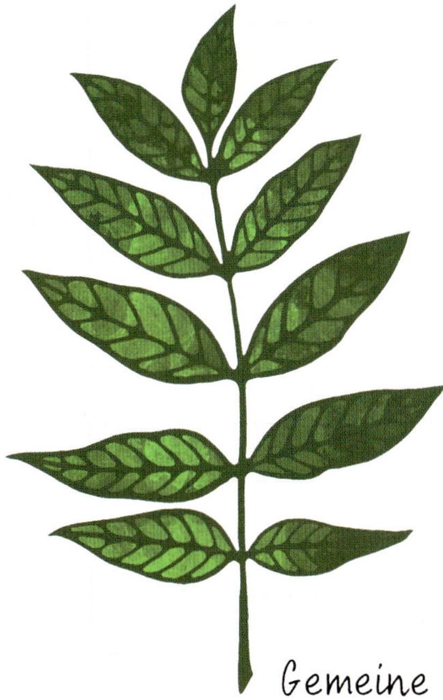

Gemeine Esche

*Fraxinus excelsior*

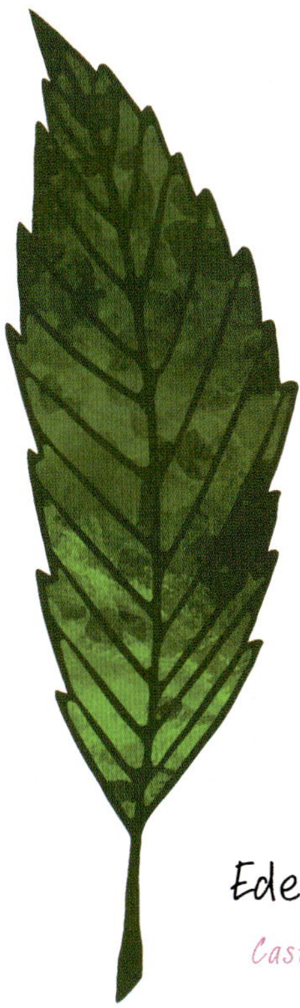

Edelkastanie

*Castanea sativa*

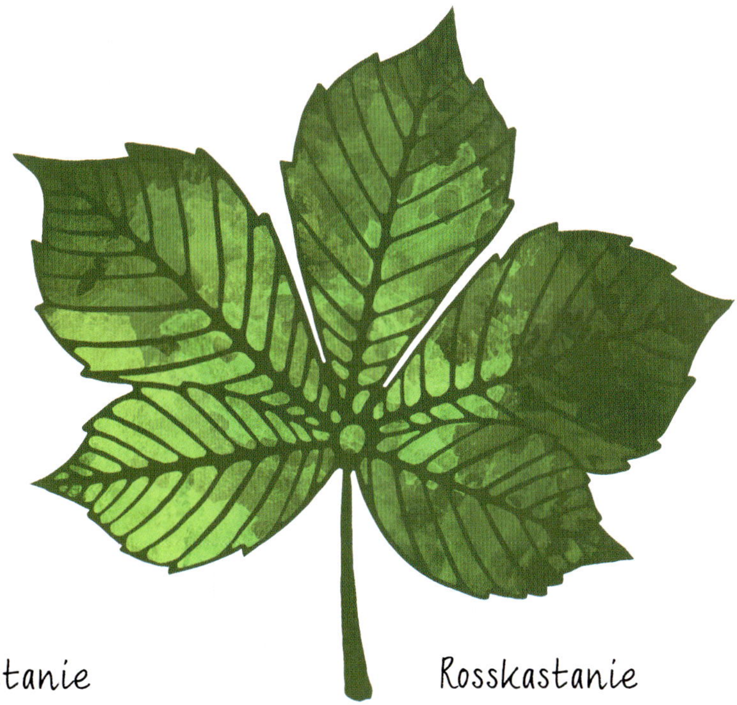

Rosskastanie

*Aesculus hippocastanum*

# Sommerdekoration

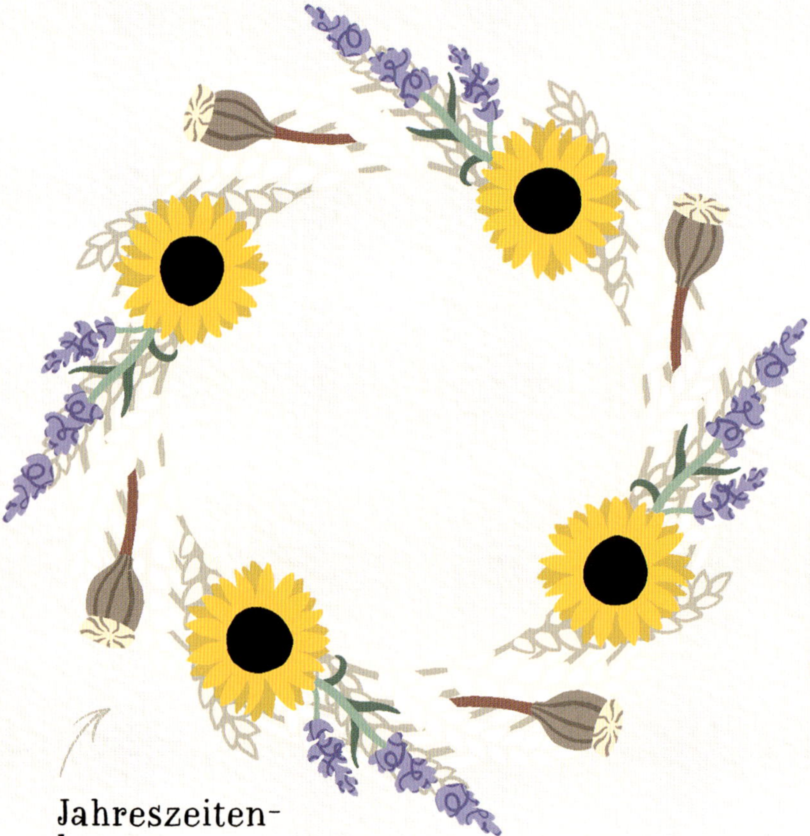

## Jahreszeitenkranz

Mohnkapseln
Weizengarben
Sonnenblumen
Lavendel

## Muschelkette

Nichts schmeckt so sehr nach Sommer wie ein Ausflug ans Meer, mit Eiscreme, sandigen Zehen und Pommes am Strand. Sammle bei deinem nächsten Besuch eine Handvoll Muscheln und schöne Kieselsteine. Spüle sie unter fließendem Wasser ab und lasse sie trocknen. Binde sie mit einer Schnur zu einer vertikalen Girlande zusammen, indem du entweder vorsichtig Löcher in die Muscheln stichst oder die Schnur dekorativ um jedes Stück wickelst.

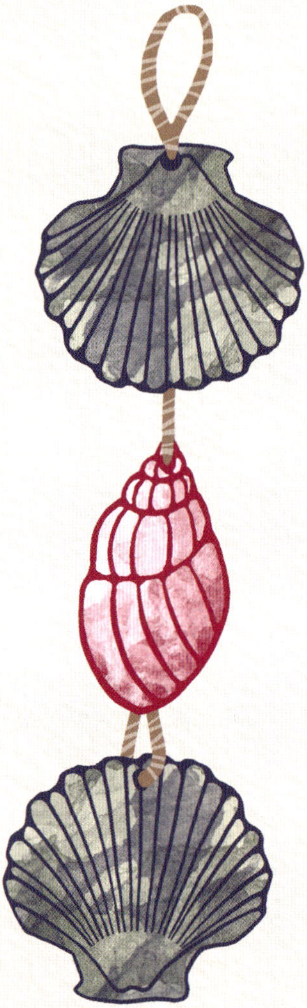

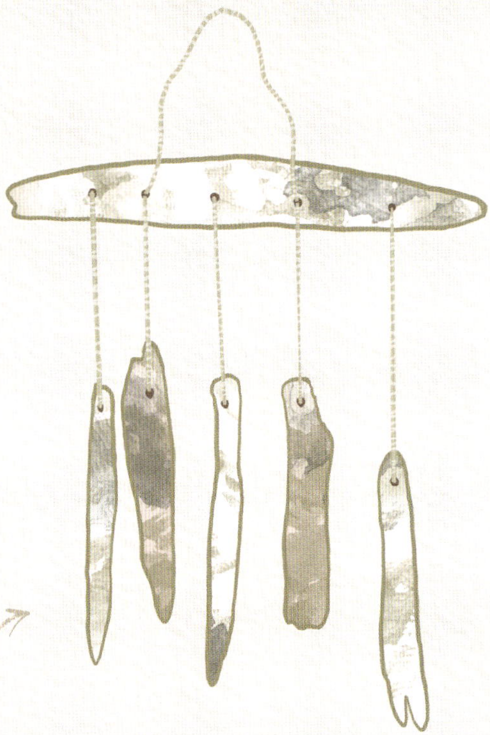

## Windspiel aus Treibholz

Ein weiterer toller Strandfund sind Treibholzstücke, also die Überreste von Bäumen, die ins Meer gespült und von der Sonne gebleicht wurden. Binde einzelne Treibholzstückchen an ein größeres Holz, um ein leises Windspiel zu basteln, das sich sanft im Wind bewegt. Verwende einfaches braunes Garn, um dem ganzen Stück einen noch rustikaleren Effekt zu verleihen.

## Getrocknete Blütensträuße

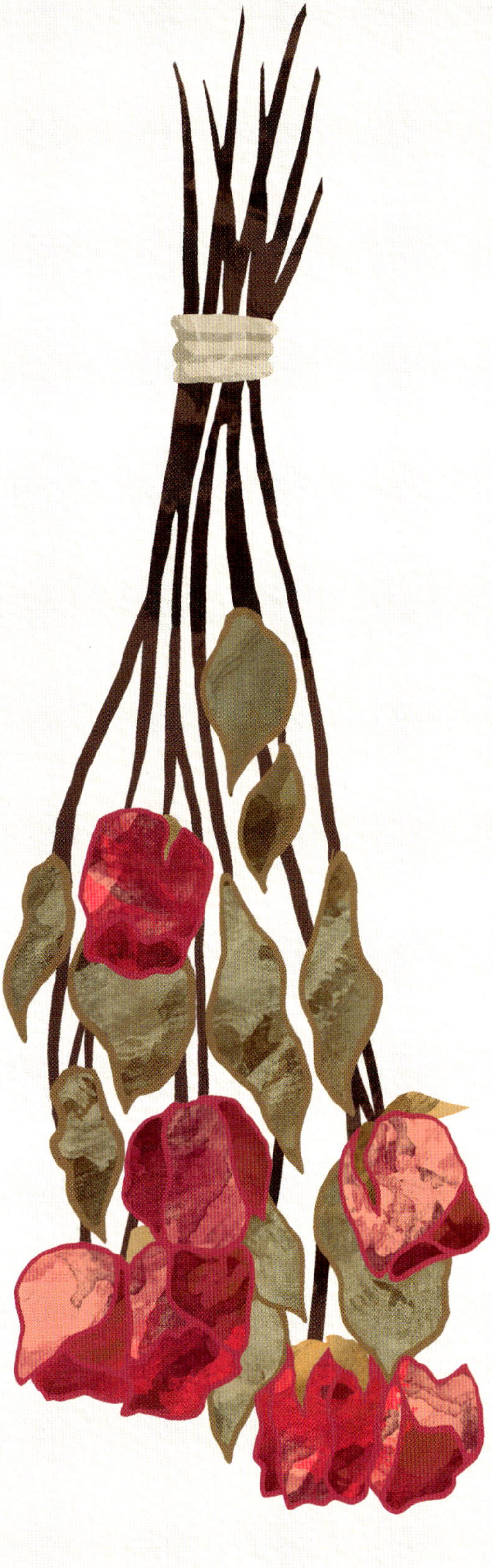

Sommer ist die Zeit der Blumenpracht! Nimm Stecklinge deiner Lieblingsblumen und trockne sie, um sie länger haltbar zu machen. Binde die Blumen einfach zu kleinen Sträußen zusammen, indem du alles Laub von den Hauptstielen entfernst. Binde die Unterseite der Sträuße in Abständen an einer Schnur fest und hänge sie kopfüber an einem kühlen, trockenen Ort auf.

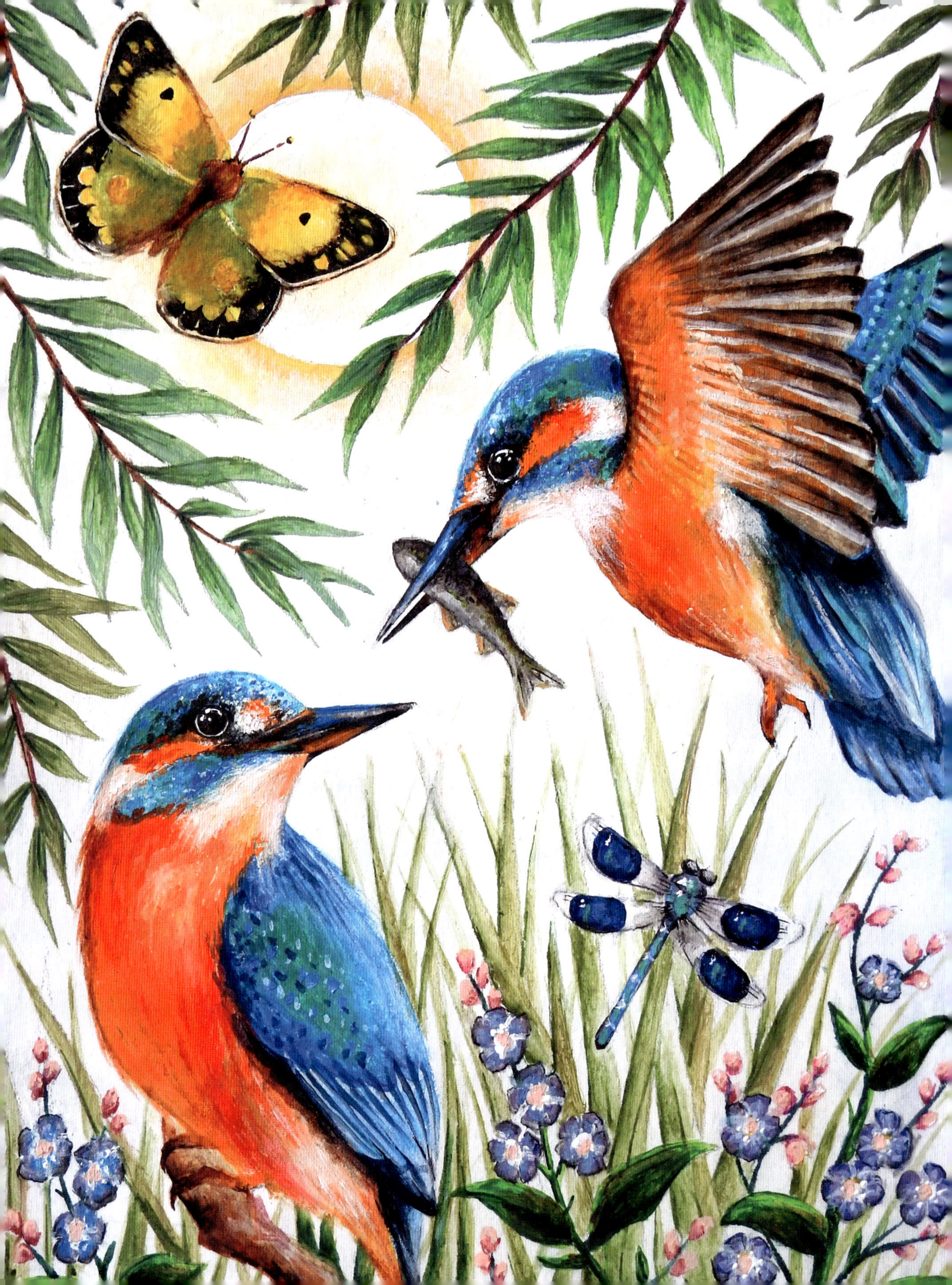

# Das Lammas-Fest

Das Lammasfest ist eines der drei Erntedankfeste im Jahreskreis, an dem die Großzügigkeit der Natur in der Jahreszeit des Überflusses feiert. Der Name stammt aus dem Altenglischen und bedeutet »Brotmasse«. Das Fest steht im Zeichen der Getreideernte und wird mit kunstvoll geflochtenen Zöpfen und Knoten gefeiert. Traditionell wurden die ersten Getreidegarben am 1. August geschnitten. In dieser Nacht wurden auch die ersten Brote aus der neuen Ernte gebacken. Man feierte mit einem großen Festmahl, das aus der Ernte der Saison zubereitet wurde, samt Brot, Obst und Wein. Es ist Zeit, dankbar zu sein und die Früchte der harten Arbeit zu ernten. Was gibt es Schöneres, als den Sommer mit lieben Menschen, leckerem Essen, Trinken und Sonnenschein zu feiern?

Galilei sagte einmal: »Wein ist Sonnenlicht, das von Wasser zusammengehalten wird.« Ich lebe im Süden Englands, wo man aufgrund der großen Nachfrage nach Schaumwein alle fünf Meilen an einem Weinberg vorbeikommt. Im Sommer dringt das goldene Licht in die Trauben, die unter den Blättern der Reben hervorquellen, und es ist leicht, die Wissenschaft und die Poesie in Galileis Worten zu erkennen. Alles ist Sonnenlicht. Ich sitze an meinem Schreibtisch, trinke Kaffee aus sonnengetränkten Kaffeebohnen und tippe auf eine Plastiktastatur, die aus uraltem Erdöl besteht, das einmal eine Alge war, die wiederum Fotosynthese mit dem Licht derselben Sonne betrieb, die auch heute noch durch mein Fenster scheint. Allgegenwärtig und allmächtig – kein Wunder, dass die Menschen die Sonne schon immer verehrt haben.

Der zirkadiane Rhythmus ist ein anderes Wort für die innere Körperuhr, die es Menschen und anderen Tieren ermöglicht, wichtige biologische Prozesse auszuführen. Blaue Bildschirme, helles Licht und Schlafmangel stören unseren zirkadianen Rhythmus, aber wir brauchen auch Sonnenlicht, um unser Gehirn daran zu erinnern, dass wir am Tag wach sein sollten. Laut der Sleep Foundation hilft natürliches Licht, vor allem in den frühen Morgenstunden, dabei, den stärksten zirkadianen Impuls zu verstärken, was wiederum unser allgemeines Wohlbefinden verbessern kann.

Aber eigentlich brauchen wir keine Statistiken, um den Nutzen des Sonnenlichts zu verstehen. Gibt es etwas Schöneres, als an einem Sommermorgen draußen zu sein, wenn die Wärme der Morgendämmerung deine Haut umschmeichelt? Selbst an den grauesten Tagen dringt die Sonne in jeden Winkel der von ihr geschaffenen Welt ein. Federleicht tanzt sie über Fingerhut und Sternmiere. Wie wunderbar, dass unsere Sonne mit genau der Temperatur brennt, die wir zum Überleben auf der Erde brauchen, eine Energiequelle, die so fein abgestimmt ist, dass sowohl zu wenig als auch zu viel uns krank machen kann.

In einigen Volksbräuchen gibt es den Stechpalmenkönig, der für die dunkle Jahreszeit steht, und den Eichenkönig, der die helle Hälfte des Jahres repräsentiert. Diese mächtigen Herrscher kämpfen im Laufe des Jahres immer wieder um die Vorherrschaft. Zur Frühjahrs-Tagundnachtgleiche besiegt der Eichenkönig den Stechpalmenkönig und übernimmt den Thron bis zum Herbst, wenn dann der Stechpalmenkönig die Wintermonate über wieder an die Macht gelangt. Jeden Sommer spaziere ich in unserem Wald durch einen Hain aus hoch aufragenden Eichen, die einen Zirkuszelt-Himmel bilden. Eichhörnchen tanzen durch die Bäume, Drosseln singen, und Eichelhäher warten darauf, dass die Eicheln anschwellen und auf den Waldboden purzeln wie Popcorn auf einen Kinoteppich. Ich liebe die lindgrün sprießenden jungen Eichenblätter – ein neuer Anfang, eine neue Jahreszeit, eine weitere Chance zu leben. Und jedes Jahr genieße ich den Duft der Wildblumen im Schatten, der durch das Sommerlicht, das im Laubwald auf die braune Erde hinunterströmt, verzaubert wird.

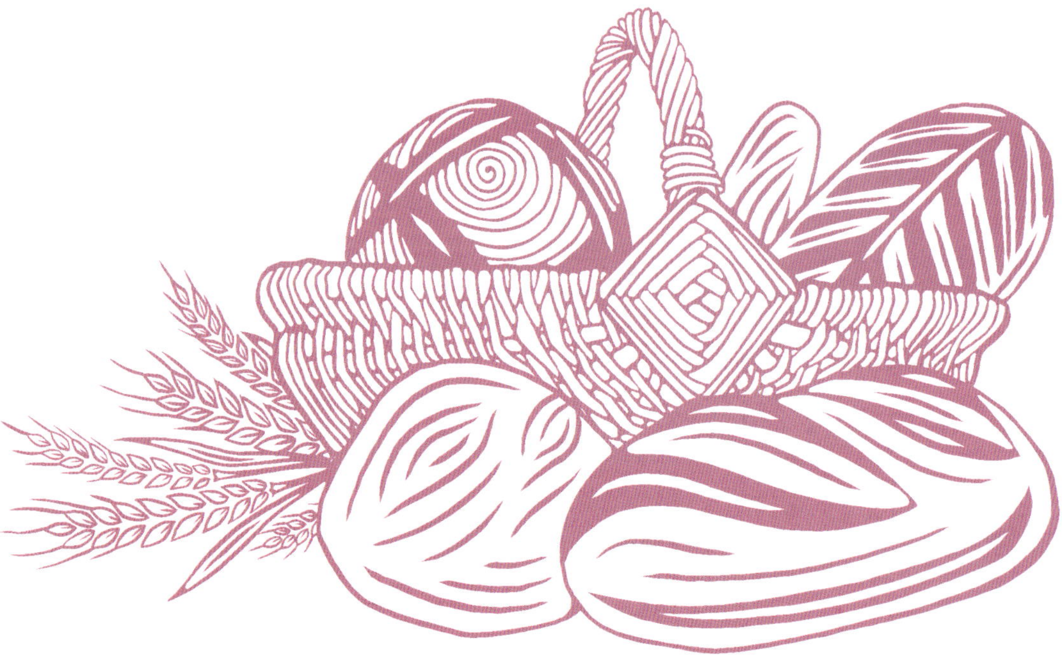

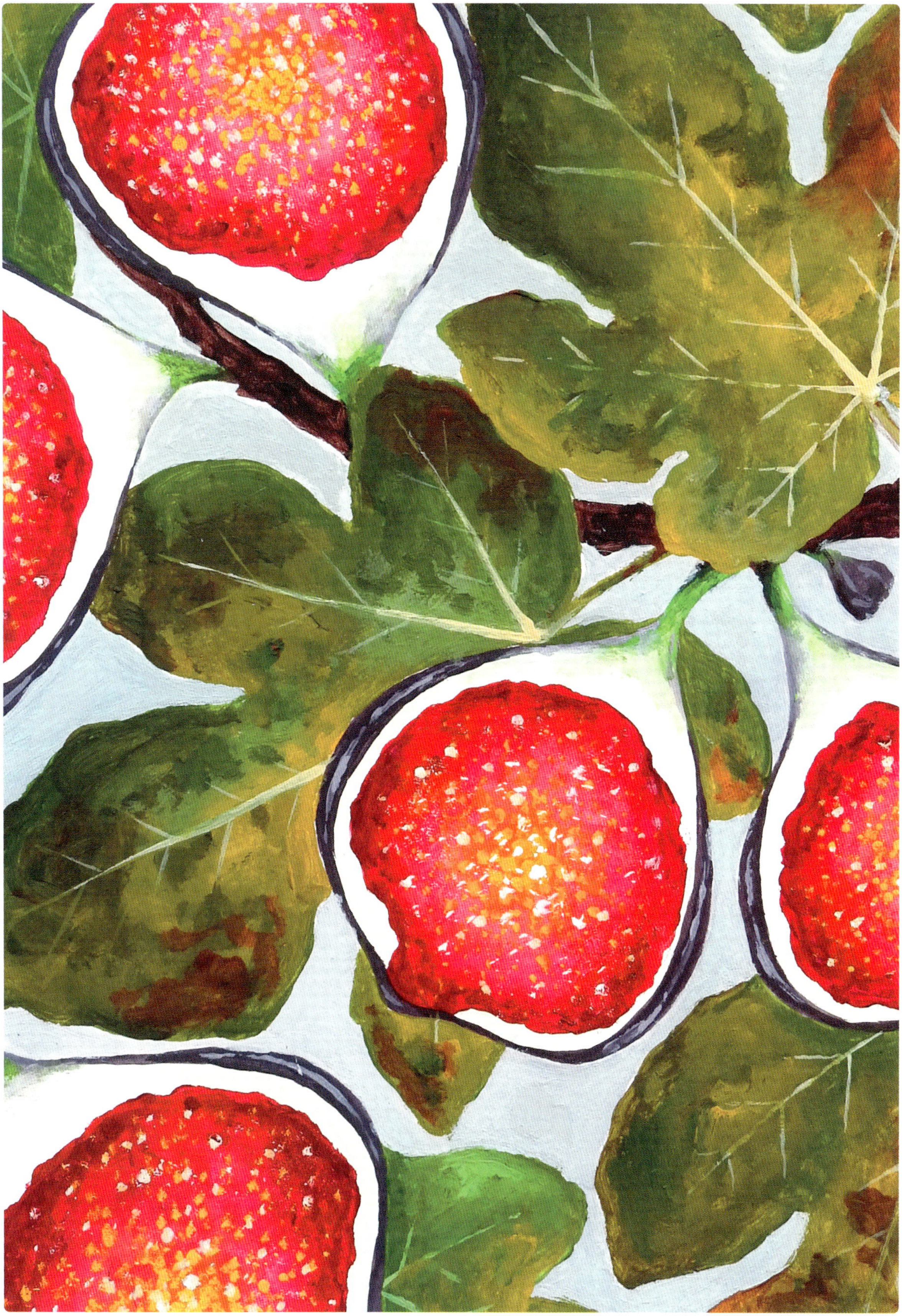

WERKEN

# WIE MAN GALLUSTINTE MACHT

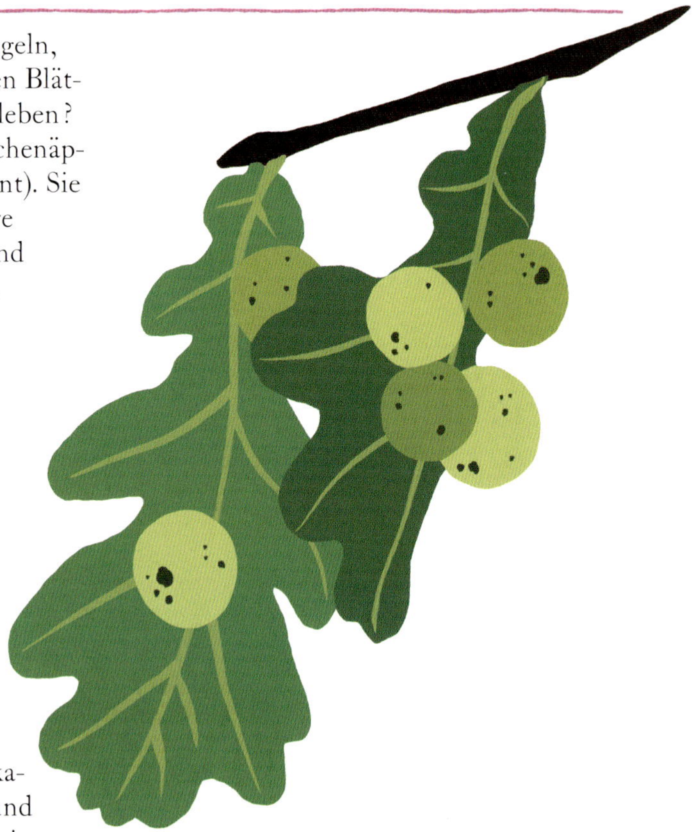

Kennst du die grün-braunen Kugeln, die am Ende des Sommers an den Blättern und Zweigen von Eichen kleben? Das sind Eichengallen (auch Eichenäpfel, Nüsse oder Murmeln genannt). Sie entstehen, wenn Gallwespen ihre Eier in ruhende Blattknospen und Blüten legen. Sobald die Larven schlüpfen, injizieren sie Chemikalien in den Baum, wodurch sich die Galle bildet, in der sich die Larve vom Wirtsgewebe ernährt, bis sie bereit ist, zu schlüpfen, ohne großen Schaden zu hinterlassen.

Diese Gewächse sind nicht nur ein wichtiger Teil unseres Ökosystems, sie haben auch eine bedeutende Rolle in der Geschichte der menschlichen Zivilisation gespielt. Denn sie sind reich an Tanninen, Chemikalien, und wurden zum Gerben und zur Herstellung von Eisengallustinte verwendet. Mit dieser schwarz-braunen Tinte wurden einige der wichtigsten Texte der abendländischen Geschichte geschrieben, darunter die Magna Carta, Newtons wissenschaftliche Theorien, Mozarts Partituren und die Zeichnungen von Leonardo da Vinci.

Auch wenn man Eichengallustinte im Laufe der Zeit weniger nutzte, ist sie auch heute noch ein einzigartiges und schönes Malmaterial, das sich leicht zu Hause herstellen lässt. Du brauchst nur ein oder zwei Handvoll Eichengallen und ein paar einfache, preiswerte Zutaten. Man kann jede Art von Essig verwenden, und Gummiarabikum ist online oder in den meisten Kunstläden erhältlich. Die beste Zeit, um nach Gallen zu suchen, ist der Spätsommer, wenn die meisten Wespen geschlüpft sind und die Baumkronen noch nicht von Eicheln übersät sind. Am besten sammelst du sie ein, wenn sie bereits braun geworden sind. Vorzugsweise mit einem kleinen »Austrittsloch« auf der Außenseite, sodass du dir sicher sein kannst, dass sich im Inneren kein Wespennachwuchs mehr befindet. Eichenmarmorgallen, die von der

Marmorgallwespe *(Andricus kollari)* erzeugt werden, sind eine besonders gute Art, die in Gruppen wächst und zu einer schönen Milchschokoladenfarbe heranreift – perfekt für Tinte.

**DU BRAUCHST**

20 Eichengallen
300 ml Wasser
5 Eisennägel
100 ml Weißweinessig
25 ml Gummiarabikum

## Anleitung

1 Zermahle die Eichengallen zu einem groben Pulver – nicht zu fein. Du kannst sie entweder mit Mörser und Stößel von Hand zerkleinern oder einen elektrischen Mixer oder eine Nussmühle verwenden.
2 Gib die Eichengalle mit 300 ml Wasser in ein sauberes, verschließbares Gefäß und lass sie etwa eine Woche ziehen. Das Versiegeln des Behälters hilft gegen Schimmel.
3 Lege die Eisennägel in einem anderen sauberen, verschließbaren Behälter in den Essig und lasse sie eine Woche ziehen.

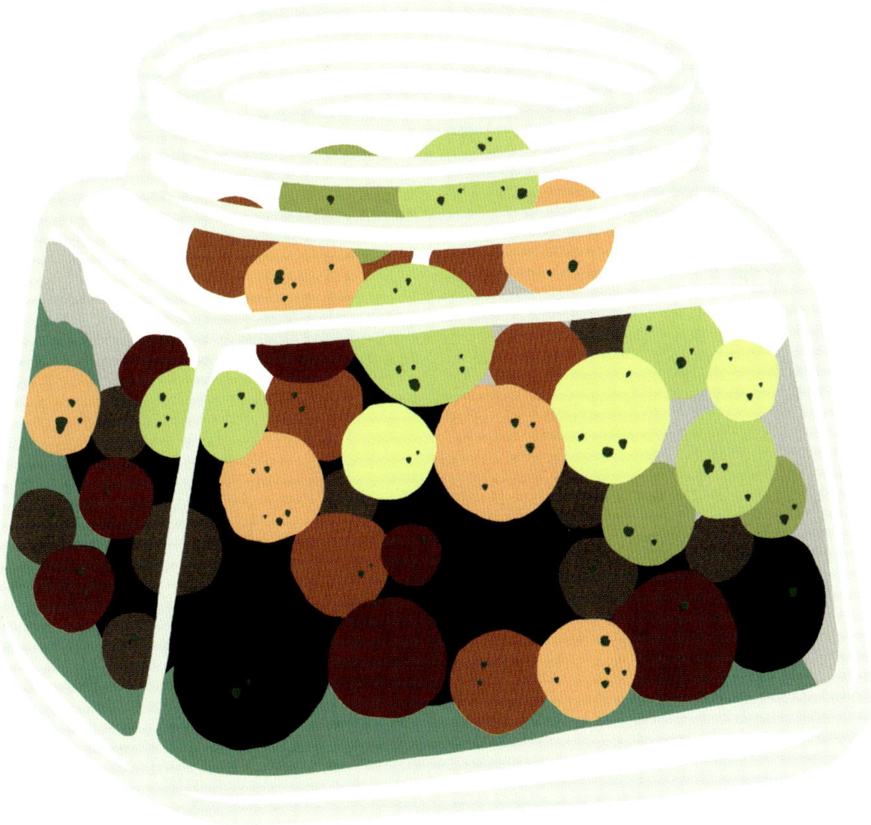

Bitte umblättern

4 Nach einer Woche sollte sich die Eichengalluslösung dunkelbraun verfärbt haben und die Essiglösung gräulich und schmutzig aussehen. Benutze ein sauberes Geschirrtuch oder Kaffeefilter, um die Eichengallensplitter herauszusieben, bis nur noch braune Flüssigkeit übrig ist. Eventuell musst du ein paarmal sieben, um die größten Fragmente zu entfernen, denn die Tinte soll möglichst fein sein.

5 Entferne die Eisennägel aus dem Essig.

6 Miss in einem sauberen Behälter 100 ml Gallwasser ab und mische es mit 20 ml Eisenwasser. Rühre vorsichtig um, damit es sich verbindet. Die Flüssigkeit sollte langsam schwarzbraun werden.

7 Gib das Gummiarabikum hinzu und rühre erneut um. Fertig ist die Tinte!

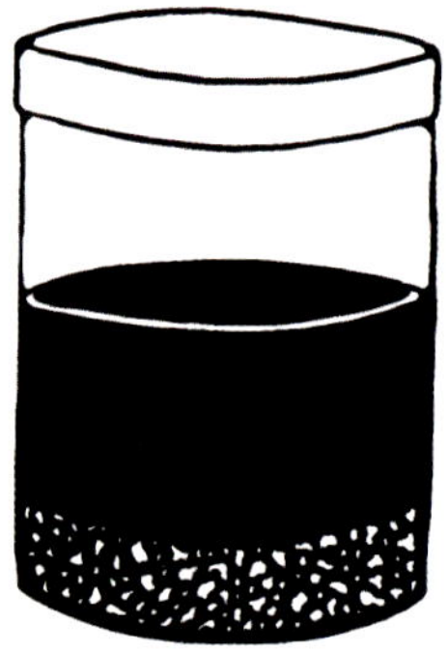

2

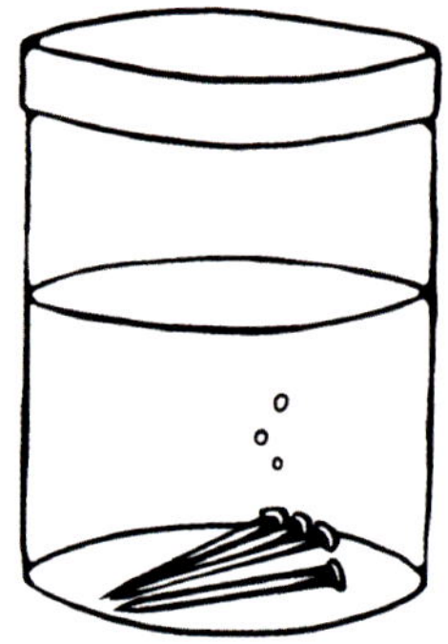

3

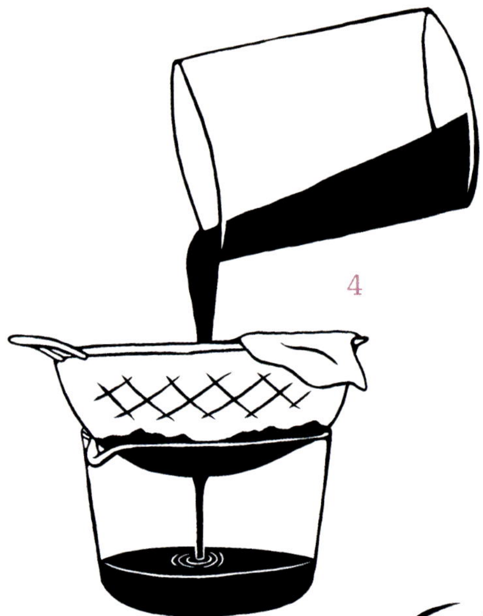

4

## TIPPS

- Die Tinte funktioniert am besten mit einem Kalligrafiestift, aber du kannst alles nutzen, was sich für flüssige Tinte eignet. Achte darauf, wo du arbeitest, denn sie färbt leicht ab.
- Beim ersten Auftragen auf Papier erscheint sie heller, wird aber beim Trocknen dunkler, bis sie eine tief schwarzbraune Farbe hat.
- Bewahre deine Tinte in einem luftdichten Behälter auf, um Schimmel zu vermeiden. Der Essig sollte jedoch als natürliches Konservierungsmittel wirken.

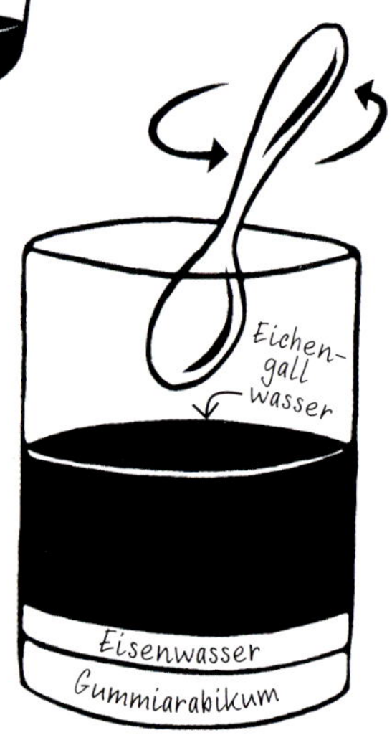


7

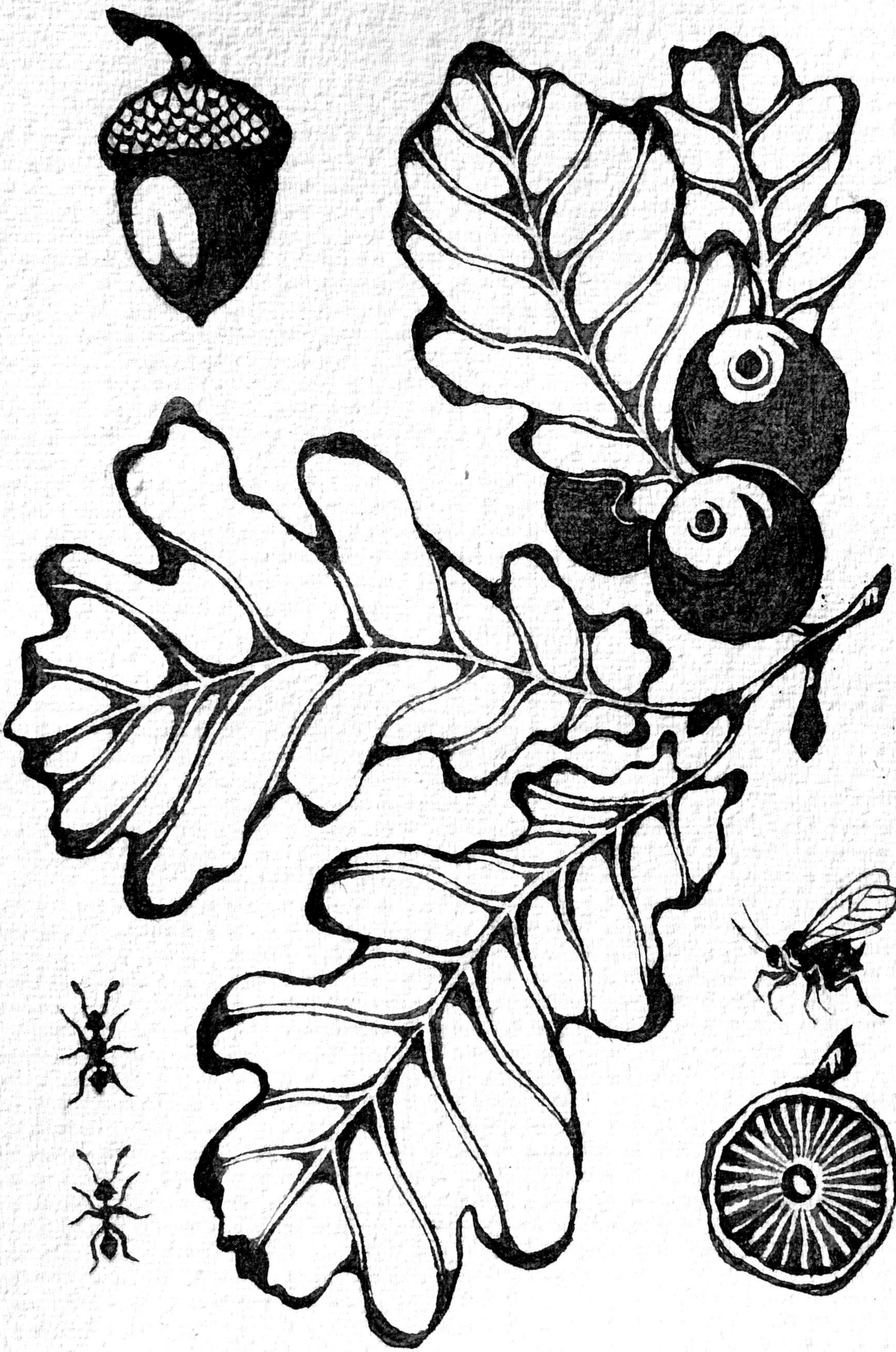

# Sonnenblumen-Symmetrie

Die Natur mag uns manchmal chaotisch erscheinen, aber genau wie bei den Jahreszeitenrhythmen gibt es Ordnung, Muster und Symmetrie. Manche Wesen wie der Seestern und andere Stachelhäuter mit identischen Gliedmaßen sind fast perfekt symmetrisch. Von den 2000 Seestern-Arten, die in unseren Ozeanen leben, haben die meisten fünf Arme – genau wie ein Stern –, einige Arten haben aber auch zehn, 20 oder sogar 40 Arme. Seeanemonen sind »rotationssymmetrisch«, das heißt, die Form ihres Körpers ist immer gleich, egal in welche Richtung du sie drehst. Die Schneeflocke ist vielleicht eines der bekanntesten Symbole für Symmetrie. Sie entsteht, wenn Wasser unter bestimmten atmosphärischen Bedingungen zu Kristallen erstarrt. Keine Schneeflocke ist gleich – die Kristalle bilden sich unter verschiedenen Bedingungen und sind alle einzigartig.

Baumfraktale sind ein weiteres Beispiel für schöne Muster in der Natur. Das Verzweigungsmuster von Bäumen wurde erstmals von Leonardo da Vinci beschrieben, der feststellte, dass »alle Äste eines Baumes auf jeder Stufe seiner Höhe zusammengenommen genauso dick sind wie der Stamm unter ihnen«. Muster finden sich auch in Wolken, Flussnetzen, Verwerfungslinien, Bergen, Blutgefäßen und Meereswellen, wie die, die du im Urlaub zwischen deinen Zehen spürst. Wenn Winde in Wüstenregionen über große Sandflächen wehen, bilden sie Dünen, deren Muster von Halbmonden über gerade Linien und Sterne bis hin zu Kuppeln und Schwertformen reichen.

Hast du dir schon einmal eine Artischocke angeschaut? Ihre taktile Spirale aus Blättern ist als mathematisches Muster geformt, bei dem jede aufeinanderfolgende Zahl in der Folge gleich der Summe der beiden vorangegangenen Zahlen ist. Man vermutet, dass diese Fibonacci-Zahlen in vielen scheinbar zufälligen Teilen der Natur verborgen sind, z. B. in Wirbelstürmen und Galaxien. Heute werden sie selbst in der Informatik und im Finanzwesen verwendet, um zu bestimmen, ab wann der Preis eines Vermögenswertes fallen wird. In der Natur gibt es sie überall, von der Blattanordnung bei Pflanzen bis zum Blütenmuster, den Hochblättern eines Kiefernzapfens oder den Schuppen einer Ananas.

Der Mathematiker Alan Turing – berühmt dafür, dass er im Zweiten Weltkrieg half, die Nazi-Kryptografen zu überlisten – war von den Zahlenmustern in der Natur fasziniert, insbesondere von denen, die in Stängeln, Blättern und Samen zu finden sind,

Sonnenblumen haben nicht nur einen äußeren Ring aus Zungenblüten, die zweiseitig symmetrisch sind, ihr dunkler Innenring enthält auch einen zweiten Satz radiärsymmetrischer Blüten.

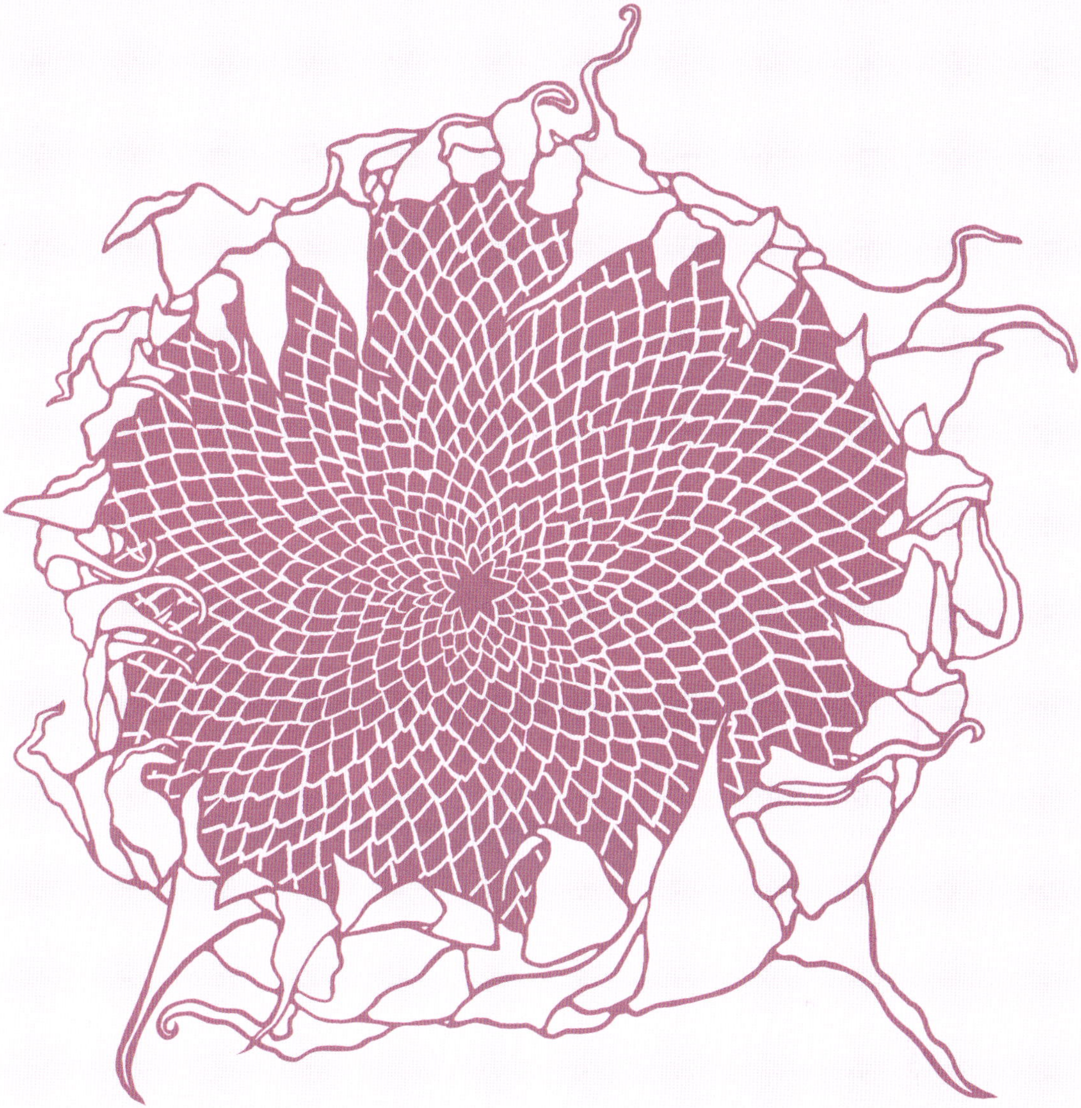

der sogenannten Phyllotaxis. Er war überzeugt, dass die Mathematik ein integraler Bestandteil der natürlichen Welt sei und den Biolog:innen helfen könne, die Entwicklung der Pflanzen zu verstehen. Zwei Jahre vor seinem Tod schrieb er eine Abhandlung, in der er die These aufstellte, dass die meisten Lebewesen in den frühesten Entwicklungsstadien genau gleich aussehen. Wenn die Zellen anfangen zu wachsen, entwickeln sie sich durch einen Prozess, der Morphogenese genannt wird, zu komplexen Strukturen. Turing glaubte, dass dieser Prozess dem ähnelt, der bei Tieren Muster wie Streifen und Flecken erzeugt. Er entwickelte eine Gleichung zur Erklärung dieses Prozesses, die als der Turing-Mechanismus bekannt wurde.

Zu Turings Lebzeiten war seine Theorie leider nicht gefragt. Sie wurde überhaupt erst in den 1960er-Jahren von mathematischen Biolog:innen wiederentdeckt. 2012 wurde in einer Kooperation zwischen der Universität Manchester und dem Science and Industry Museum das bisher größte Forschungsprojekt zu mathematischen Mustern in Blumen abgeschlossen, inspiriert von Turings Theorien und seinen eigenen Beobachtungen der Sonnenblumen vor seinem Haus in Wilmslow. Hunderte Freiwillige auf der ganzen Welt bauten im Rahmen des Projekts Sonnenblumen an, fotografierten sie und zählten dann die Blütenköpfe, um zu sehen, wie viele von ihnen der Fibonacci-Folge entsprachen. 82 Prozent der Blumen entsprachen komplexen mathematischen Strukturen und bewiesen Turings Theorie von der starken Verbindung zwischen Zahlenfolgen und der Natur.

Sonnenblumen haben nicht nur einen äußeren Ring aus Zungenblüten, die zweiseitig symmetrisch sind, ihr dunkler Innenring bietet auch einen zweiten Satz radiärsymmetrischer Blüten. Sie sind einer der berühmtesten Beweise für eine verborgene mathematische Regel, die die Muster des Lebens bestimmt. Wenn du das nächste Mal ein Sonnenblumenfeld besuchst oder jemandem einen Strauß schenkst, nimm dir einen Moment Zeit, um dich in dem sanften Strudel der Blüten zu verlieren, die sich spiralförmig in das Universum hinausbewegen.

## WENN SONNENBLUMEN DIE KÖPFE NEIGEN

Verwandle sie in nahrhaftes Vogelfutter! Du kannst sie entweder frisch verwenden oder zuerst zwei Wochen lang in einer Papiertüte trocknen, damit die Samen reifen können. Löse die Köpfe mit einer scharfen Schere von den Stängeln und stich dann mit einem spitzen Bleistift ein Loch in die Mitte jedes Kopfes. Schneide für jeden Sonnenblumenkopf eine Schnur ab, fädle sie durch das Loch und binde die Enden zusammen, um eine sichere Schlaufe zu bilden. Hänge die Sonnenblumenköpfe an Futterhäuschen, Büsche oder Bäume und sieh zu, wie sich die Gartenvögel bedienen. Anschließend kann die Blume einfach in den Kompost.

# Fraktale Muster im Sommer

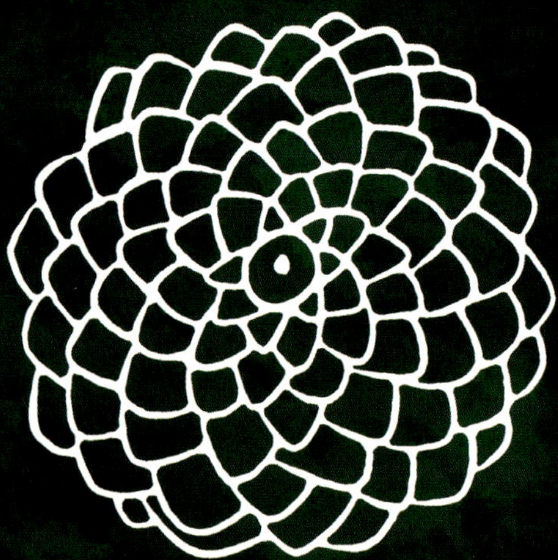

Kiefernzapfen

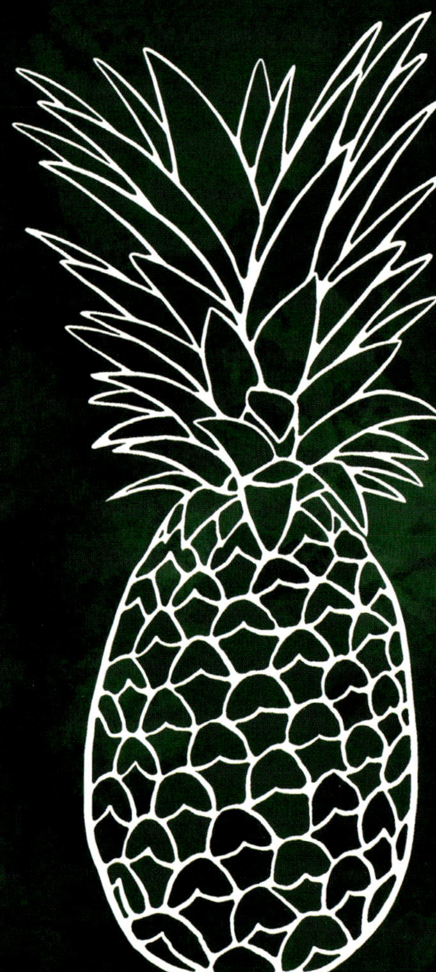

Ananas

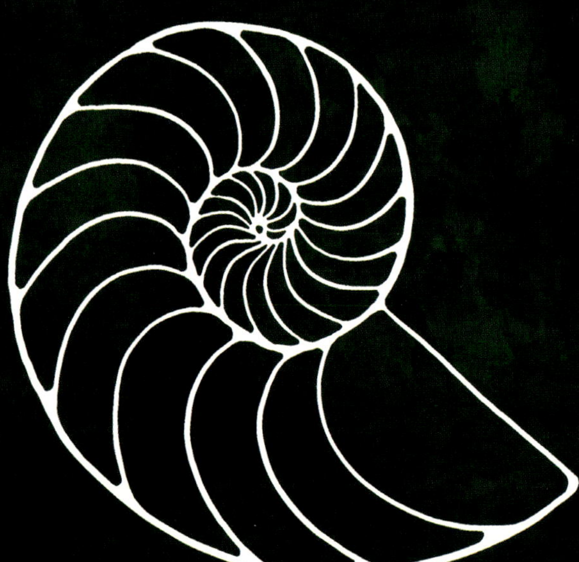

Muschel

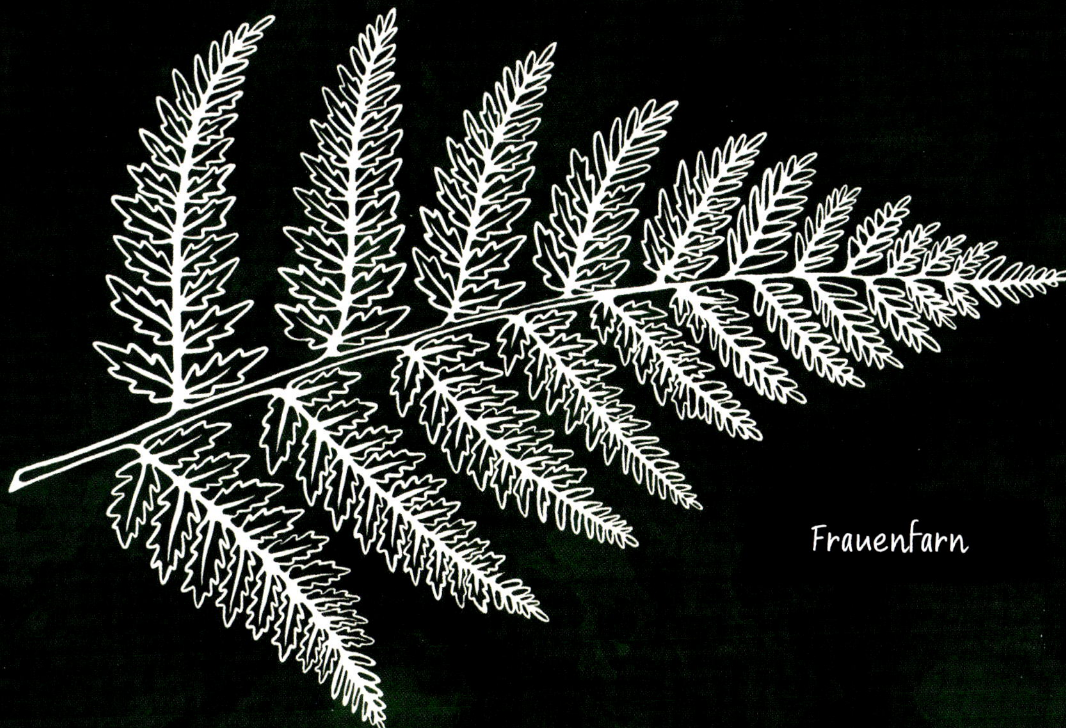

Frauenfarn

Kugelartischocke

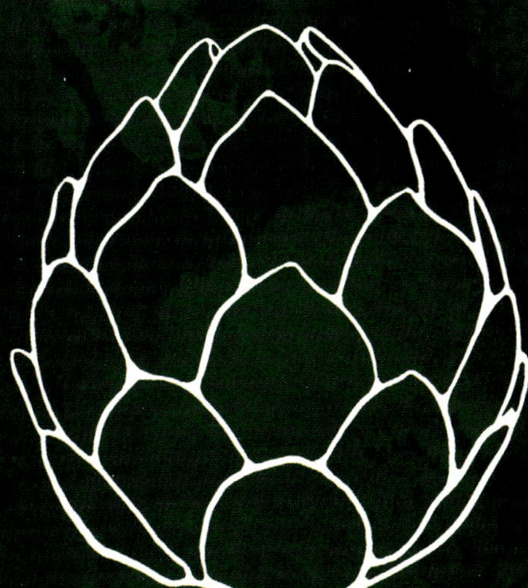

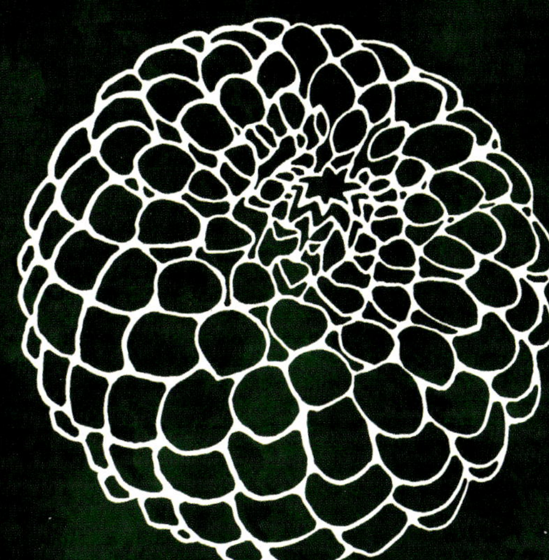

Dahlie

## Anleitung

1 Siehe Hinweis auf Seite 225 für alternative Cyanotypie-Chemikalien. Wenn du den Zweikomponentensatz mit pulverförmigen Chemikalien verwendest, befolge die Packungsanweisungen, fülle jede Flasche vorsichtig mit Wasser auf, schließe den Deckel und schüttle sie, um die Pulver aufzulösen. Es klappt am besten, wenn du die Chemikalien 24 Stunden lang vollständig auflöst.

2 Gieße die gleiche Menge beider Flaschen (Teil A und Teil B) in einen Messbecher und verrühre sie. Die Chemikalien bleiben nur ein paar Stunden lang aktiv, also verwende nur so viel, wie du brauchst. Die restlichen Flüssigkeiten halten sich lange in ihren separaten Flaschen.

3 Suche dir einen Raum mit wenig natürlichem Licht (oder arbeite nachts) und trage mit dem Pinsel eine dünne Schicht der Lösung auf Papier auf. Lege dann die einzelnen Blätter zum Trocknen ins Dunkle.

### TIPP

Stelle so viele Blätter beschichteten Papiers her, wie du möchtest, und bewahre sie an einem dunklen Ort auf. Sie halten sich bis zu sechs Monate.

4 Lege das Papier nach dem Trocknen bei schwacher Beleuchtung oder völliger Dunkelheit auf das Schneidebrett. Ordne deine Blätter und Blumen auf dem Blatt an und lege dann die Glasplatte darauf, damit alles an seinem Platz bleibt (optional).

5 Nimm alles mit nach draußen oder platziere es an einem sonnigen Fenster und belichte es je nach Lichtintensität drei bis 30 Minuten lang. Versuche, das Ganze während der Belichtung nicht zu bewegen, damit es nicht unscharf werden. Wenn das Bild lange genug belichtet wurde, sollte die Lösung auf dem Papier eine gräuliche kupferfarbene Farbe annehmen. Belichte im Zweifelsfall etwas länger. In der Regel ist es besser, über- als unterzubelichten.

6 Bist du mit dem Bild zufrieden, entferne die Blätter und gehe mit dem Druck wieder nach drinnen. Spüle das Papier vorsichtig fünf Minuten lang unter fließendem Wasser ab, bis das Wasser klar ist. Dadurch wird die lichtempfindliche Lösung entfernt und das Bild fixiert.

7 Lass das Papier nun trocknen. Dabei sollte sich die blaue Farbe vertiefen. Falls das Papier nach dem Trocknen gewellt ist, lege es zum Glätten unter ein Buch.

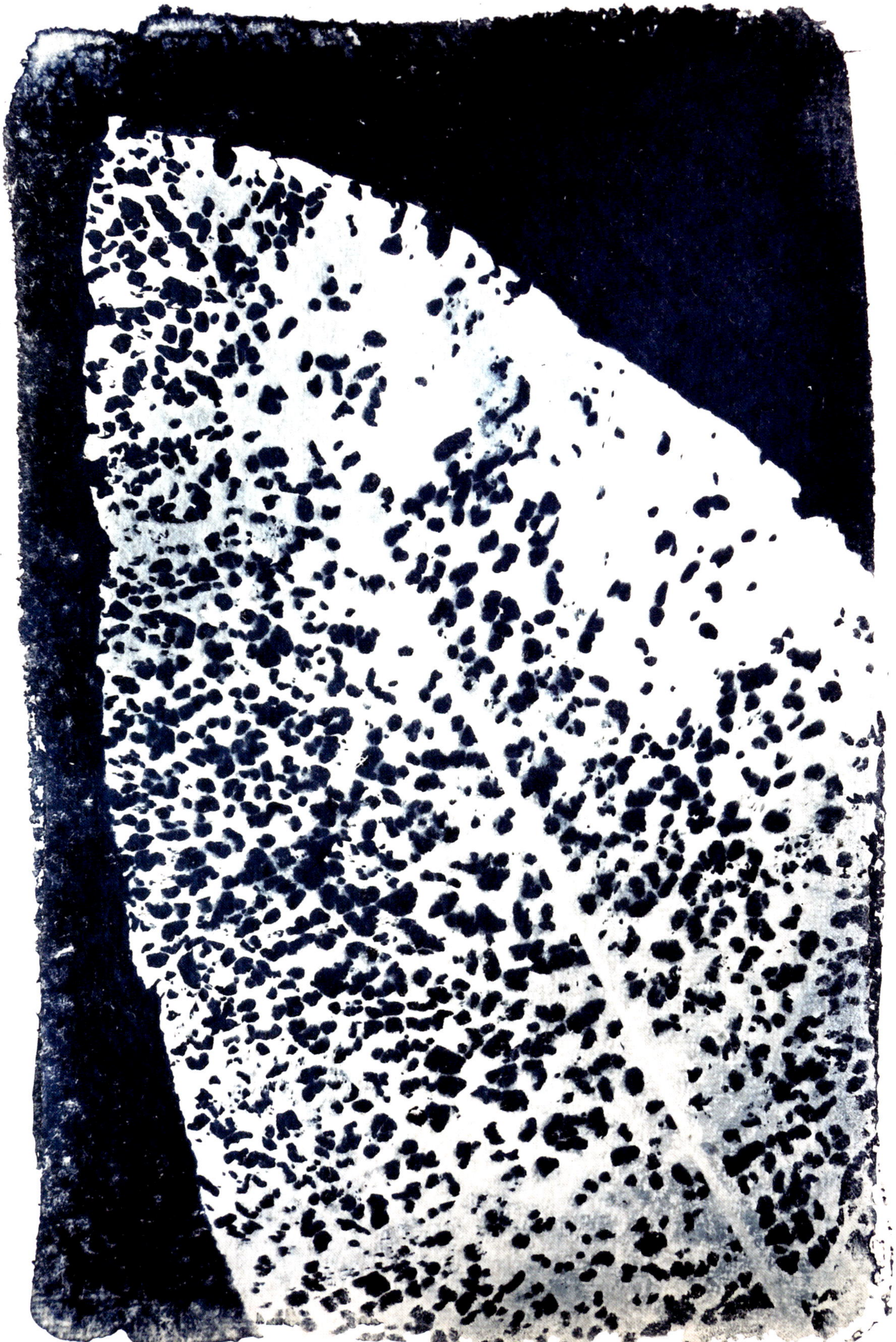

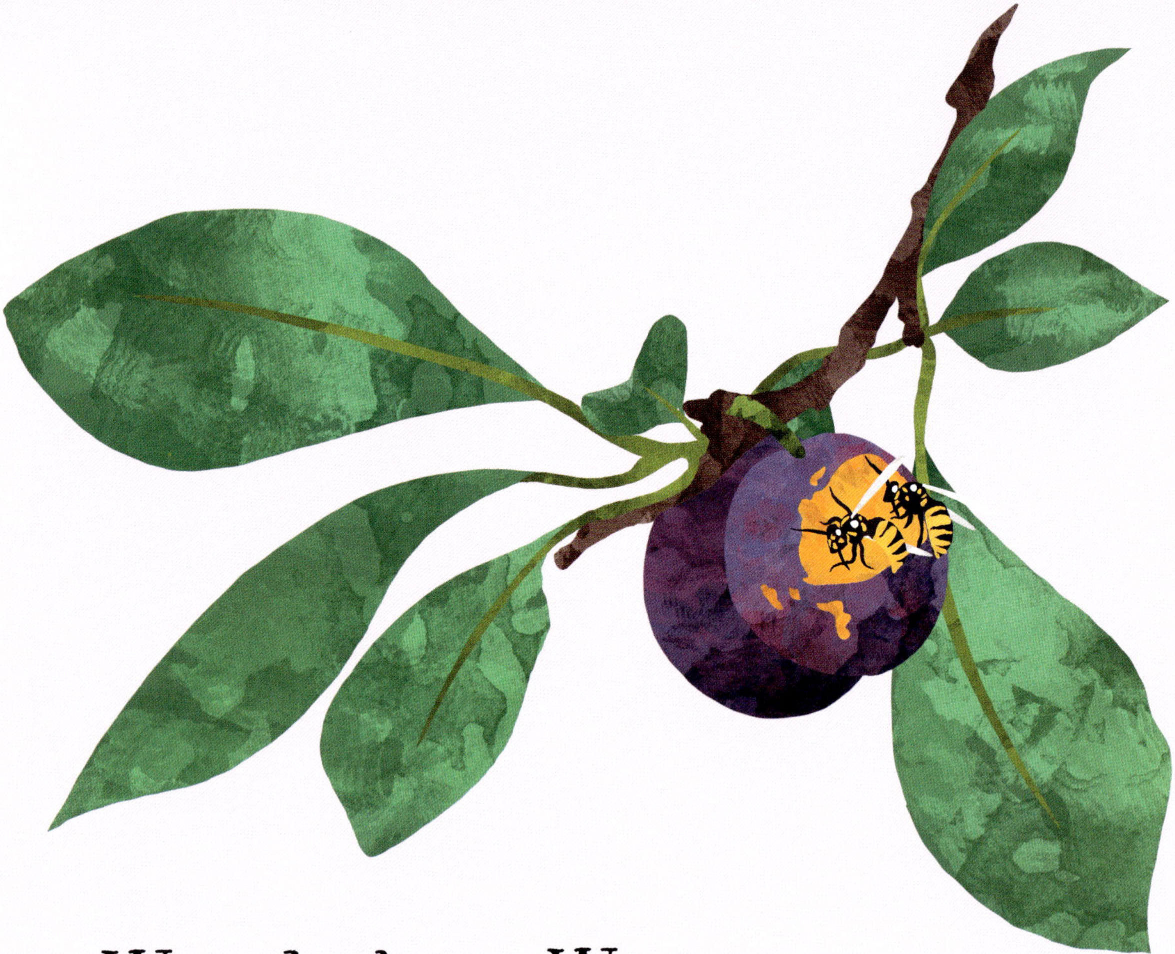

# Wunderbare Wespen

Durch Licht und Sommerwärme sehen wir mehr von den Bestäubern, die unser Ökosystem am Leben erhalten, wie den Bienen und Schmetterlingen, die von den Gartenblumen angezogen werden, um Nektar zu trinken und sich wie Models am Pool zu sonnen. Millionen von Jahren haben sie sich weiterentwickelt, um Wild- und Kulturpflanzen, Bäume, Feldfrüchte und Blumen zu bestäuben. Sie helfen den Pflanzen beim Wachsen, bei der Fortpflanzung und produzieren Nahrung für nahezu alle Lebewesen auf der Welt. Sie tun dies, indem sie Pollen von einer blühenden Pflanze zur anderen übertragen. Man schätzt, dass heute drei von vier weltweit produzierten Nutzpflanzen für den menschlichen Verzehr sowie etwa 80 Prozent der europäischen Wildblumen zumindest teilweise von bestäubenden Insekten abhängig sind. Dank ihnen genießen wir unter anderem Äpfel, Mangos, Pflaumen, Pfirsiche, Erdbeeren, Zwiebeln, Cashews, Avocados, Kidneybohnen, Kaffee, Walnüsse, Lychees, Zitronen, Feigen, Karotten, Koriander, Wassermelonen, Kokosnüsse, Senf, Pastinaken, Sesam, Papaya, Himbeeren, Kakao, Vanille und Tomaten.

Leider erhalten nicht alle Bestäuber den Respekt, den sie verdienen. Mit ihren pelzigen Körpern und bunten Flügeln sind Bienen und Schmetterlinge unsere Lieblinge. Wir bauen ihnen Hotels und stellen ihnen Zuckerwasser und überreife Früchte hin. Manchmal füttern wir sie sogar, wenn wir sie müde am Boden finden und sie nach einem Zuckerkick lechzen. Aber für den anderen Bestäuber, der nicht ganz so bewundert wird, kann die Welt ein ziemlich übler Ort sein. Die Rede ist natürlich von der Wespe. Der Hochsommer-Bösewicht, der nach Kuchenkrümeln und Fruchtsaft giert; der gestreifte Schurke mit seiner Lust auf Chaos und einem Stachel im Schwanz. Dabei sind Wespen in Wirklichkeit eher Anti-Helden als Schurken. Ja, sie können gelegentlich aggressiv sein, wenn man sie stört oder bedroht, und nicht viele Menschen teilen ihr Essen gern mit Insekten. Aber ohne Wespen wäre die Welt von Spinnen und anderen Insekten übersät. Schätzungen zufolge fangen Wespen in Großbritannien rund 14 Millionen Kilogramm Insekten wie Raupen und Blattläuse, die in unseren Gärten als Schädlinge gelten.

Wespen sind Spitzenprädatoren, was bedeutet, dass ihr zahlenmäßiger Schwund als Zeichen gewertet werden kann, dass das Gleichgewicht des gesamten Ökosystems durcheinandergeraten ist. Erwachsene Wespen verfüttern Insekten und Spinnen an ihre Jungen, bevor sie sich selbst mit Zucker versorgen, den sie aus Blütennektar und von Blattläusen hergestelltem Honigtau gesammelt haben. Auf der Suche nach Nektar bestäuben sie die Pflanzen, zwischen denen sie umherfliegen, genau wie Bienen und Schmetterlinge. Darüber hinaus dienen sie selbst als Nahrungsmittel für Libellen, Raubfliegen, Hornissen, Tausendfüßler und große Spinnen sowie 24 Vogelarten, unter anderem Amseln, Elstern und Stare. Also klar – niemand mag es, wenn sich eine Wespe ohne Einladung zum Picknick gesellt, im Schlafzimmer eingesperrt ist oder ein Kind auf seiner eigenen Geburtstagsfeier sticht. Aber wenn wir nur einen Moment innehalten und das Bild in seiner Gänze betrachten, tun wir gut daran, uns zu verdeutlichen, welch wichtigen Beitrag Wespen zu einer gesunden und harmonischen Welt leisten. Versuche das nächste Mal, wenn du einen Vanilla Latte trinkst oder in einen Apfel beißt, etwas liebevoller an die freche Wespe zu denken, die bei seiner Herstellung behilflich war.

Der Hochsommer-Bösewicht, der nach Kuchenkrümeln und Fruchtsaft giert; der gestreifte Schurke mit seiner Lust auf Chaos und einem Stachel im Schwanz.

# Sommerparty im Garten

## Ein leckeres Menü

Holt die Spiele raus, entrollt die Picknickdecken, lasst die Sektkorken knallen! Es ist an der Zeit, sich der Mittsommer-Magie hinzugeben. Mache das Beste aus dem schönen Wetter und genieße dieses leichte Menü aus regionalen Zutaten, auf einem Tapeziertisch in der Sonne aufgetafelt, an der frischen Luft, vielleicht noch mit Kerzen in Gläsern und Häkeldecken im Gras. Feigen vom Baum, Honig aus dem Bienenstock, Beeren frisch vom Strauch: In puncto Geschmack und Farbe auf unserem Teller kann einfach nichts mit dem Sommer konkurrieren. Zum Schluss noch ein Retro-Sommerpudding und einen süßen Dolcelatte, ergänzt durch einen saftig-frischen Nektarinen-Cocktail. Sonnenhut und Schlagballschläger nicht vergessen.

**Appetizer:** Gegrillte Feigen mit Ricotta und gesalzener Butter, beträufelt mit Honig und Thymianzweigen

**Hauptgericht:** Tomatensalat mit Saubohnensalsa, Burrata, Honig und Sonnenblumen-Knoten

**Dessert:** Sommerlicher Pudding mit Himbeeren, roten Johannisbeeren und Crème fraîche

**Käse:** Dolcelatte mit Vollkorn-Crackern, Mandeln und Sekt

**Cocktail:** Nektarinen-Mojito mit frischer Minze, Basilikum, Limette, weißem Rum, Agavensirup und Club Soda

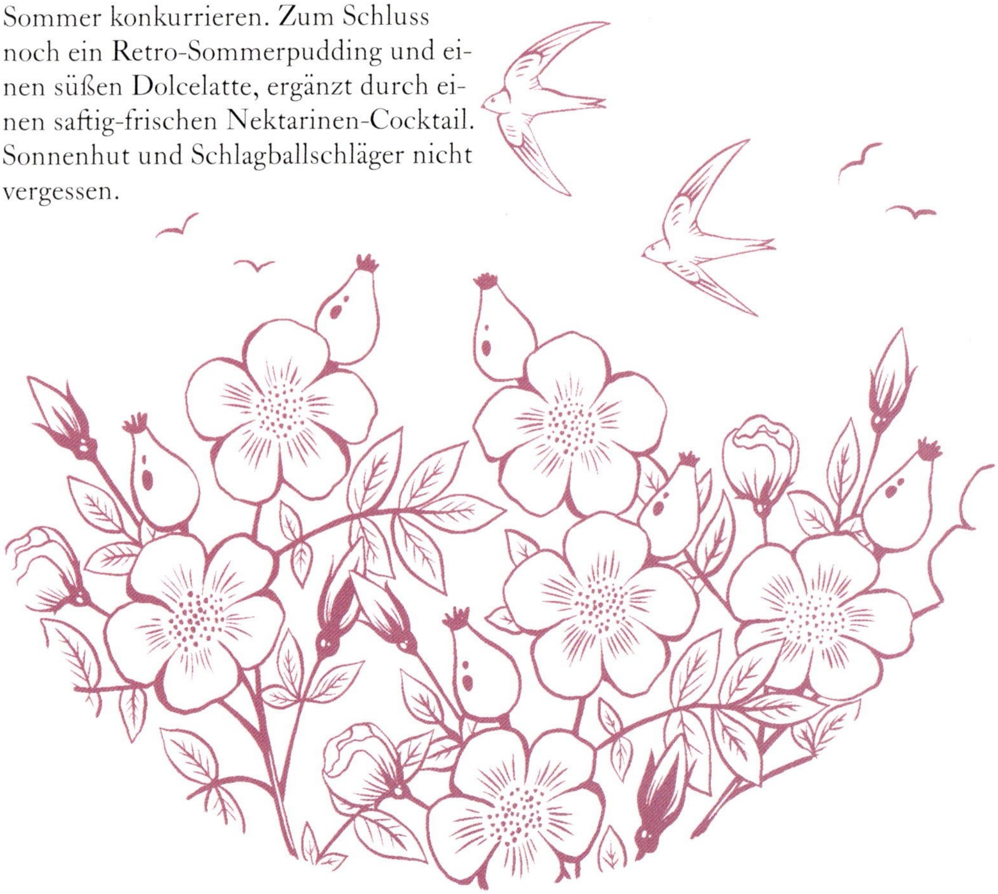

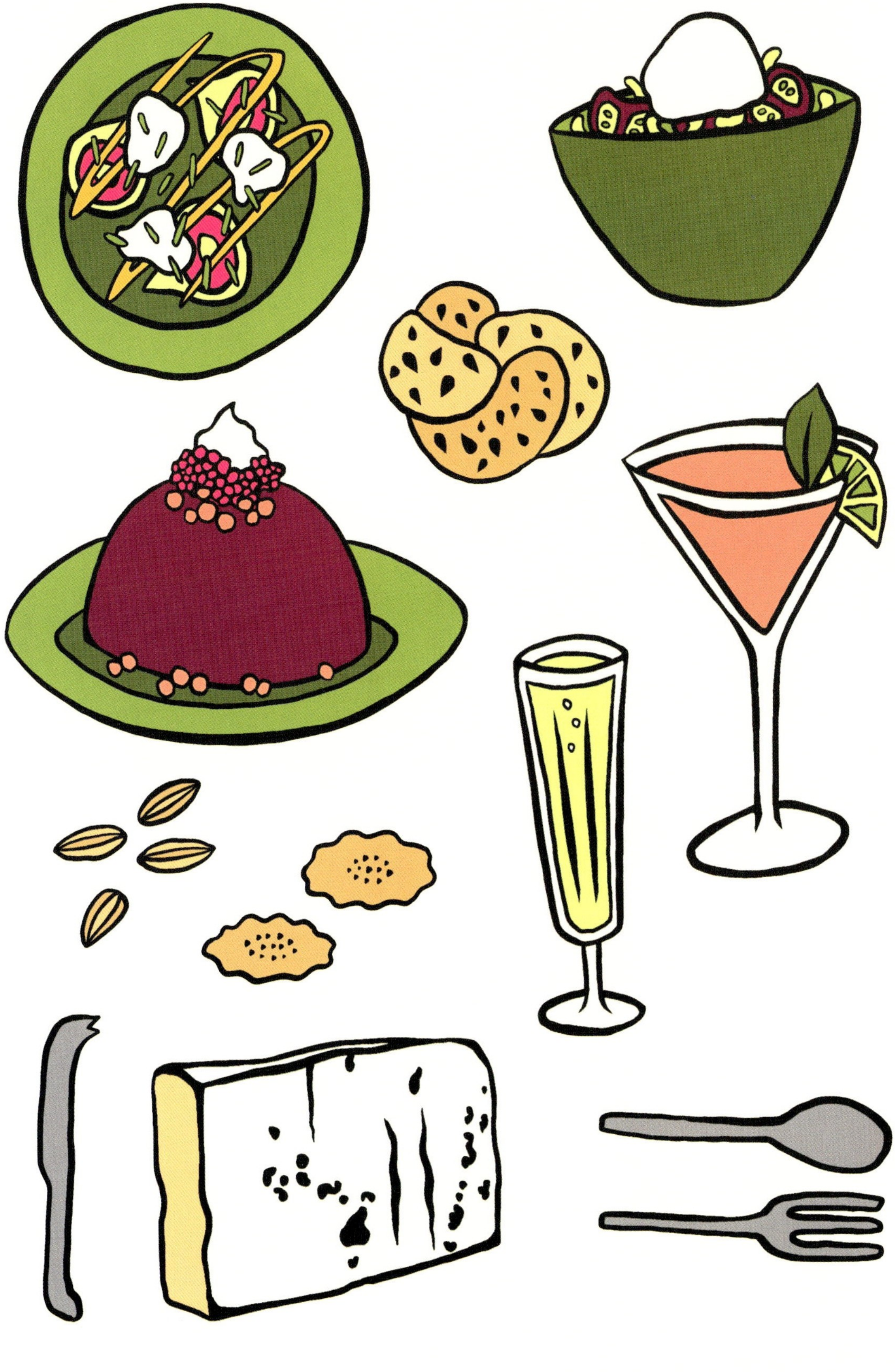

REZEPT

# HONIG- UND SONNENBLUMEN-KERNKNOTEN

Die Erntezeit steht für Dankbarkeit und Überfluss. Wie lässt sich das besser feiern als mit einem selbst gebackenen Brot? Für dieses Rezept verwendet man zwei Zutaten, die im Sommer am leckersten sind: süßer Honig, frisch aus dem Bienenstock, und Sonnenblumenkerne, die nach langen Sonnentagen nussig und knackig schmecken. Diese Miniaturbrote liegen gut in der Hand und eignen sich ideal fürs Picknick, aber auch warm aus dem Ofen sind sie köstlich, vor allem mit einem Stück salzigem Cheddar und einem großen Klecks Chutney. Du kannst auch mit Leinsamen, Mohn oder Sesam experimentieren oder dich mit komplizierteren Knoten herausfordern.

**ERGIBT 8 KNOTEN**

500 g Weißmehl (405 oder 550)
7 g Backhefe
2 TL Salz
1 EL weiche Butter
15 g Honig
50 g Sonnenblumenkerne + ein paar mehr zum Draufstreuen
300 ml warmes Wasser
1 Ei, verquirlt

1 Gib Mehl, Hefe und Salz in eine große Schüssel. Reibe dann die Butter mit deinen Fingerspitzen in die trockenen Zutaten. Gib dann Honig, Kerne und Wasser hinzu und vermenge alles zu einem weichen Brei.

2 Streue etwas Mehl auf eine Arbeitsfläche und knete den Teig mindestens 10 Minuten lang oder bis er sich elastisch anfühlt und auf Druck nachgibt.

3 Gib den Teig zurück in die Schüssel, decke ihn mit einem sauberen Geschirrtuch ab und lass ihn gehen, bis er sich verdoppelt hat. Das sollte ein bis zwei Stunden dauern.

4 Sobald sich die Größe verdoppelt hat, knete den Teig vorsichtig fünfmal, um die Luft herauszudrücken.

5 Schneide den Teig in 8 Stücke und rolle jedes Stück zu einer 25 cm langen Schlange. Binde jedes Stück zu einem lockeren Knoten, indem du ein Ende unter und das andere über die Oberseite und durch die Mitte der Rolle führst.

6 Stäube ein paar Backbleche mit Mehl ein und platziere die Knoten mit viel Abstand zueinander. Auf jedes Backblech passen vier Knoten. Decke sie mit einem sauberen Geschirrtuch ab und lass sie gehen, bis sie ihre Größe verdoppelt haben. Heize den Backofen auf 200 °C (180 °C Umluft) vor.

7 Bestreiche die Oberseite der Knoten mit dem verquirlten Ei, dann streue die restlichen Sonnenblumenkerne darüber und drücke sie gegebenenfalls leicht fest. Backe die Knoten 20 Minuten bzw. bis sie goldgelb sind.

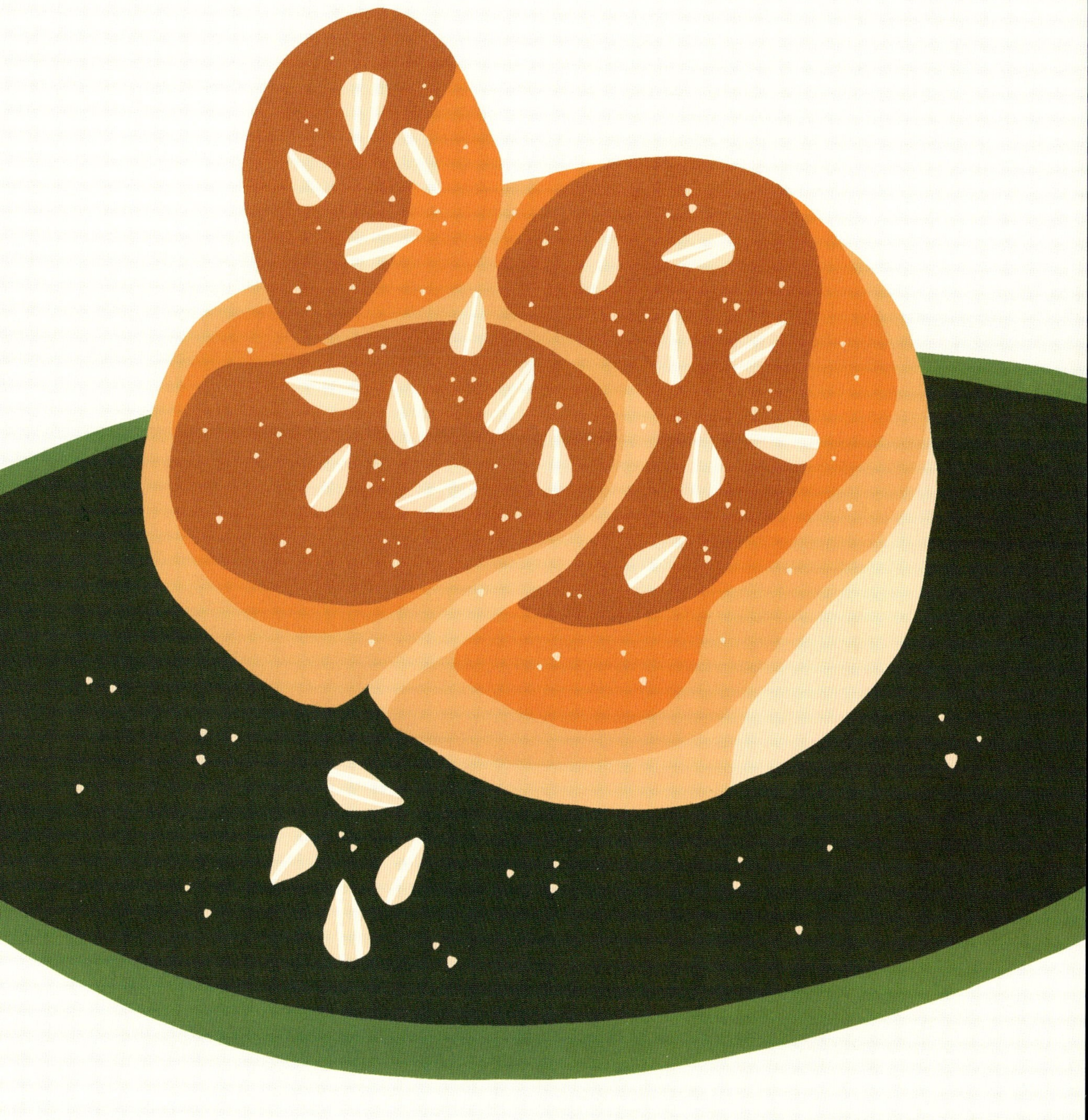

# Strohpuppen

Der Brauch, symbolische Figuren aus Stroh zu basteln, gehört seit Jahrhunderten zur europäischen Erntesaison. Ursprünglich wurden sie von Landarbeitern zum Zeitvertreib hergestellt, sie sollten Geister, Göttinnen oder »Erntemädchen« darstellen. Der Brauch reicht mindestens bis ins sechzehnte Jahrhundert zurück, wenn nicht sogar noch früher, als Feste gefeiert wurden, um die Jahreszeit des Überflusses zu begehen, vor allem nachdem Getreide wie Weizen, Gerste, Hafer und Roggen geerntet worden waren. Manche Bauern ließen die letzte Garbe stehen, weil sie glaubten, dass der »Geist der Ernte« dort lebe, und kappten sie später durch das rituelle Sichelwerfen. Diese Garbe schmückte und schützte dann das Bauernhaus und garantierte den Ernteertrag im kommenden Jahr.

Manche Bauern ließen die letzte Garbe stehen, weil sie glaubten, dass der »Geist der Ernte« dort lebe.

Um eine Strohpuppe herzustellen, wurde ein Stück geschnittenes Stroh angefeuchtet und dann in eine Form geflochten oder geknotet. In der Regel wurde nur der obere Teil des Strohs geflochten, vom Samenkopf bis zum ersten Blattknoten, und jede Puppe wurde entsprechend der Länge des Strohs gestaltet. Das Design variierte je nach Region, Kultur und Ländern stark. Strohpuppen mit langen Röcken wurden oft Mutter Erde genannt, während »männlichere« Exemplare zu Rittern wurden. Verschiedene Regionen Großbritanniens hatten ihre eigenen Puppenstile, wie die Hereford Lantern, Cambridgeshire Handbell, Suffolk Horseshoe, Essex Terret, Stafford Knot und Yorkshire Spiral. Einige Puppen zeigten sogar Füllhörner, Spiralen oder Tiere wie Ziegen und Schafe.

Manchen Bräuchen gemäß fertigten Männer und Frauen kleine Maispuppen an, um sie an ihre Liebsten zu verschenken. Man nannte sie Gunst- oder Ernteknoten und trug sie im Knopfloch. Traditionell wurden die von Männern hergestellten Maispuppen noch mit Ähren versehen, während die von Frauen ausschließlich aus Stroh bestanden. Die »männliche« Puppe trug den Samen des neuen Lebens in sich, und die »weibliche« oder »Mutter«-Puppe ließ ihre »Kinder« in der Erde wachsen.

Strohpuppen werden auch mit Ceres in Verbindung gebracht, der römischen Göttin des Ackerbaus, des Getreides und der Mutterliebe. Ceres galt als gütige und wohlwollende Göttin, die den Menschen die Ernte als Belohnung für die Kultivierung des Bodens schenkte. Die Römer nutzten die Figur der Ceres, um zu erklären, warum sich die Jahreszeiten ändern. Der römischen Legende nach hatte Ceres mit Jupiter eine Tochter namens Proserpina, die von Pluto, dem Gott der Unterwelt, entführt wurde, um sie zu seiner Braut zu machen. Ceres folgte ihrer Tochter, aber es war zu spät – Proserpina war in die Unterwelt verschleppt worden, und zu allem Übel hatte Jupiter Pluto die Erlaubnis gegeben, Proserpina zu seiner Frau zu machen. Ceres war so wütend, dass sie als alte Frau verkleidet in die Welt der Menschen reiste und eine Hungersnot auslöste, indem sie alle Ernten am Wachsen hinderte. Jupiter versuchte, sie umzustimmen, aber sie blieb hartnäckig, und so beschloss er, seine Tochter zurückzuholen und sie Ceres zurückzugeben. Leider hatte Pluto ihr bereits einen Bissen zu essen aus der Unterwelt gegeben, sodass sie nie wirklich gehen konnte. Stattdessen war sie gezwungen, jedes Jahr für die Wintermonate zurückzukehren und nur den Frühling, Sommer und Herbst mit ihrer Mutter über der Erde zu verbringen. Ihr jährlicher Abschied von Ceres ist der Grund, warum die Bäume ihre Blätter verlieren, die Samen ruhen und die Pflanzen erst im Frühling wieder wachsen, wenn Mutter und Tochter wiedervereint sind.

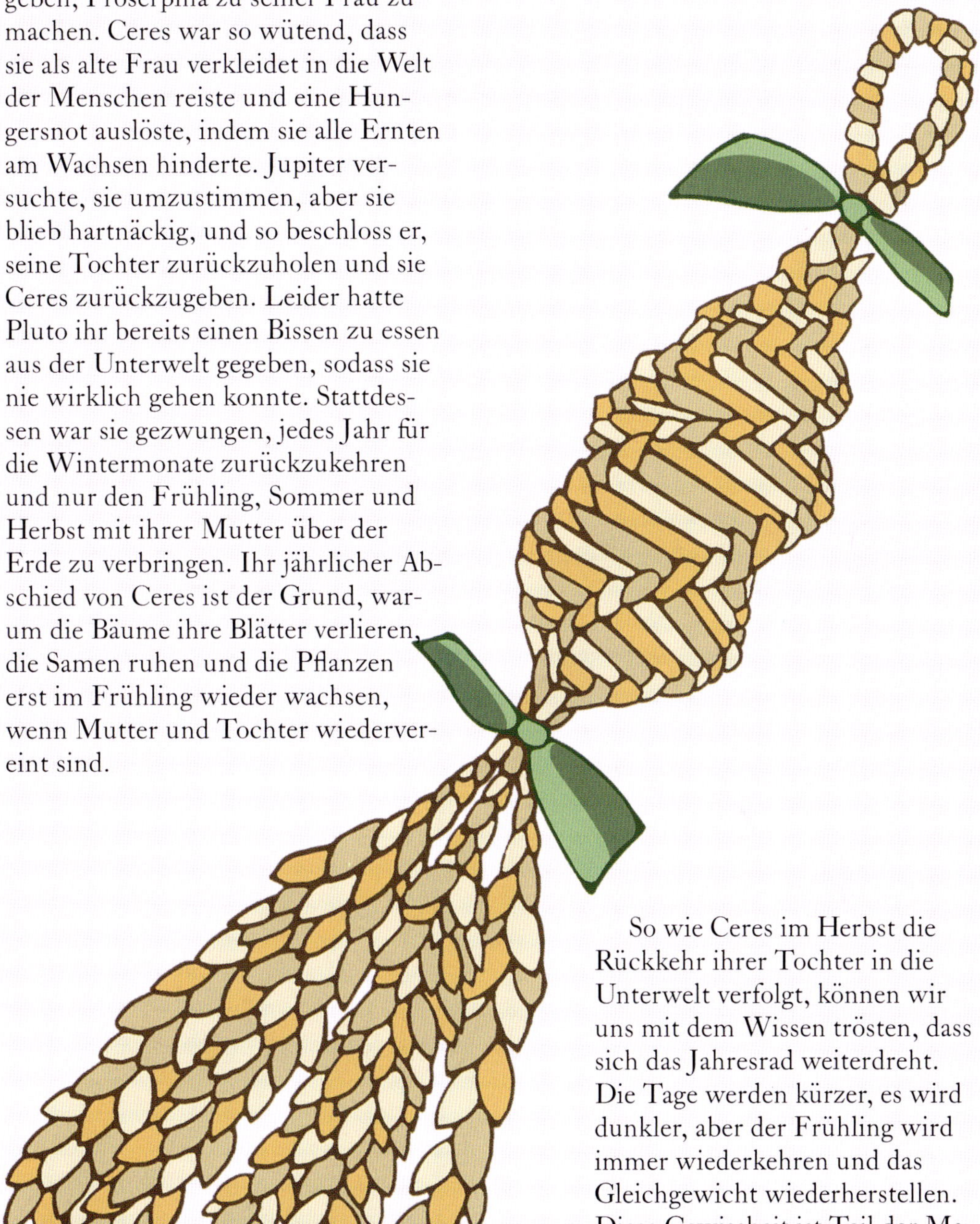

So wie Ceres im Herbst die Rückkehr ihrer Tochter in die Unterwelt verfolgt, können wir uns mit dem Wissen trösten, dass sich das Jahresrad weiterdreht. Die Tage werden kürzer, es wird dunkler, aber der Frühling wird immer wiederkehren und das Gleichgewicht wiederherstellen. Diese Gewissheit ist Teil der Magie des jahreszeitlichen Lebens, denn wir wissen, dass die Natur uns Rhythmus und Stabilität bietet, selbst wenn uns das eigene Leben chaotisch erscheint.

REZEPT

# SOMMERNACHTS-CHUTNEY

Dank der langen, heißen Sommerwochen haben wir am Ende der Saison eine Fülle von Obst und Gemüse. Je nach Klima wachsen Zucchini, Kürbisse, Tomaten, Chilis und Auberginen im Sommer besonders gut, und die Obstgärten sind mit frühen Äpfeln, Birnen und Pflaumen übersät. Marmelade und Chutney zu kochen, ist eine einfache Art, diese Aromen zu konservieren und in den kommenden Wintermonaten zu genießen. Hast du den Dreh für Chutney erst mal raus, ist das Rezept sehr flexibel und du kannst mit verschiedenen Früchten, Gemüsesorten und Gewürzen experimentieren. Beginne mit diesem einfachen Zucchini- und Apfel-Rezept, zwei der Stars zwischen Sommer und Herbst, von denen es immer genug gibt. Genieße das Chutney zum Aufpeppen von Käse-Sandwichs.

**ERGIBT CA. 4 GLÄSER**

1,5 kg Zucchini oder Kürbis, geschält und entkernt
1 EL Salz
200 g Zwiebel, in Scheiben geschnitten
4 Knoblauchzehen, fein gehackt
1 EL Olivenöl
250 g Kochäpfel oder Birnen, geschält, entkernt und in Scheiben geschnitten
200 g Sultaninen
200 g brauner Zucker
850 ml Apfelessig

1 Schneide die Zucchini oder den Kürbis grob in kleine Stücke, gib sie in ein Sieb und bestreue sie mit Salz. Stelle das Sieb in eine Schüssel und lass es 4–6 Stunden ruhen, damit das überschüssige Wasser entweicht und die Zucchini beim Kochen nicht matschig werden.

2 Gib die Zwiebel und den Knoblauch mit dem Olivenöl in eine große Pfanne und brate sie ein paar Minuten bei niedriger Hitze an, bis die Zwiebeln glasig sind.

3 Spüle die Zucchini unter fließendem Wasser ab und trockne sie ab. Gib sie zusammen mit Apfelspalten, Sultaninen, Zucker und Essig in die Pfanne.

4 Lasse die Mischung etwa 45 Minuten lang köcheln, bis die Zucchini und Äpfel weich sind und die Masse schön glibberig ist. Gieße sie heiß in saubere, sterilisierte Gläser und brauche sie innerhalb eines Jahres auf.

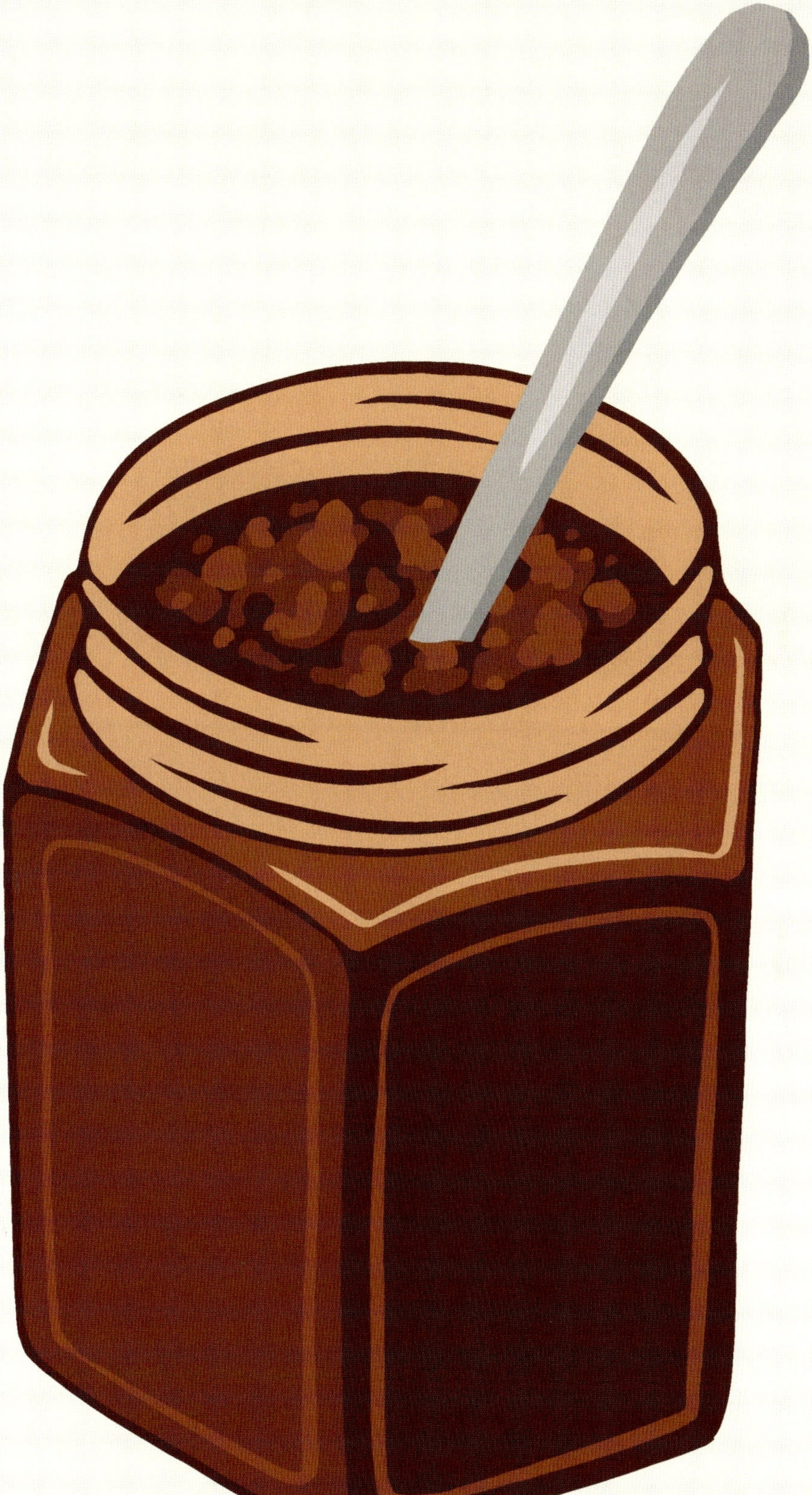

# RESSOURCEN

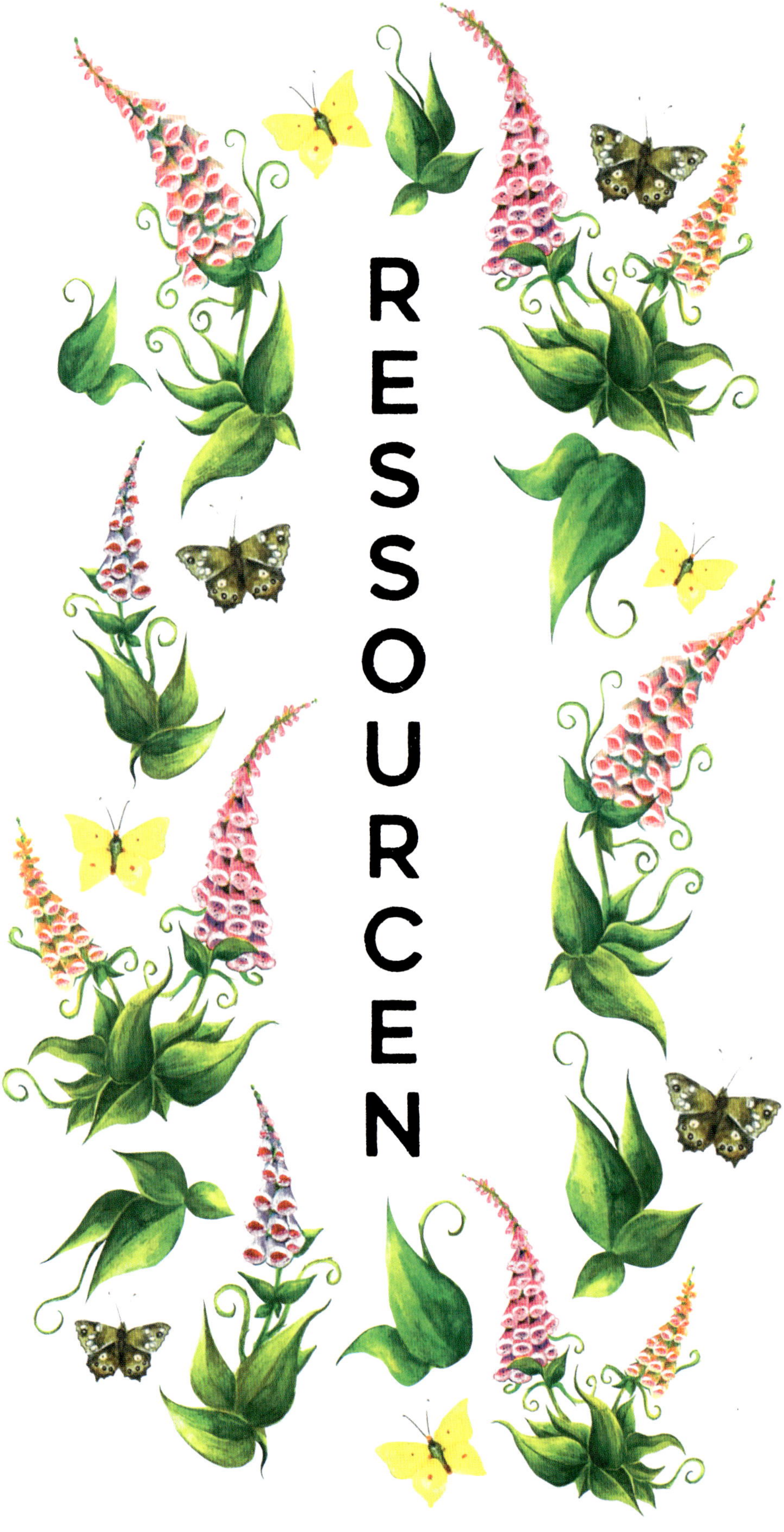

Ein Leben im Flow mit den Jahreszeiten bedeutet für jeden von uns etwas anderes. Dieses zusätzliche Kapitel enthält einfache Anregungen, die dir helfen, die Jahreszeiten in dein tägliches Leben zu integrieren – vom Essen auf deinem Teller über die Bücher, die du liest, bis zu den Worten, die du schreibst. Spüre ganz einfach, wie sich die saisonale Energie auf dich auswirkt – fang klein an, achte auf die kleinen Dinge und genieße den Prozess, in dem du lernst, mehr im Einklang mit der Natur zu leben.

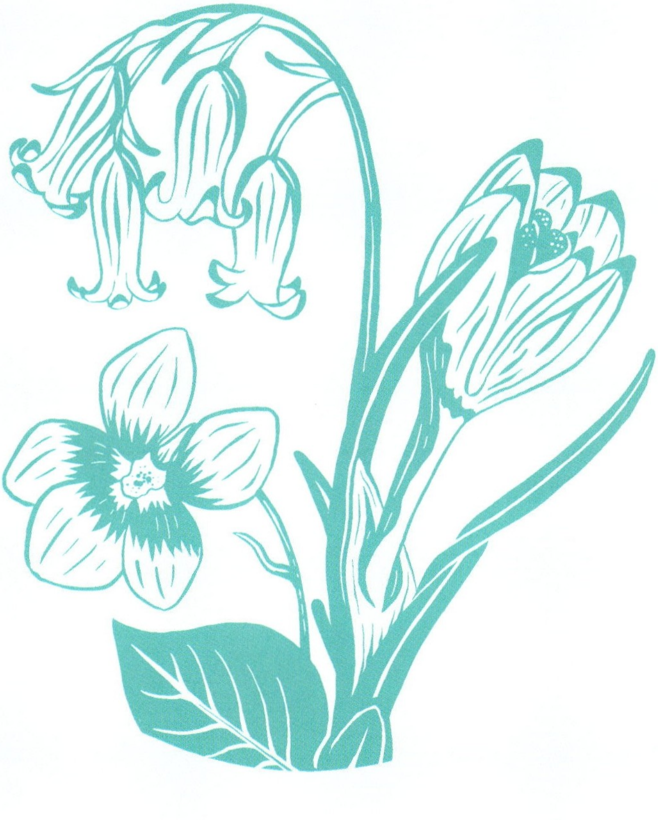

# Mondphasenplaner

Den Mondphasen zu folgen, ist eine einfache Möglichkeit, sich im Chaos des modernen Lebens zu erden. Egal, was kommt, der Mond ist immer da und führt uns Monat für Monat durch die Jahreszeiten. Uns an den Mondphasen zu orientieren, lässt uns nicht nur die Rhythmen der Natur besser verstehen, sondern inspiriert uns auch, unsere eigenen Energiezyklen wahrzunehmen.

Diese Tabelle eignet sich hervorragend, um die Mondzyklen zu bestimmen. Jede Tabelle kann für einen Monat oder einen ganzen Mondzyklus verwendet werden. Nutze zunächst einen Online-Almanach, um die Mondphasen in deinem Land einzutragen. Dann kannst du die Tabelle für eine der zwei folgenden Aufgaben verwenden.

**Bestimme die Energie des Monats:** Schreibe auf, wie du dich in den verschiedenen Mondphasen fühlst. Bei Neumond fühlst du dich zum Beispiel hoffnungsvoll und optimistisch, während du bei Vollmond hibbelig und voller Energie bist. Auf den Seiten 60–63 erfährst du mehr über die Energie der einzelnen Phasen. In der Spalte Notizen kannst du eintragen, welche Ereignisse oder Projekte du passend zu deinen Gefühlen planst. Zum Beispiel:

| PHASE | DATUM | ENERGIE | NOTIZEN |
|---|---|---|---|
| Abnehmender Mond | 1. März | Blick nach innen, mich auf Fortschritt besonnen, Dankbarkeit praktiziert | Habe die Zeit genutzt, um über die Erfolge und Rückschläge bei meinem aktuellen Projekt nachzudenken. |

**Denke über die Energie des Monats nach:** Du kannst die Tabelle auch als Mini-Tagebuch verwenden, um deine Gefühle in jeder Mondphase festzuhalten. Schreibe jedes Mal einen Eintrag, wenn du eine der acht Phasen erreichst, und notiere, welche Energie du an diesem Tag erlebst. In der Spalte »Notizen« kannst du darüber nachdenken, wie der Mond dich beeinflusst, wenn du dir die Zeit nimmst, nach innen zu schauen. Zum Beispiel:

| PHASE | DATUM | ENERGIE | NOTIZEN |
|---|---|---|---|
| Erstes Viertel | 1. September | Heute habe ich mich auf die Aufgaben für mein neues Schreibprojekt konzentriert, das ich nächsten Monat beginnen möchte. Ich war hoffnungsvoll und aufgeregt, ohne überwältigt zu sein. | Dieser Punkt im Mondzyklus motiviert mich, ohne zu intensiv zu sein – anscheinend ein guter Zeitpunkt, um detaillierte Pläne zu schmieden. |

Fülle die Tabelle komplett aus oder führe jeden Monat eine neue, um zu dokumentieren, wie du dich fühlst, wenn der Mond im Laufe des Jahres zu- und abnimmt.

| PHASE | DATUM | ENERGIE | NOTIZEN |
|---|---|---|---|
| Neumond | | | |
| Zunehmende Mondsichel | | | |
| Erstes Viertel | | | |
| Zunehmender Mond | | | |
| Vollmond | | | |
| Abnehmender Mond | | | |
| Letztes Viertel | | | |
| Abnehmende Mondsichel | | | |

# I



# J



# K



# L



# M



# N



# O